성과학의 이해

제2판

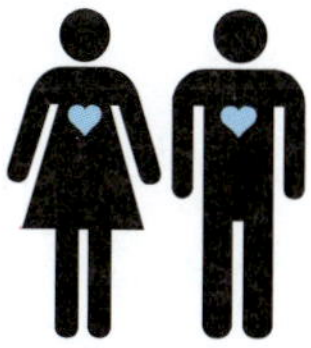

저자 김종흡

월드사이언스
WORLDSCIENCE.co.kr

저 자 : 김 종 흡

한양대학교 이학박사

한양대학교 성의 이해 전문강사

성균관대학교 성의 과학개론 전문강사

주 소 :충청북도 청주시 상당구 사천동 동아 2차 아파트 207동 1404호

e-mail :kimheup@hanmail.net kimheup@bcline.com

전 화 :(02) 2290-0954 H.P 011-460-6672

성과학의 이해 제2판

2002년 2월 2일 초판 인쇄
2002년 2월 8일 초판 발행
2002년 2월 25일 수정판
2009년 9월 2일 2판 인쇄
2009년 9월 12일 2판 발행

저 자 | 김종흡
펴 낸 이 | 박선진
펴 낸 곳 | 도서출판 월드 사이언스
표지 · 편집 | 한재원 · 김영욱

등록번호 | 제3-136호
등록일자 | 1987년 12월 14일

주 소 | 서울특별시 서초구 방배4동 864-31 월드빌딩 1층
전 화 | (02) 581-5811~3
FAX | (02) 521-6418
E-mail | worldscience@hanmail.net
URL | http://www.worldscience.co.kr

정가 15,000원
ISBN 978-89-5881-140-4

이 도서의 국립중앙도서관 출판시도서목록(CIP)은 e-CIP 홈페이지
(http://www.nl.go.kr/cip.php)에서 이용하실 수 있습니다.(CIP제어번호: CIP2009002717)

머리말

사람이면 누구라도 성을 갖고 있으므로 누구나 성에 대해 잘 알고 있어야 한다. 현 대학생들은 결혼을 앞두고 있어 성에 대해 올바르게 인식되어야 한다. 그러나 현실적으로 볼 때 초, 중, 고생을 거치는 동안 성에 대해 올바른 인식보다는 부정적인 시각 속에 성이 존재하여 온 것이 현실이다. 특히 현재의 대중매체 속의 성은 보여주기 위한 성이 대부분을 차지하고 있어 올바른 인식의 전환이 필요하다. 따라서 현실 감각 속에 대학생들을 위한 책자가 개발되어야 한다고 생각하여 왔었다. 대학생들에게 꼭 필요한 것이 무엇이냐 하고 물어 온다면 나도 감히 이것이다라고 대답하지 못할 것이다. 내가 갖고 있는 생각은 대학생들이 앞으로 후배 혹은 자녀들을 교육할 때 알고 교육하기를 바라며, 결혼 생활에서 무지로 인한 문제를 슬기롭게 극복할 수 있기를 바라는 마음이다.

성이란 마음 속의 삶으로 정의하고 싶다. 성이나 성행위에 대한 올바른 해석이 필요하다. 본문에서도 나오 듯이 성행위란 사랑의 표현 중에서도 타인에게 전이 할 수 있는 가장 숭고하고 지순한 표현방법으로 정의되고 있다. 그러나 일반적인 시각으로 부정적이고 추하고 더러운 것으로 인식되는 것은 바로 보여주기 위한 매체의 작용 때문이라고 생각된다. 필자가 약 7~8년 동안 성의 과학 및 성의 이해를 강의하면서 학생들의 인식 변환에 이바지하였으면 하고 바라고 있었지만 실제적으로 강의 목표가 부실하였음을 자인한다. 이를 만회하고자 이 책을 서술하여 보았다. 여러 부분의 내용이 타 책과 동일한 부분도 있지만 그동안의 설문 자료나 보고서 등을 토대로 하여 작성하였고 많은 부분이 강의에 적합할 것으로 생각된다. 그동안에 학생들의 질의에 대하여 응답하는 식의 강의였기 때문에 학생들의 시각을 일부 감지할 수 있었으나 본 책에서는 언급하지 않은 것은 대다수의 의견으로 생각할 수 없었기 때문이다.

이 책의 전반부는 생물학적인 학문 영역으로 강의하는 내용이고 후반부는 결혼생활에 응용할 수 있는 부분으로 중고생의 책자가 아닌 대학생용이다. 이미 성에대하여 고수(?)가 되어 있을 것이고 또한 성에 대하여 박식한 사람도 많다. 그러나 강의를 할 수 있는 전문가가 필요할 때이다. 마지막 부분의 부록의 응답 내용은 강의를 들으면서 설문에 응답하였던 학생들이 대상이므로 대학생들의 인식에 참고될 수 있으리라 생각된다.

많은 부분에서 올바르지 않은 내용도 많고 잘못된 부분도 많음을 자인한다. 후에 다시 재판하기를 약속한다. 오래 망설였으나 이제 탈고하기로 한다. 그 동안 나의 강의를 들었었던 학생들의 도움이 없었다면 이 책이 써지지 않았을 것이다. 또한 선, 후배의 강제적인 압력(?)도 이 책을 쓰는 원동력이었다. 시간이 촉박하였음에도 책의 교정을 위해 애써 준 임정진, 신현상에게 고마움을 전하며 그림을 그려주고 교정을 보아준 이지원, 강수만 이성은에게도 고마움을 표한다. 이 책의 원고를 책으로 발간하여주신 월드사이언스의 박선진 사장님과 임후택 부장님에게도 깊이 감사드린다. 아울러 책을 만드는데 도움을 준 드림 미디어에 감사드리고 싶다. 끝으로 아내와 아빠가 보고 싶어도 참은 규빈이에게 아빠가 책을 썼음을 말해주고 싶다.

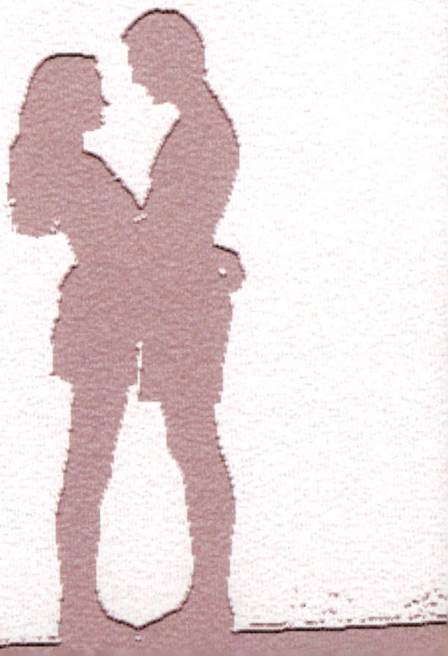

개정판을 내면서

많은 시간이 성에 대한 관점들을 다르게 했다. 성에 대한 의견들을 피력하는 것이 거의 금기시되었던 시대에 비하면 상당한 개방적인 면이 생겨난 것이 현실이다. 학생들은 어떠한 책이 옳고 어떠한 책이 지식을 얻을 수 있으며 어떠한 책은 왜곡되었다는 상식이 있으나 많은 책을 접 할 수 없음이 현실이다. 즉 책값의 압박이 현실이므로 대부분의 경우 하나의 책을 숙독하고 있다.

성과학의 이해라는 일종의 교과서를 내면서 많은 학생의 애정 어린 시선을 기억하고 있다. 많은 학생의 의견이 양서임에 틀림이 없으나 오탈자가 조금 많다는 흠을 제기하면서 찾아 주었다. 이러한 생각이 수정판을 내기에 이르렀고 이제야 개정을 하기에 이르렀다. 물론 성에 대한 인식이 달라졌으며 시간이 흐름에 따라 음지에서 양지로 이끌려는 많은 시도가 있었다. 그리고 새로운 법이 생겨나기도 했으며 첫 판에서 제시된 많은 자료도 다른 양상으로 변했기 때문에 개정판의 필요성이 나타났었다. 강의에 많은 시간을 투자하면서 이제야 시간을 좀 냈으나 여전히 시간의 급박함에 따라 차일피일 미루다 먼저 수정판을 내고 다음해엔 개정판을 낸다는 계획을 세웠었다. 성과학의 이해는 2002년에 초판을 내었기에 대부분의 자료는 2001년도 자료가 일반적이었다. 중간인 2005년에 수정판을 내면서 일부 오탈자와 자료의 변경이 약간 있었지만 개정한 것이 아니기에 수정판이라고 명명했었다. 이미 2009년도이니 5년 전의 구시대의 자료를 보고 있는 것이다. 이에 자료의 보완의 필요성을 느끼고 있었고 강의할 때 마다 책의 자료는 오래전의 것이니 이 슬라이드를 보세요. 하면서 겸연쩍어하는 내 모습이 게으름을 나타내는 것 같아 미안하기만 했다. 2007~8년도의 자료를 근간으로 삼아 수정판의 일부 그래프를 수정하였고 문맥의 흐름이 어색하다고 지적한 학생의 의견들을 수렴하여 고쳐 보았다. 또한 스포츠조

선일보에 일부 칼럼을 연재했던 자료를 첨가하고 다른 사진 및 자료를 첨부하여 알기 쉽게 해 보았다.

교과서이지만 물론 완벽하다고는 볼 수 없으나 성에 대한 관념이 달라지면 부수적으로 달라져야하는 부분도 있으며 몇몇 사회적 이슈들이 미비한 것이 사실이다. 다음번에 책을 낸다면 많은 전문가의 도움을 얻어 새로운 부분과 누락된 사회이슈들을 보완하여 개정판을 계획하고 있다 아마도 2012년도 판이 될 것이다. 여기에서는 2010년도 자료와 2011년도 자료를 포함하여 좋은 내용을 약속해야겠다.

김 종 흡

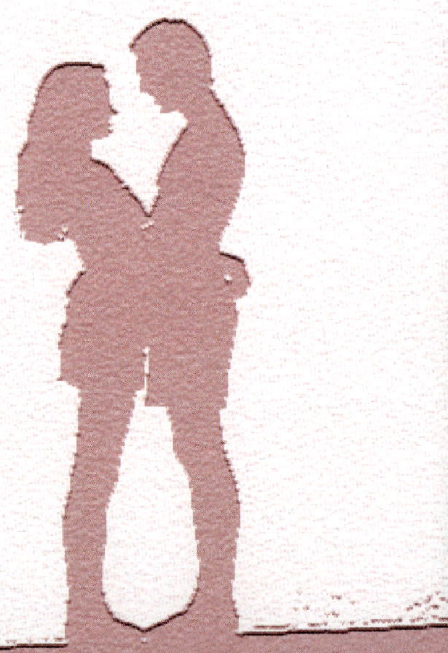

차례

1 사랑과 인간관계

1. 성과 인간관계 2. 성역할 3. 성기관 인지와 성행위
4. 결혼과 성생활 5. 성의 인식

사람은 누구나 성을 가진다. 따라서 삶을 지닌 존재로서의 사람은 누구나 성학을 공부할 필요가 있다. 성이란 각자의 몸 안에 원시적으로 가지고 있는 자연스러운 존재 그 자체이다. 그런데 인간문화에서 성감이나, 성욕이나, 성행위는 부정적인 시각 속에 갇히게 되었다. 성학을 배우자는 것은 성의 문란을 합리화하고, 적절한 금제조차도 풀어버리고, 아무 장소나 혹은 아무 때에나 성을 함부로 행하자는 성해방을 의미하는 뜻은 아니다. 성학을 배우는 첫째 목표는 성에 대한 올바른 지식을 얻자는 데에 있다. 그리하여 성이 이바지할 수 있는 방법으로 각 개인의 육체적, 정신적 건강을 증진시키는 방법을 배우자는 것이다.

1절 성과 인간관계

1-1 성이란 무엇인가?

성에 대한 해석은 매우 다양하다. 성의 의미를 국어사전에서 인용하면 ❶ 사람, ❷ 사물의 본 바탕, ❸ 사람이 나면서부터 갖고 있는 소질, ❹ 만유의 본체, ❺ 남녀, 자웅, 암수의 구별로 해석되어 있다. 바로 각자의 몸 안에 본래로 가지고 있는 바탕인 것이다. 성(性)에 대한 한자의 해석은 성품 성, 성질 성으로 마음 심(忄)과 날 생(生)의 복합어이다. 심(心)과 생(生) 즉 ***마음속의 삶***이란 원 뜻이 되는 것이다. 삶을 지닌 존재로써 마음속의 삶인 이 성은 여러 의미로 발전되어 왔다. 그러나 일반적으로 부정적인 의미에서부터 발전된 것이 대부분이다. 영어로 성은 Gender와 Sex로 대표된다. Gender의 해석을 보면 성, 성징, 성별로 해석되어 있으며 Sex의 해석을 보면 명사: ❶ 성, 성별, 남녀별, ❷ 남성, 여성, ❸ 성욕, 성교, 형용사: 성의, 성에 관한, 타동사: 자웅을 감별하다 등의 여러 뜻을 내포하고 있으나 일반적인 시각은 부정적으로 많은 부분의 성행위를 연상시키게 되었다. 일부 사람들은 성을 연상할 경우에는 성의 구분, 혹은 학문적인 성을 연상시키나 sex는 성행위를 연상

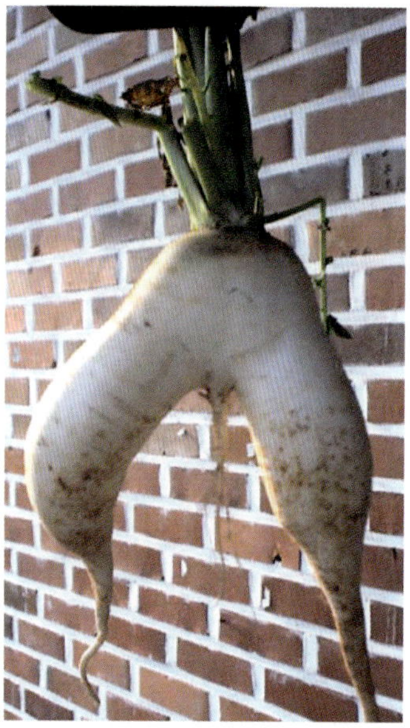

그림 1-1 채소의 성적 연상

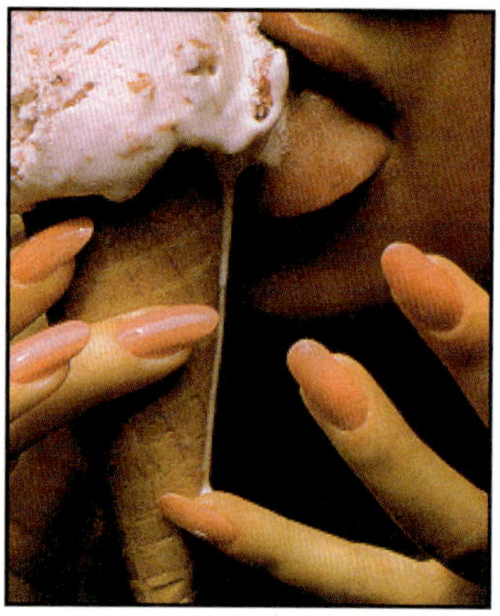

그림 1-2 아이스크림

시킨다고 하였다. 성 개념의 많은 부분이 외국에서 흘러 들어온 것이 사실이나 성을 부정적인 시각에서 나타난 것을 단편적으로 보여 준다(**그림 1-1, 1-2, 1-3, 1-4, 1-5**).

학생들에게 성 혹은 sex란 말을 듣고 연상되는 것을 적어보라고 설문을 돌린 적이 있다. 일부 건전(?)한 생각을 하는 학생들이 있는 반면 대부분의 학생들은 거의 부정적인 시각 속에 성을 연상하고 있었다. 물론 "성하면 학문적인 용어가 생각나고 sex하면 짐승에 가까운 것이 생각"나기도 하고 또한 "성-교양적, sex-음성적" "性-생리적인 느낌, sex-porno의 느낌" "성-교육적 측면, sex-행위 측면" 등으로 성과 sex의 느낌이 다르다는 표현도 많았다. 그러나 헉~헉, 캬, 신음소리, 아사상태, 살, 궁둥이 등의 대답이 거의를 차지하고 거의 금기시 되어 있는 X지, X지도 있었다. 사람의 이름을 연상하는 경우도 있었는데 유명 연예인의 경우가 많았다. 저속한 표현들도 쏟아져 나왔다. 남학생의 경우 "조물주의 최대 실수이자 최대 성공" "조용하다, 집엔 아무도 없다, 둘 뿐이다" "성행위 후 침대에 앉아서 훌쩍거리는 여자와 누워서 담배 피는 남자" "남녀의 진한애무와 성교 후 절정감에 몸 둘 바를 모르고 떨고 있는 섹시한 여성" 그 외 지배와 복종의 미학, 찢어진 스타킹, 채찍, 밧줄, 춧농, 교복, 속옷, 란제리, 하이힐, 등의 매우 부정적이고 성 연상이 아닌 행위 측면에서 성을 연상하고 있었다. 여학생의 경우는 "수치스러우면서도 은근히 재밌고 스릴 넘친다" "동네 양아치들의 담벼락 스프레이 장난" 그 외에도 안드레 세라뇨의 사진, 울트라 나이스 캡숑, 상대방의 살을 느낀다, 음양의 조화, Nude, 알몸, 엉덩이, 궁둥이, 페니

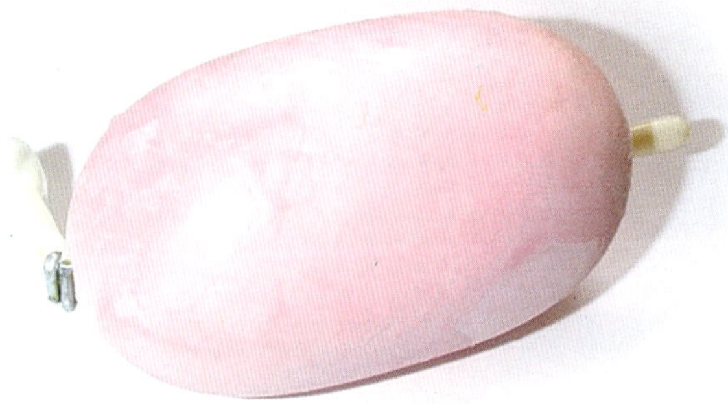

그림 1-3 아이스크림에서의 성적 연상

스, 구릿빛 근육질 남자, 매춘부, 사창가, 송골송골 맺힌 땀, 역시 여학생의 생각도 매우 부정적이고 성 연상이 아닌 행위 측면에서 성을 연상하고 있었다.

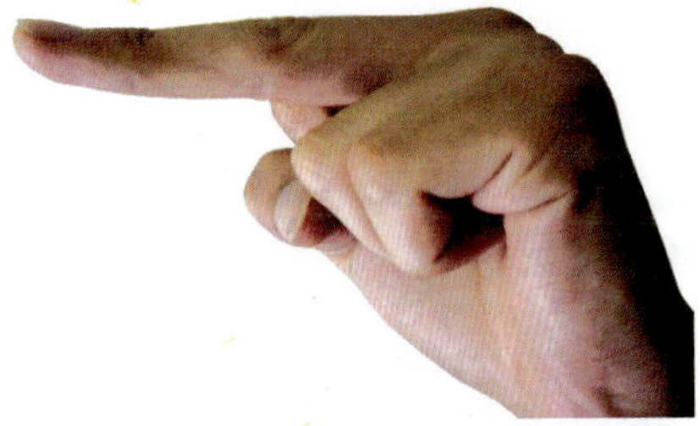

그림 1-4a 손가락 욕

1-2 성과 인간관계

사람의 인간관계 발전은 어린 시절 초기의 체험에서 나타나게 되며 이후 사춘기가 되면서 성에 눈을 뜨고 자신의 성의 영역과 이성에 대한 감정이 표출된다. 사춘기에는 자신의 성의 영역과 이성의 특질을 찾으려 하거나 때로는 서로의 이질성과 동질성을 느끼며 자신의 특질을 나타내려는 욕망이 일어나기도 한다. 또 TV, 영화, 라디오, 책, 잡지 등의 정보에서 자기 영역에 타당한 내용을 열심히 찾는다. 성적 매력에 대한 감정을 느끼고 성적상황에 이끌려 성적 상황을 형성하는 것이다. 이 내재화된 사랑패턴이 어느 시기부터 구체화하기 시작하여 성적흥분이 되는 경험을 거듭하게 되고 정착해 간다. 남성들은 일반적인 특질(머리카락, 피부색, 눈, 체형, 미모, 인격의 타입)을 보다 좋아하게 되며, 간혹 남들이 거들떠보지도 않는 특수한 용모나 특징에 빠지는 사람도 있다.

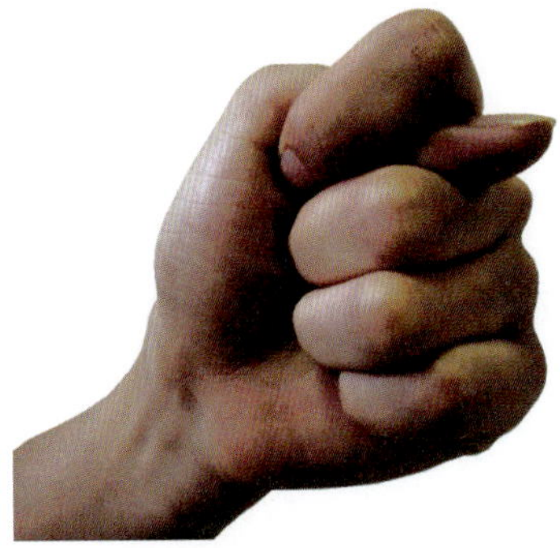

그림 1-4b 손가락 욕

성장 후에 대인관계는 유아기와 유년 시대 초기에 타인과의 사귀는 경험에서 영향을 받는다. 성장과정 중에 받는 감정이 사회생활을 할 때 인간관계의 기초가 된다. 성장과정이 진실하고 솔직하며 애정이 풍부한 경험을 한 사람과 결함이 적은 파트너와의 결합은 감정적인 안정을 가져다준다. 상호간의 위로와 튼튼하게 결합된 관계는 영구적인 반

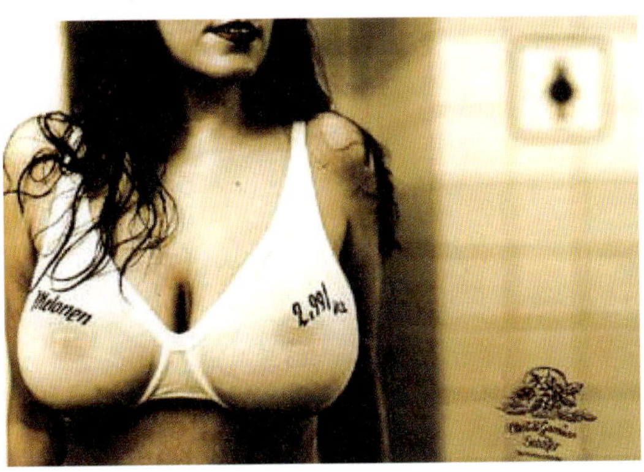

그림 1-5a 광고속의 성연상 (메론 광고)

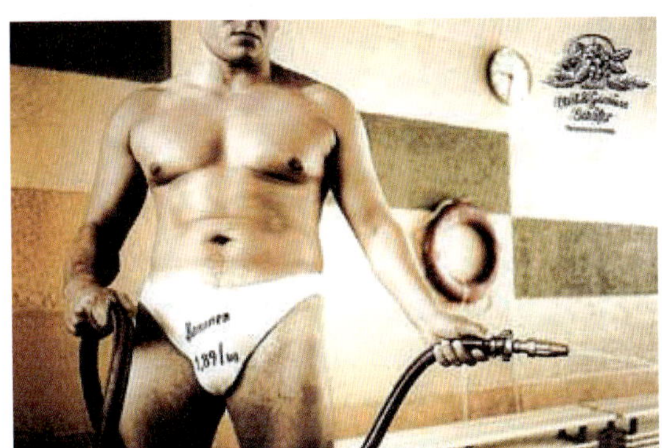

그림 1-5b 광고속의 성연상 (바나나 광고)

려자로 발전한다. 친구, 가족, 사상, 발명, 발견 등 성을 배제해도 충분히 행복한 것이다. 그러나 여기에 성의 올바른 이해와 성의 행복이 더해진다면 금상첨화의 행복임에 틀림이 없을 것이다.

2절 성역할

사람은 성에 따라서 행위를 예측할 수 있다고 생각한다. 어린 소년들의 특성을 보면 감성적이거나 이성적인 행동보다 행동적이고 과격한 행위를 좋아하므로 야구, 축구 등 운동을 좋아하며 소녀들은 행동적인 특성보다는 감성적이고 아름다운 행위를 좋아하게 되므로 인형, 발레를 좋아한다고 예측한다. 이러한 성장기를 거친 성인남자는 미리 예측된 성에 따른 생활에 의해 성격이 고정되고 결국 자신의 경력과 명예 그리고 승진 등에 노력을 경주하게 되고 여자의 경우는 남성과는 달리 가정을 이끌어 가는 기둥으로서 가사일과 자식에 대해 전념하는 형태로 발전하게 된다. 그러나 이러한 고정관념은 최근에 현대사회에서는 많이 바뀌어가고 있다.

성에 의한 구별이 과거에는 단순히 관념적으로 각자의 성에 따라 정해진 틀 속에서만 이루어졌다. 그러나 현재는 이러한 문제에 대해서 근본적으로 다른 점과 사회의 변화에 따른 남성과 여성의 차이점 등을 합리적이고 과학적으로 연구하기 시작하여 많은 연구가 이루어지고 있다. 근본적으로 살펴보면 남성과 여성은 가치관이나 사물에 대한 흥미, 태도 그리고 수행능력에 있어서 차이가 있고 확실하게 다르다라는 설이 보편적이었으며 이것은 프로이드에 의해서 강화되었다. 즉, 해부학적인 차이는 선천적으로 남성과 여성을 결정하기 때문에 모든 성격을 지배할 것이라고 주장하였다. 그러나, 근래에는 많은 연구자들에 의한 과학적 증거가 '남녀간에 유사성이 훨씬 많이 있다' 라는 것을 밝혀내고 있다. 남녀간의 상이성은 선천적인 해부학적 혹은 생리학적 차이보다는 변화하는 사회에 대한 각 개인의 사회적, 문화적 영향에 의해서 습득되는 것뿐이라는 것이다. 따라서 선천적인 영향보다는 환경의 변화에 습득되는 이차적인 성격에 의해 성이 변화하게 된다는 것이다.

2-1 성학설

최근까지 연구된 남성과 여성의 행위, 흥미, 믿음의 차이점에 대한 연구를 살펴보면 일부 학자들은 남성과 여성의 차이는 생물학적인 것이어서 선천적인 것이라고 주장한다. 이들은 해부학적인 차이가 호르몬의 차이를 가져와서 이것이 필연적으로 심리적 행위의 차이를 가져온다고 주장하고 있다. 이를 ***생물학적 이론(生物學的 理論)***이라고 한다. 다른 연구자들은 생물학적인 차이는 성의 차이를 가져오는 사소한 역할을 할뿐이고, 남녀의 차이는 환경에서 서로 다른 성의 역할을 습득한 결과로 인한 것이라고 주장한다. 즉, 부모들은 그들의 아들이나 딸에게 각기 다른 행동을 기대하고 기대에 따라 아이들을 다루기 때문에 남자아이는 남자의 행위를 배우고, 여자는 여자의 행위를 습득하게 된다. 어쩌면 일정하게 고정된 남녀의 행동에 대한 기대심리가 유아기에서 성장기까지 남녀 모두에게 적용됨으로써 결국 사회에서 필요한 성으로 만들어가게 하는 것이다. 이를 ***사회습득 이론(社會習得 理論)***이라고 한다.

결론적으로 생물학적 그리고 사회학적인 성의 습득은 남녀 성의 구별과 그들의 역할을 결정짓는데 양쪽 똑같이 중요한 원인이 되는 것임을 알 수 있다. 따라서, 이 두 요인의 상호작용이 결과적으로 남성과 여성의 성차이에 작용하고 있다.

2-1-1 생물학적 이론

사람이 수정이 되어 발생을 하고 정상적인 태아로 분화할 때 여러 가지 요인들의 영향을 받게 되지만 그 중에서도 특히 성을 결정하는데 중요한 것으로는 성호르몬이 있다. 즉 에스트로겐과 안드로겐이 성의 분화를 가져오는 가장 중요한 생물학적인 요인이 된다. 존스 홉킨스 대학의 존 마니의 연구에 의하면 성호르몬이 생리적인 성발달에 지대한 영향을 줄뿐만 아니라 성심리 발달에도 큰 영향을 준다고 하였다. 즉, 성호르몬이 남녀간의 성차이를 가져오는 큰 요인이라고 강조하였다.

성호르몬은 태아가 분화 되면서 기관이 형성되는 과정에 중요한 역할을 한다는 것이 알려져 있는데 특히 임신초기에 태아의 두뇌를 남성화 혹은 여성화 하게 된다. 호르몬이 발생초기의 두뇌 프로그래밍에 영향을 준다는 마니의 학설은 남녀의 두뇌에는 차이가 있다는 많은 연구보고들에 의해서 지지를 받고 있다. 골만에 의하면 남자의 두뇌가 여자의 두뇌에 비해서 두 반구간의 차이가 훨씬 심하게 분화되어 있다는 것을 발견하였는데 그는 남자와 여자가 같은 일에 대해서 각기 다른 반응을 보일 수 있다고 예측하였다. 여자의 경우에는 두뇌가 공간기능과 언어기능에 있어서 분화가 되어 있지 않으며 기능상 언어 반구의 기능이 우세하여 두 가지 기능을 종합하는데 있어서 읽는 일에 더 쉽게 적응할 수 있음을 예측하였다. 그에 비해 남자의 경우에는 양쪽 두뇌의 기능이 각각 분화되어 있어 두 가지 일을 동시에 하는 데 용이하다고 보고하였는데 따라서 언어와 행동을 동시에 할 수 있는 능력이 있다는 것을 의미한다.

그러나 이러한 학설은 단순히 과학적으로 연구된 결과이므로 연구에 의미성을 두어야 한다. 많은 여성 수학자, 과학자들이 있으며 언어기능이 발달한 남자들도 많다. 잘못 인식되어 이러한 학설이 성차별을 합리화시키는데 이용될 수 있다. 즉 생물학적인 특성이나 장점만을 살려서 특종의 직업은 한쪽 성에 의해 허용됨으로서 사회혼란을 가져오고 성차별의 이론적인 당위성을 주게되는 문제점이 될 수 있다.

2-1-2 사회습득 이론

사회습득 이론은 남녀의 성역할의 차이가 자라나는 동안에 경험하는 사회화의 과정에서 습득되는 것을 의미한다. 과거로부터 사회가 가지고 있는 남녀의 기본적인 관념과 행동이 이어지는 현상으로 소녀는 여자가 되도록 가르쳐지고, 소년은 남자가 되도록 가르쳐진다. 인간의 문화는 소년과 소녀가 각기 어떤 가치관이나 흥미, 그리고 능력을 가져야 하는가에 미리 예측된 기대를 갖게 된다. 따라서 부모나 성인들이 예측된 기대가 충족되는 길로 어린이에게 영향을 주는 것이라는 주장이다. 여기서 예측된 기대란 남성은 독립성, 공격성, 적극성 등을 말하고, 여성은 수동적인 성격, 방어성, 예민한 감수성, 소극성 등을 의미하게 된다.

한국의 경우에도 계속해서 이어온 가부장적인 가정의 틀 속에서 이미 아버지와 어머니의 상과 남녀의 역할이 정해져 내려왔다. 남녀의 역할에서 사회적으로 예측된 특성이 다음 세대로 자연히 이어진다는 것을 주장한다. 가정은 사회습득이론의 첫 번째 장소이기도 하다. 부모가 가정에서 소년과 소녀를 다르게 다루는 것은 태어난 아기가 이러한 집에서 생활하기 시작하면서부터 시작된다고 주장한다. 이러한 성역할에 대한 책임은 어린 소년 소녀에게도 있다. 즉 분만 후 열여덟 달이 되면 이미 대부분의 아기는 자기가 여아인가 남아인가에 대한 확고한 자각을 갖기 시작한다. 이런 과정의 일부가 부모 중에 자신과 같은 성의 행동을 보고 모방하는 것이다. 즉, 남아는 자기 아버지와 같아지려 하고 여아는 어머니와 같아지려 한다.

가정과 더불어 중요한 사회습득 장소로는 학교를 들 수 있는데 성역할의 형성과정에 영향을 주게 된다. 학교에서 조사에 의하면 남학생은 수학, 법학, 의학, 과학의 전문직에 적합하며 여학생의 경우에는 영어, 보조역, 서기, 비서, 간호사 등의 직업이 좋다고 보고하고 있다. 결과적으로 이러한 학교에서의 생활과 결과들이 결국 환경이 성역할을 강화시켜 나가는 것이다.

2-2 남성과 여성의 차이점

2-2-1 성행위와 차이점

남녀의 성에 대한 본능에 관해 생각해 보면 남자는 성적만족을 얻기 위하여 강한 동물적인 공격성을 가졌고, 여자는 반면에 남편을 만족시키기 위해서만 성행위를 하는 것일 뿐, 스스로는 성행위에 대한 흥미가 적은 것이라고 여겨졌다. 따라서 남자는 여자보다 더 많은 성행위 경험을 갖는다고 여겨졌으며 성에 대해서도 적극적이라고 알려졌다. 그러나 근래에는 남녀 간에 많은 변화가 있었으며 여성들도 소극적인 모습보다 적극적으로 행동하기 시작하였고 남녀 간에 성에 대한 차이가 예년에 비해 많이 줄어졌다.

남녀의 성에 대한 차이는 선천적으로 구조적인 문제에서 출발할 수 있다. 남녀의 성호르몬의 차이가 남자가 더 많은 성행위를 하게 된다는 사실은 실험적으로 남성호르몬인 ***안드로겐(Androgen)***이 성충동을 일으키는 데 관련이 있다고 밝혀져 있다. 성행위를 유발하는 성충동은 남녀에서 서로 많은 차이가 있음이 연구에 의해서도 나타나고 있는 것이다. 남성과 여성은 성적으로 자극을 받는 대상이 다르게 나타난다. 킨제이 보고서에서 남성의 경우 영화, 소설, 사진들을 통해서 생생한 성교의 장면이 나타나는 내용에서 강한 성적자극을 나타내며 특히, 직접 성교의 장면을 보여주는 것은 가장 강렬한 성충동을 유발한다. 따라서 남성의 경우는 성충동이 간접적인 효과보다 직접적으로 보고 느끼는 시각적인 대상에서 보다 강한 성충동을 느끼게 된다. 반면 여성의 경우에는 영화나 소설의 경우에도 낭만적인 사랑의 이야기나 감성적인 장면에서 보다 성적인 충동을 느낀다고 보고하고 있다. 이러한 연구결과는 과거로부터 현재까지 여성들이 성에 대한 행동이 고정되어 나타난 일반적인 관습의 결과로 볼 수 있는데 여러 학자들은 이러한 결과에 대해서 잘못된 조사라고 하고 있다. 그 이유는 여자는 남자보다 에로틱한 물건을 접할 기회가 적어서 일반적으로 남성들이 성에 대해서 알고 있거나 경험한 것에 비해 자신들이 객관적으로 판단하고 느낄 수 없다는 것이며 사회 관습상 여자에게는 성에 관련된 여러 행동들이 허용되지 않았기 때문에 설문에 응한 여자들은 이러한 현상들을 답에 포함시키지 못했다는 지적이 있다. 최근의 또 다른 보고에 의하면 정상적인 성경험을 한 남녀를 대상으로 연구 실험한 결과를 살펴보면 여러 가지 유형의 대상을 주고 성적충동을 일으키는 것을 살펴보았는데 남녀 모두 연인끼리 노골적인 성행위를 보거나 로맨틱의 표현과 성행위를 가장 성충동을 유발하는 것으로 나타났으며 성행위 없이 단지 로맨틱한 사랑을 주고받는 내용이나 성행위를 배제하고 평범한 대화를 나타내는 유형에서는 성적충동이 약하게 나타났다고 한다. 즉 이러한 결과는 사회습득 경험이 선천적인 요인에 남녀 모두에게 평등하게 적용된다면 비슷한 결과를 나타내게 된다는 것을 보여주고 있으며 성에 대한 반응 또한 남녀에게 같은 반응을 나타냄을 보여주는 것이다. 사실 성적흥분을 주는 에로틱한 자극에 대한 남성과 여성의 성적반응에는 결국 차이가 있을 수 없는 것이다.

2-2-2 성격 및 지적차이

남성과 여성은 지적인 면에서 그리고 성격적인 면에서 큰 차이가 있다고 말한다. 성역할에 대한 고정관념에 의한 것이다. 일반적인 사회 환경의 정해진 틀 속에서 남녀의 차이가 나타나고 있다. 대체로 남성과 여성의 차이를 설명할 때 몇 가지로 나누어 볼 수 있다. 첫째, 남성이 여성보다 공격적이다. 이러한 차이는 습득에 의한 것보다 생물학적인 차이에서 온다고 생각된다. 남성호르몬에 의해 천부적으로 공격적인 성격을 갖게 되는데 그것만이 전부가 아니고 환경으로부터 습득도 후천적인 영향을 주는 것이 사실이다. 둘째, 남성이 시각적 또는 공간적 능력을 더 크게 갖는다(공간에서 그림이나 목적물을 시각적으로 식별하는 능력, 혹은 건축이나 공학에 종사하는 직업적인 능력을 의미). 이러한 차이는 사춘기가 지나면서 뚜렷이 나타난다.

성공에 대한 우려감은 과거에는 여성이 남성보다 높다고 잘못된 보고를 하였는데 최근의 연구에서는 성공에 대한 기대나 근심은 남녀 성별에 따른 차이가 없는 것으로 보고되고 있고 전반적으로 남자가 여자보다 성공여부에 대한 두려움이 더 큰 것으로 나타나고 있다. 남성이나 여성이 갖는 성공의 기대에 대한 두려움은 직업이나 분야에 따른 차이이지, 성역할의 차이에 의한 것은 아니라는 사실이 밝혀졌다.

2-3 여성에 대한 편견

여성이 성차별에 의한 편견의 희생자였다는 것을 일반인이 알게 된 것은 최근의 일로 그것을 고치는 변화 속도는 무척 느리다. ***여성의 편견은 인류문화의 인습에서 나온 잘못된 개념***들로부터 유래된 것이다. 여성은 휴가나 의상을 위해서 일하고 남성은 가족의 부양을 위해서 일한다는 아주 단순하고 정해진 고정관념에서 출발한다.

골드먼드는 설문결과에 따른 논의에 "여성자체도 자신들 편견을 가지고 있었던 것이었다. 여자들의 답에서도 거의 모든 항목에서 여자가 열등한 것으로 스스로 채점했던 것이다. 따라서 사회의 편견을 극복하기 위해서는 여자 자신부터 스스로의 능력에 대한 자신감의 부족을 극복해야 한다." 라고 말하고 있다.

현대사회를 사는 우리들은 이제 남성과 여성 모두 부당한 고정관념에 얽매인 성역할을 버려야 한다는 사명에 처해 있는 것이다. 여자 자신은 자유롭게 다양한 생활 형태를 택할 수 있는 능력을 스스로 길러야 하고, 자신의 경력과 목적을 추구하는 능력도 길러야 한다. 남성도 천편일률적인 남성다움의 허영과 고집에서 벗어날 수 있을 때에 더 광범위한 인간관계와 생활의 경험이 가능하게 될 것이다. 남녀가 서로 노력하여 틀에 박힌 고정관념의 성역할에서 벗어날 때 인습이 고삐잡고 있는 의미 없는 성역할을 없애고 좋은 의미의 성역할만을 살릴 때에 남녀사이의 인간관계는 훨씬 호전되어 나갈 것이다.

한국의 사회도 남성과 여성의 틀에 박힌 성역할에서 많은 변화를 경험하고 있다. 아직 서구사회와 비교할 때 미흡한 면은 있지만 지금 현대를 살고 있는 우리 자신부터 이러한 잘못된 남녀 우월주의, 남성위주의 사회, 가부장제도의 권위주의 등을 극복할 때 비로소 우리사회에 맞는 올바른 성역할이 정해지리라고 생각된다.

강의를 듣는 학생(한 학기에 약 1000여명)들을 대상으로 성차별에 대한 설문을 조사해 보았다. 일 년에 2000여명의 설문을 연도별로 정리하였는데 남학생은 1500여명이고 여학생은 500여명이었다. 2002년의 조사결과를 보면 남학생 13%, 여학생 58% 가 성차별을 받았다라고 답했는데 2003년에는 남학생 11%, 여학생 50% 로 나타났으며 2004년에는 남학생10%, 여학생40% 줄어드는 추세였다. 2005년에 조사하니 좀 다른 양상을 보였는데 남학생 22%로 매우 높게 나타났다. 여학생은 32% 로 역시 낮아졌다. 남학생들이 주로 주장한 기타의견을 보면 "MT 가서 설거지 존나 했다, 남자라고(문제는 밥도 내가 했다는데 있다)"; "고교 수학여행 때 놀이동산에서 놀이기구를 여자들은 10분씩 주고 남자애들은 5분밖에 주지 않았다"; "Lady first, 여성상위시대 , 남녀 상관없이 할 수 있는 일임에도 남자가 해야 된다고 사회에서 말하는 것들(여자의 편의를 봐 주는 것이다)"; "남자만 군대에 징집되는 것은 일종의 성차별이다"; "누나들 밑에서 자라면서 수없이 당했고 여자 친구들(나+많은 여자들)과 다니면서 성희롱도 당함, 수도 없음, 갑자기 눈물이"; "남자화장실에 소변을 보는데 아줌마가 들어와 청소 하드라"; "미팅 가서 남자라는 이유만으로 2차까지 책임지라는 소리를 여자한테 들었을 때, 미팅이나 소개팅에서 남자들만이 비용을 낸다"; "여성위원회에서 무섭게 따지고 들 때, 미친 페미니스트들이 너무 많다, 언제나 매너 있는 행동을 요구한다"; "여성은 연약한 존재(?)이므로 많은 경우 남성의 희생을 요구한다, 나의 주장은 여성과 남성은 본질적으로 다른 존재이므로 남녀평등은 실현될 수 없다"; "사랑하는 남, 여 관계에서 남자에게만 책임이 주어질 때"등의 대답이 나타났는데 이는 최근에 들어 많은 남학생들이 약간 성적인 틀에서 소외되는 경향을 보인 것으로 풀이된다. 여학생들의 기타의견으로는 "학교에서 학교 자체가 남자의 수가 절대적으로 많으므로 항상 남학생 위주임을 느낀다! (?)"; "여자라서 해야 한다는 말을 들을 때(가사일), 제사 지낼 때(절할 때), 남자가 아니라며 차별, 할아버지 할머니 가족, 가부장적 관계-부모님께 남동생과 차별, 오빠와 귀가시간이 비교되고 차별(?)"; "여자이기 때문에 몸조심해야 한다고 주의감시 받는 것"; "여자라고 모임 or 회의 등등에서 대표자격을 주지 않는다(남자를 우선으로 생각하고 무시한다)"; "발파현장 견학 갔을 때 여자는 부정 탄다고 터널 공사 현장에 못 들어가게 했다"; "식당에서 여자라고 밥을 조금 준다"; "동아리 내에서 여자가 할 일과 남자가 할 일이 구분되어 있다"

성차별은 일반적인 상식에서 벗어난 행동이다. 서로의 장단점이 있겠지만 서로에 대한 이해가 선행된다면 많은 성차별이라고 생각되지 않을 것이다. 여성에 대한 편견이 타파되어야하고 여성이 능력을 발휘할 때는 남성들은 자격지심에 빠지지 말고 겸허하게 수용하는 자세가 필요하다.

2-4 양성성격

근래에 큰 주목을 받는 새로운 성역할의 개념이 양성성격(androgynous person)이라는 개념이다. 심리학자인 뱀은 인간이 완벽하게 기능을 발휘하자면 남자이든 여자이든 남과 어울릴 수 있는 능력을 가져야만 한다고 주장한다. 즉 잘 적응된 사람만이 독립성, 자신감, 부드러움, 예민성의 성격을 갖출 수 있어서 이런 특성들을 적재적소에서 필요할 때 발휘할 수 있다는 것이다.

성역할이 심리적인 스트레스가 될 수 있다. 그런 예로 아주 남성다운 남자에게 여자의 일을 시켰을 때 그 사람은 불쾌해하였다. 마찬가지로 아주 여성다운 여자에게 남자의 일을 시켰을 때 그 여자는 불쾌함을 느꼈다. 뱀은 이 실험의 결과를 이렇게 설명한다. 즉 한 사람이 사고에 있어서 완고한 성역할에 사로잡혀 있다면 생활에 있어서 억압을 느끼게 되고 양성성격인 사람만이 다양한 생활형태에 효과적으로 대처할 수 있게 된다는 것이다. 예를 들어 남과 여의 성역할에 모두 적응된 남자는 아기를 보는 일에도 어색함을 느끼지 않고 그 일에서 오는 만족을 보상받을 수 있다. 남녀 양쪽의 성역할에 다 적응된 여자는 남자처럼 강인할 수도 있고 필요한 상황에서는 강렬한 확신과 의지를 가질 수 있다.

이러한 남녀양성성격에 대한 연구는 이제 시작의 단계에 있으므로 많은 부분이 미지로 남아 있다. 이 남녀 양성성격의 개념에 대한 명백한 정의뿐만 아니라 어떠한 방법이나 척도로써 각 개인의 양성성격 수준을 잴 것인가 등 해결해야할 부분이 많은 것이다. 남녀양성성격이라는 것은 개인 성격의 형태를 말하는 것일 뿐이므로 이런 성격을 기르기 위해서는 전통적인 성역할을 포기하지 않아도 되는 것이며 누구에게나 가능한 것이다. 즉 한 남자가 용감한 남성다움과 부드러운 여성다움을 다 갖출 수 있다는 논리이다. 이제까지는 서로 상반되는 것처럼 일반인이 느껴왔던 것이 사실은 한사람이 다 가질 수 있는 인격의 구성요소라는 것이 밝혀진 것뿐이다.

3절 성기관 인지와 성행위

남성과 여성의 신체적 차이는 ***남성의 외성기가 돌출(男性 外性器 突出)***해 있는 반면에 ***여성의 외성기는 내재(女性 外性器 內在)***되어 가려져 있기 때문에 성기관의 기능에 관한 지식의 향상은 큰 발전을 가져오지 못했다. 어린 소년의 경우 소변을 방뇨할 때마다 돌출된 외성기를 잡는다. 이렇게 하여 외성기에 대한 지식을 쌓아 가며 자위행위도 자연스럽게 익히는 것이 보통이다. 어린 소녀의 경우는 소변을 방뇨한다고 해도 외성기를 관찰하는 경우는 드물며 관찰하기도 어렵기 때문에 이러한 외성기 지식의 결여가 나타난 것으로 생각할 수 있다. 따라서 해부학적으로 여성의 성기관에 대한 지식과 인식은 놀랍게도 남성들은 물론 여성자신들조차 무지한 면을 보여준다. 성기관의 기능은 물론이고 구조에 대한 지식조차 결여되어 있기도 한다. 남성들에게 여성의 생식과 성의 해부학은 신비에 싸인 채 추측과 비과학적인 지식으로 아리송한 채 남겨져 있는 것이 보통이다. 성의 무지는 남성, 여성 구별 없이 바람직한 것이 아니며, 불행을 가져오는 경우가 종종 있다. 외음부의 정상적인 구조와 기능을 알지 못하는 여성은 외음부의 병적 초기 징후를 알 수 없으며 음핵이 어디 있는지 그 역할이 무엇인지를 알지 못하는 남성은 상대여성에게 쾌감을 주는 기회를 줄일 뿐만 아니라 여성의 행동도 이해하지 못하게 되는 것이다. 그러나 음핵의 기능을 이해하는 여성은 남편이 조루이거나 절정감에 도달시켜 주지 않아도 고민하거나 비통해 하는 일은 적을 것이다. 이렇듯 해부학적 성기관의 구조와 기능은 중요한 지식인 것이다.

성행위는 남성과 여성의 의사소통에 의하여 성기와 몸의 접촉으로 환희와 건강을 추구하는 인간 삶의 큰 영역이다. 세상에는 성의 정보와 자료가 넘치고 있으나 과학적 가치가 있는 것은 많지 않고 성을 금기시하거나 노출을 꺼리는 경향은 줄어들고 있지만 아직도 많은 금기와 제약이 잠재해 있다. 설문조사에서 "성교육이 성병, 임신중절수술, 성폭력등 사회적인 문제를 예방하는데 도움을 준다고 생각하느냐라"는 질문에 '전혀 도움을 주지 않는다'라는 응답과 '오히려 문제를 야기할 수 있다'의 응답은 극소수에 불과하며 '예방할 수 있다', '큰 도움은 아니지만 긍정적이다'라는 응답이 주를 이루고 있었다. 이렇듯 성교육에 대한 생각은 누구나 성교육의 필요성을 인식하고 있으나 실질적인 교육은 이루어지지 않고 있는 실정이다. 그러나 "현 매체 상에 성 자료나 책자 등이 홍수와도 같이 쏟아지는데 당신의 생각은?" 에 대한 질문의 내용에서 보면 많은 사람들이 '책자의 필요성이나 바람직한 현상'으로 보는 시각은 그리 많지 않고 오히려 '성이 그저 흥미 위주로 왜곡되었다고 생각'하는 경향을 보였다. 이러한 양상을 보인 것은 성교육의 필요성은 알지만 올바른 성교육 자료가 드물다는 생각을 가지고 있는 것이다.

성은 ***사랑과 행복을 두 사람이 엮어 가는 문화***라고 할 수 있다. 그러기 위해서 성의 지식을 바르게 알고 바르게 사용하는 것이 행복의 지름길이다. 인간이 행복하기 위해서는 건강, 물질, 지위, 지식 등 다양한 것이 필요하지만 일생을 통하여 남녀 두 사람이 서로를 이해하고 기쁨과 행복의 원천이라고 할 성행위는 필수적인 것이다. ***성행위는 타인에게 전이할 수 있는 가장 지순하고 숭고한 사랑의 표현방법***이라고 정의하고 있다. 이러한 정의에서 보듯이 성행위의 필요성을 인식하기에 충분하다. 사랑을 나누고 확인하는 행위인 것이다(**그림 1-6**).

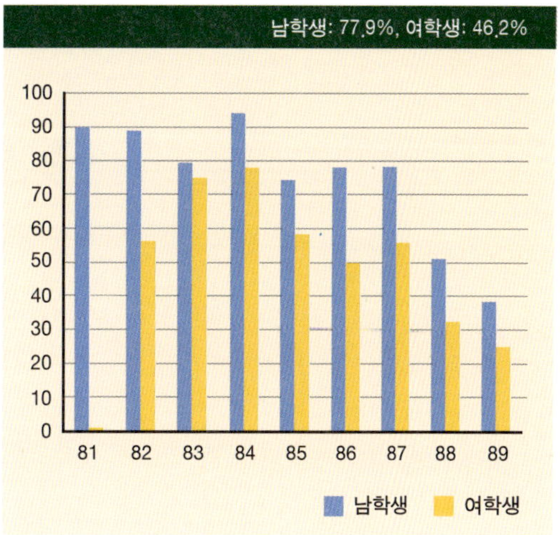

그림 1-6 성경험의 빈도

성행위의 빈도를 설문하였다. 시험을 보기 위해 옆 학생과 거리감을 둔 상태에서 무기명으로 설문하였다. 나의 강의는 전 학년 전학과에 개설되어 있으므로 1학년과 4학년의 차이는 심하게 나타났으며 2006년도 남학생의 고학년은 80.1%이고 저학년은 46.2%, 1학년은 22.2%로 평균은 70.4%였는데 비해 여학생은 고학년은 60.1%이고 저학년은 17.6%로 평균은 37.2%로 나타났다. 2008년도의 조사내용을 보면 남학생의 평균은 77.9%였고 여학생의 평균은 46.2%로 전년에 비해 남학생과 여학생 모두 매우 높게 나타났다. 남학생은 2002년도 54.7%에서 2004년도 63.4%, 2006년도 70.4%, 2008년도 77.9%로 점차 증가하는 형태로 집계됐다. 여학생은 2002년도 20.5%에서 2004년도 33.1%, 2006년도 37.2%, 2008년도 46.2%로 역시 증가하는 경향을 보였다. 남학생의 빈도수는 약 1500여명 이어서 남학생의 데이터는 거의 정확하다고는 말할 수 없지만 비교적 정확했다고 볼 수 있었다. 그러나 여학생은 500여명으로 여학생의 빈도수가 적어 믿을 수 없는 수치가 나타났다고 생각한다. 직접은 아니지만 지금의 여학생은 몇 %가 경험한 것을 물어보면 42%의 남학생이 40~60%일 것으로 응답하고 45%의 여학생들은 20~40일 것으로 응답하였다. 지금의 남학생은 몇 %가 경험했을 것이라고 생각하는가에 대한 질문에서 40%의 남학생들이 60~80%라고 응답하였고 36.6%의 여학생들은 80% 이상을 꼽았다. 특히 혼전 성관계에 대해서도 사랑한다면 무방하다는 내용이 결혼이 전제된다면 무방하다 보다 훨씬 43% : 13%의 비율로 여학생들의 경우도 45% : 32%비율로 사랑한다면 무방하다가 결혼전제 보다 매우 높음을 알 수 있다. 즉 사랑이란 단어 앞에 혼전의 성행위 절대불가의 16%가 일종의 침해를 당하고 있는 것이다.

4절 결혼과 성생활

4-1 결혼의 의의

인간에게 가정이 없다면 부부간의 사랑이나 자녀의 양육, 행복이란 단어도 없을 것이다. 가정의 기초는 부부다. 부부는 한 남자와 한 여자가 육체적 정신적 결합으로 이루어지며 결혼이라는 관문을 지날 때 인간은 성숙하는 것이다. 결혼이 두 남녀의 결합이라고 해도 결혼이 인간적으로 성숙되기 전에, 사회적 신분이나 지위가 확립되기 전에 이루어지는 경우가 많기 때문에 부모, 스승, 선배들의 정신적, 사회적, 윤리적 도움이 필요하다. 불완전한 개체가 완전한 인격체로 성장하는 것이 결혼이라면 상대의 선택에 있어 부모나 선배의 의견을 완전히 무시한 채 충동적인 선택이나 육체적 매력, 미모, 열쇠 꾸러미 등에 미혹되어서는 안 될 것이다.

남성은 안정감 있는 터와 평생의 동반자를 얻는 것이 결혼이요, 여성은 아내와 어머니가 되는 신성한 의식이 결혼이기 때문이다. 결혼은 교환이 가능한 물건 사기가 아니며, 쓰다가 마음에 안 들면 버리고 새것을 살 수 있는 자동차도 아니다. 양가의 전통, 인습, 교육들이 너무 차이가 나지 않고 건강, 언어, 습관 등이 근사치이고 남자는 책임감과 좋은 의지로 가정을 지킬 만한 능력의 소유자여야 하고 여자는 아내로서, 어머니로서, 사회 생활인으로서 지장이 없는 교육을 받았고 인격을 갖추었는가를 검토한 후에 두 몸이 한 몸이 되어야 하는 것이다. 결혼생활과 성생활, 검은머리가 파뿌리되도록 살 부부이기에 날마다 쳐다보고 해마다 바뀌는 신선함을 인격에서, 가사 일에서, 사회 활동에서, 성생활에서 보여준다면 그 결혼은 성공한 것이요, 그 성생활은 행복의 샘이 될 것이다.

4-2 결혼 조건

결혼의 조건에 관한 내용은 많은 매체에서 보도됐듯이 다양하다. 근래에 혼수에 관한 문제가 보도자료에 많이 나타나고 있는 실정이다. 물론 현실에서 결혼의 조건과 재산을 연관지어야하고 남자의 직업이 확실할수록 혼수의 내용은 중요한 이슈로 등장하는 모양이다(**그림 1-7**).

결혼의 조건에 관한 내용은 많이 나타나고 있다. 현재의 상황은 혼수에 관한 문제가 보도 자료에 많이 나타나고 있는 실정이다. 이러한 내용을 바탕으로 결혼의 조건과 재산을 연관지어야하고 남자의 직업이 확실할수록 혼수의 내용은 중요한 이슈로 등장하는 모양이다. 이러한 현실적 내용에 접한 예비신랑신부의 입장은 어떠한 것일까에 대하여 결혼의 조건 중 재산, 외모, 성격, 사랑, 건강, 가족관계 등의 중요한 몇 면을 설문하였다. ❶ 재산 ❷ 외모 ❸ 성격 ❹ 사랑 ❺ 건강 ❻ 가족관계 ❼ 기타의견의 예문을 주고 내용의 조건을 순서대로 나열하고 기타가 중요한 면을 밝히고 순서에

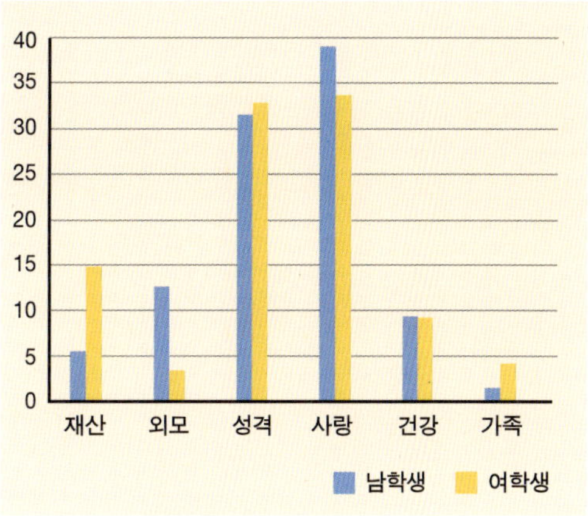

그림 1-7 결혼조건

삽입하도록 설문하였다. 남학생의 경우는 사랑이 41%로 가장 높았고, 성격이 32%로 두 번째로 높았다. 여학생의 경우 사랑이 35%로 가장 높았고 그다음이 성격으로 32%였다. 남학생과 여학생의 대조에서 남학생은 사랑과 성격이 9%로 차이가 나지만 여학생의 경우는 3%밖에 차이가 나지 않았다. 남학생의 3번째로 높은 것은 외모가 14%의 빈도를 보였는데 비해 여학생의 경우는 외모가 4%에 불과하고 오히려 재산을 15%를 나타내 3번째 이었다. 남학생과 여학생은 이렇듯 생각하는 면이 달랐다. 4번째는 남학생, 여학생 공동으로 건강을 7%, 10%로 나타내었다. 남학생은 재산 가족관계의 순으로 4%와 2% 이었고 여학생은 외모와 가족관계로 4%, 3%의 순이었다. 확실한 것은 3번째의 빈도가 확연하게 달랐다. 대개의 경우 알파벳순으로 결혼의 조건을 따지는데 A-age로 나이, B-남학생은 beautiful, 여학생은 background로 외모와 재산이 3위일 수밖에 없는 것으로 2003년, 2005년, 2007년 1학기모두 동일하게 언제 해 봐도 거의 확고하게 나타난다. 그 외의 순서에 포함시킨 소수의견은 남학생은 종교, 신앙, 가족의 재산, 취미생활, 능력(돈을 잘 번다, 쌈을 잘한다, 아는 것이 많다), 사람을 대하는 태도, 의사소통 원활, 학력, 순정, 직업, 장래성, 지성, 교감, 요리솜씨, 교육수준, 외에 "혼전 성 관계가 있는지"; "부모님의 반대 유무"; "사랑은 최소한의 기본 전제로 사랑은 살면서 만들어 감"; "다 중요해서 가치의 크기를 정할 수 없지만 순결" 등이 기타의견으로 순서에 삽입되어 있었다. 여학생의 경우는 역시 남학생과 같은 신앙, 종교와 학벌, 지식, 사회적 지위, 가치관, 경제력, 비슷한 흥미, 현실적 능력, 사회적 지위, 재능; 믿음; 지적 수준, 좋은 머리 외에 "나를 얼마나 아끼고, 고려해 주며, 이해해 주는 가"; "악기 하나 다룰 줄 아는"; "밤의 예술에 능한 이"; "능력(재산과는 틀림, 장래성, 사회성, 비전)"; "돈을 많이 벌 수 있는 능력"; "책임감(서로에게의 성실도)"; "성격도 좋으니까 사랑하겠죠?"; "생활습관(이거 정말 중요해요!!, 우리 어머니 왈)" 등의 기타의견이 삽입되어있었다.

중요한 내용들의 대부분은 사랑과 성격으로 집약될 수 있고 여성의 경우는 밤의 예술, 성에 대한 이해도 등을 생각하고 있으며 돈을 많아 벌 수 있는 능력 등 현실적인 내용이 많았으나 남성의 경우 외모를 중시하고 건강을 꼽고 그다음을 재산을 있는 경향을 보여 예비신랑의 경우 재산의 중요도는 낮았지만 현실 감각에서 혼수 등의 문제를 나타내는 것은 해석이 모호하다. 아마도 그 가족의 일환으로 결혼 조건을 비교하는 과정에서 빚어진 잘못된 현상으로 생각되며 앞으로의 결혼 준비의 과정에서 나타나는 일련의 순서에 의한 것으로 부모님의 반대 유무가 기타의견에 포함된 것이 마음에 걸린다. 남학생들이 중요하게 생각하는 것이 있다면 현실적으로 아직도 혼전성관계를 매우 중요하게 생각하고 있었다.

4-3 결혼적응준비

4-3-1 건강상태 확인

결혼 전과 결혼 후는 많은 변화를 겪는다. 그러므로 거기에 적응할 수 있는 건강이 전제되어야 한다. 성기능과 관련된 신체의 유무를 확인하고 필요하다면 치료를 받아야 하고 허약한 체질을 일시적으로 활력으로 넘치게 할 수는 없어도 병이 있거나 허약하기 짝이 없는 상태로 어떻게 되겠지하는 희망만으로 결혼에 임해서는 안 된다. 많은 좋은 조건을 갖추었어도 건강 없이는 행복한 가정을 만들 수 없기 때문이다. 일반적인 검사는 혈액검사, 소변검사, 매독반응 검사, 심장검사, 결핵검사, 풍진검사, 정액검사 등이 받아야할 검사이다.

이러한 건강 진단과 검사는 경우에 따라 여간 곤란한 상황으로 발전될 수도 있으나 평생을 같이 할 결혼에 임하는 자세로 필히 받아야 한다. 전염병은 성행위 이외의 과정에서 나타날 수 있으므로 거부감을 갖지 않도록 해야 하며 이러한 검사로 두 사람의 사랑이 더욱 공고해질 수 있다. 혈액검사로 알 수 있는 것은 신체 내적으로 나타나는 질환을 검사할 수 있다. 혈액형은 RH음성여부, 빈혈, 뇌성소아마비 등을 알 수 있으며 매독반응 검사까지 가능하다. 소변검사로 당뇨, 성병, 신장의 기능을 검사하고, 심장 및 심전도검사로 선천적 심장병 백내장 난청 등을 검사하여야 한다. 또한 풍진검사를 하여 기형아의 출산 등을 예방하여야 한다. 두 사람의 건강여부가 태아에게도 전염될 수 있는 질환이 있으므로 가볍게 보아서는 안 된다.

4-3-2 조화 있는 인간관계

재정적 준비를 완비하고 결혼한 사람은 많지 않겠지만 가정이라는 작은 경제 단위를 움직이는 계획이나 준비도 없이 결혼만 하고 보는 것은 무모한 일이다. 취업이나 취업준비, 체계적인 저축방법, 살림살이에 낭비요소를 없애기 위한 살림방법 습득 등이 필요하다.

핵가족 시대가 되어가고 있지만 양가의 부모를 동등하게 모시는 예법이나, 조화 있는 인간관계 적응준비, 특히 20여 년을 다른 환경에서 살던 사람들 사이에서 발생할 수 있는 성격이나 성적인 문제의 조화를 위해 배우고 준비를 해야 한다. 혼자 살 때는 그냥 넘길 수 있는 버릇도 상대방이 싫어할 수 있는 것은 과감히 버릴 용기가 있어야 한다. 인간의 감정대립은 사소한 데서 상충되고 그것이 미움이 되고 결혼생활을 최악의 상태로 만들 수 있는 것이다. 혼자 살 때의 유익하지 못한 자존심도 줄로 갈아서 상대와 맞출 준비를 해야 한다.

4-3-3 성생활을 위한 준비

대부분의 남녀는 허니문 때 ***성지식의 부족과 무지***로 인해 성교에 실패하는 경우가 많다. 심리적 환경적 원인으로 인하여 성은 공포감에 휩싸이고 남성은 발기 지속 불능 현상을 일으킬 수 있다. 이런 현상을 극복하지 못하고 불능이라고 속단하는 것은 금물이다. 젊은 남성은 육체적 성기능 부전은 드물고 새로운 경험에 대한 호기심과 불안이 뒤섞여 있다. 신혼초야의 성 장애는 남성의 발기 부전과 여성의 두려움에서 오는 거절이다. 성지식을 넓히고 부모나 선배로부터 충분한 설명을 들으면 신혼초야도 무사히 기분 좋게 넘길 수 있을 것이다.

첫날밤은 피곤하기 쉽고 스트레스를 느끼거나 흥분과 기대감으로 정신적 불안상태에 있을 수 있다. 그래서 성적 흥분이 약하거나 느끼지 못할 수가 있다. 그러나 놀라거나 실망할 필요는 없다. 이따금 가볍게 키스하거나 포옹하여 ***긴장을 풀고*** 휴식할 수 있을 때까지 성교를 기다리는 것도 좋다. 성적으로 미경험 커플은 마음과 몸이 성적 흥분의 감각을 인식할 수 있도록 ***시간을 두고 천천히 진행***시키는 것이 현명하다. 첫날밤 성교에 대하여 콩이야 팥이야 보다는 간단한 의사소통 과정이 필요하다. 무엇보다 남성이 억지를 쓰지 말고 처녀막 파열을 단번에 성취하려 말고 애정으로 부드럽게 위로하면서 성취해야 한다.

4-3-4 오르가즘에 대한 이해

결혼 첫날밤에 동정인 신랑과 처녀인 신부가 동시에 오르가즘을 느끼리라고는 기대할 수 없다. 한 연구소에 의하면 신부 10명 중 9명은 첫날밤에 오르가즘을 경험하지 못한 것으로 나타났다. 따라서 자신들이 이 90%에 속해 있다고 해서 성행위에 실패했다고 생각하는 것은 분명히 어리석은 일이다. 실제적인 연습을 통해서 배워야 되겠다는 점을 깨닫는 것이 현실적인 생각이다. 신혼여행의 일차적 목적은 사랑하는 남녀가 둘만의 은밀한 장소에서 서로에 대해서 알게 되고 또한 서로 성적 특징을 깨닫는 것이다. 사랑의 표현이 성행위라고 한다면 어느 한 쪽 또는 쌍방 모두가 오르가즘을 느끼지 못한다 할지라도 성교는 즐거운 것이 될 수 있다. 다정다감하고 밀접한 육체적 접촉은 그 자체만으로도 충분한 만족감을 줄 수 있기 때문이다. 격렬한 자극에 의해 쌍방이 모두 오르가즘에 도달하는 것은 누구나 바라는 것이기는 하지만 이것은 보통 쉽게 얻을 수는 없다. 연구와 실습, 그리고 부부간에 충분한 대화가 있어야 만족할 만한 성적 기술을 터득할 수 있다. 어떤 결혼 문제 상담가는 다음과 같이 도움이 되는 말을 해주었다. '부부가 결혼 생활을 통해 계속 신혼 초와 같이 상대방을 대해 준다면 섹스 문제에 관해서는 거의 아무런 말썽이 일어나지 않을 것이다. 그러나 대부분의 기혼 부부들은 지름길로 가려고 하기 때문에 그것으로 인해 충분히 느낄 수 있는 성적인 만족감을 망쳐버리게 된다.' 모든 성적 경험은 남편과 아내 둘 다 원하는 것이라야만 된다. 어떤 경우에라도 한쪽이 원하지 않는 것을 강요해서는 안 된다. 사랑이란 절대로 힘으로 하는 것이 아니기 때문이다.

결혼한 부부사이도 인격적으로 대우받기를 바라는 것은 다른 인간관계와 다를 바가 없다. 어느 청년이 좋아하는 여인에게 자신의 모든 애정과 주의를 쏟음으로써 그녀의 사랑을 얻는다. 그는 결혼 후 항상 사업과 일에 빠져 있고 부인 또한 아이들을 기르는 데 몰두한다. 두 사람은 점차 서로 무관심한 채 별개의 활동에 전념한다. 그 결과 부인은 자신들 부부가 공유하는 유일한 것은 잠자리를 같이하는 것 뿐이라는 것을 깨닫게 된다. 여성들은 언제나 이런 일에 분개한다. 처음에 불평을 하게 되고 다음은 말다툼이 생긴다. '당신이 나에게 관심을 갖는 때는 섹스를 원할 때밖에는 없었어요.' '나는 더 이상 당신에게 사랑으로서 존재가 아니라 단순한 섹스 상대일 뿐이지요.' '당신과 나와 관계를 가질 때도 나는 그것이 자연스런 사랑의 표현이라고는 느끼기보다 내가 단순히 사용되고 있다는 느낌만 받게 돼요' 라고 불평한다. 부인의 불만을 들은 남편들은 대부분이 부인의 이 같은 불만에 타당성이 있다고 시인하는 것이다.

그러나 그들은 어떻게 부인의 이 같은 불만이 싹텄으며 이를 고쳐 나가야 할지 전혀 모르고 있다. 남편이 부인에 대한 자신의 사랑이 인격적으로 이루어지고 있음을 나타내는 데는 여러 가지 방법이 있다. 조금만 남편이 신경을 써서 자신의 행동에 유의하면 부인은 남편이 자신을 단순한 대상이 아닌 인격체로서 사랑하고 있다는 사실을 확인하게 된다. 예를 들어 밤늦게 집에 돌아온 남편의 경우, 신문의 스포츠란에만 정신을 판다든가 TV에서 무슨 프로가 나오고 있는가? 따위에 관심을 기울일 것이 아니라 부인이 하루 종일 집에서 무슨 일을 했는가? 등을 묻는 등 ***부인에 대한 자신의 관심***을 나타내야만 한다. 이러한 표현은 부인과 남편의 사랑을 재확인시켜주는 계기가 될 수 있다. 또한 저녁에 아이들을 돌봄으로써 ***부인의 손길을 덜어주는 것 또한 자신의 애정을 부인에게 확인시키는 일***이다.

부인과 아이들의 생일과 기념일들을 기억하고 있다가 자신의 ***사랑을 말로 표현***하는 것이 무엇보다도 중요하다. 부인을 매우 특별한 존재로 대하는 남편에게는 부인 또한 남편의 애정 표현에 상당히 열정적인 반응을 보인다. 남편의 말과 행동이 부인으로 하여금 남편이 자신을 매우 사랑하고 있다고 확신하게 할 때 그들의 사랑은 굳어지고 더욱 많은 꽃을 피울 것이다.

5절 성의 인식

5-1 과목 선택 동기

필자의 강의를 듣고 있는 대학생들을 대상으로 "과목선택 동기"를 설문하였다. 설문의 제목은 이 과목을 선택하게 된 동기는 무엇입니까? 였고 예문으로는 흥미롭기 때문에, 옳은 성지식을 얻기 위해, 학점을 잘 주기 때문에, 선 후배의 권유, 기타로 설문하였다(**그림 1-8**). 남학생에서 가장 높은 빈도는 흥미롭기 때문에가 가장 높았다(39.9%). 그 다음이 옳은 성지식을 얻기 위해가 31.9%였고 권유가 18.9%이었다. 2005년도에는 흥미, 권유, 옳은 성지식을 위해 순 이었으나 최근의 자료를 보니 옳은 성지식을 위해가 높아지고 있어 강의의 필요성을 느끼게 한다. 학점을 잘 주기때문을 선택한 학생은 0.5%였다. 그 외 남학생들의 기타의견을 보면 "여자친구에게 강의해 주기 위해"; "짤릴 줄 알았는데 안 짤렸다"; "시간대 맞기 때문에"; "내가 가지고 있는 성지식의 UPGRADE를 위해"; "이론을 레벨업하기 위해서"; "강의실을 잘못 들어와 듣다보니 흥미를 느껴서"; "수강하기에 부담이 되지 않고 편한 마음으로 들을 수 있고 학점도 2학점이기 때문에 신청했습니다", "이론과 실습을 병행하는 줄 알았다"; "친구 껴 해 주려다 내껄로 돼서, 난 소중하니까"; "군대가기 전에 수강했으나 학점도 만족스럽지 못해 오기가 생겨 재수강하게 됐다"; "눈물의 삼수강, 고수들의 피해자"; 그 외에, 욕망 때문에; 어쩌다가 굴어 들어왔음; 넓은 강의실; 여자친구의 강요; 친구가 대신 강의신청을 해서 등의 기타의견이 있었다.

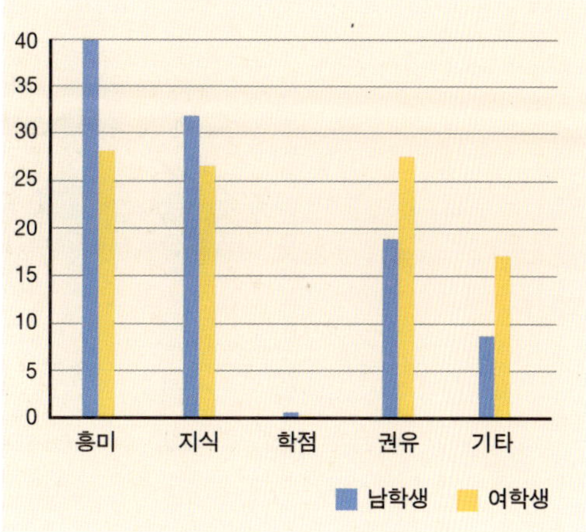

그림 1-8 과목 선택 동기

여학생들의 과목선택동기는 2005년도에는 권유였었다, 그다음이 흥미, 옳은 성지식을 얻기위해서가 그 다음이었는데 최근에 약간 다른 양상을 보였다. 흥미가 28.4%, 이고 권유가 27.6%, 옳은 성지식을 위해가 26.7이고 학점은 0.1%였다. 기타의견을 보면 "1,2,3,4 모두 ('명강의'라고 소문난 이 과목을 한번 들어보고 졸업하기 위하여)"; "수강신청 변경기간에 다른 과목들이 인원수가 차서 선택의 여지가 없이 한자리 남은 이 수업을 신청하게 되었다. 지금은 기대 이상으로 재미있다"; "작년에 듣고 싶었는데 못 들어서"; "들었던 사람들이 재미있다고 하고 수업이 널널하다 그래서..."; 그 외에 학점과 시간을 맞추다 보니; 아는 척 하기위해; 게시판의 권유의 글을 보고 등의 의견이 있었다.

이상의 결과를 보면 흥미 위주로 수강 신청을 하고 있지만 실질적으로 많은 지식을 얻어가는 것으로 생각되었다. 옳은 성지식의 획득은 기대 이상의 상식을 불러가 주는 것임을 확신할 수 있었다. 학생들이 학점에 민감하지만 그 외의 지식에도 관심을 보이고 있었다.

5-2 음란 매체를 본 느낌

강의를 듣고 있는 대학생들을 대상으로 "음란매체를 본 느낌"을 설문하였다. 설문의 제목은 성적인 비디오 (포르노)나 기타 영상매체 (음란

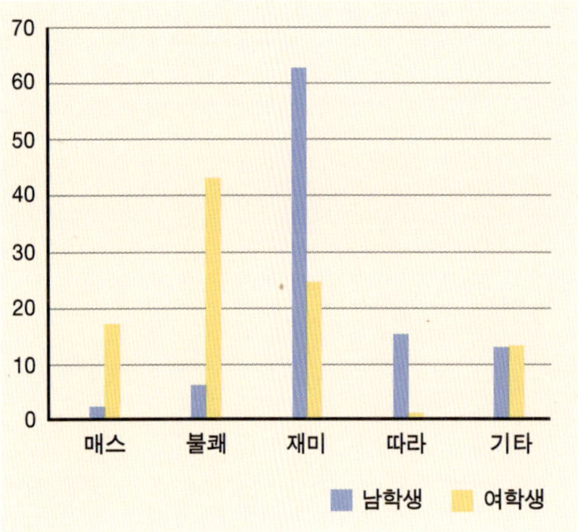

그림 1-9 음란매체를 본 느낌

서적이나 음란사진)에 대ㅎ을 때의 느낌은? 이었고 예문으로는 속이 메스꺼웠다, 불쾌했다, 재미 있었다, 따라하고 싶었다, 기타의견으로 설문하였다. 이 설문의 결과를 보면 남학생들과 여학생들의 차이를 여실히 보여주는 질문이었다. 남학생들의 대부분은 재미 있었다가 주를 이루었다(62.7%). 두 번째는 따라하고 싶었다로 15.4%였다. 그다음으로 불쾌했다(6.5%), 속이 메스거웠다(2.4%)의 순 이었다. 여학생은 불쾌했다(43.3%)가 가장 높은 빈도를 보였고 그 다음은 재미 있었다(24.7%), 속이 메스꺼웠다(17.2%), 따라하고 싶었다(1.2%)의 순이었다. 남학생의 재미 보다 여학생은 불쾌한 느낌이 강한 것으로 보였다(**그림 1-9**).

남학생의 기타의견을 보면 "조금 흥미로우나 금새 역겨워 진다"; "잘 만들어진 경우 재미있었고 그렇지 않을 때는 속이 매스꺼웠다"; "처음엔 불쾌, 나중엔 재미 ㅋㅋ"; "재미 유무 보다는 일종의 욕망이다"; "나도 저런 과정 후에 태어났을 까?하는 궁금증" 그 이외에 잘들 놀더라; 지루하다; 별 재미 없다; 시시하다; 충격적이다; 담담했다; 터질 것 같았다 등의 의견이 있었다. 여학생의 경우에는 "처음엔 충격적이고 호기심이 생겼지만 영화가 길어질수록 재미없고 지겨움, 무뎌짐"; "불쾌한 것두 있었고 재미있는 것두 있었다" 그 이외에 민망; 불쌍하다; 무서웠다; 그냥 웃기다; 충격적이다; 역겹다; 토했다 등의 의견이 있어 남학생과 여학생의 차이를 보였다.

5-3 음경의 크기나 굵기

음경의 크기나 굵기에 대한 질문에서는 '정상적이다', '비정상적이다', '작아서 수치심을 느낀다', '기타의견'을 예시하였다. 비정상, 혹은 작아서 수치란 대답이 1.7%인 반면 정상적이다의 대답이 78.7%로 월등히 높았다. 청소년의 질문 사례에서 주를 이루고 있는 것은 외성기의 크기 문제가 많은 부분을 차지한다. 다른 친구들과의 비교시 자신의 크기가 전혀 다르며 작다는 질문의 상담이 주를 이룬다. 물론 외성기의 크기는 중요하지만 아직 미성숙한 경우와 달리 자신의 성기에 대한 외모에 크게 걱정을 하지 않고 정상적으로 생각하고 있음을 나타내었다.

남성의 입장에서 자신 음경의 길이나 굵기 등에 관심을 갖게 되면 다른 남성들 보다 더 돌출되어 있기를 바라며 자신은 남들보다 좀 작다고 느끼는 것을 왜소 콤플렉스라고 부른다. 대부분의 남성은 느끼고 있다고 봐야하는데 일반적인 대학생들에게 설문을 돌려보면 별로 크기나 굵기에 신경을 쓰지 않는 것으로 나타났다. 85%가 정상이라고 생각하고 있었다. 그리고 커서 자부심을 느끼는 경우가 있고 아주 극소수만이 작아서 수치심을 느끼는 것으로 나타났다. 그러나 많은 청소년들에게 왜소 콤플렉스는 거의 대부분이 갖고 있었다. 질문에 응답을 하는 사이트를 운영한 적이 있는데 어떤 학생의 질문이 자기의 음경의 길이는 발기했을 때가 12cm 인데 친구의 음경을 보니 20cm에 가깝기 때문에 자기는 너무 작다고 한탄 섞인 질문이 있었다. 한국인의 평균 음경의 길이는 12.5cm라고 알려져 있다. 12cm인 질문한 학생의 경우 매우 정상인 상태이다. 오히려 20cm인 그 친구가 비정상인 것이다. 즉 정상이 비정상과 비교해서 정상이 비정상으로 생각하는데 많은 모순이 발견된다. 여성의 성감대 부분에서 보면 그레펜베르그가 발견했다고 하는 G-spot가 여성의 성적 쾌감을 점진적으로 커진다고 하는 부분인데 이것의 위치는 질 입구에서 3~5cm 질 전벽에 위치하고 있다. 음경이 작다고 하더라도 이 부위를 자극할 수 있다면 여성의 감흥을 끌어 낼 수 있는 것이다. 즉 다시 말해 작다고 하더라도 발기한 상태가 5cm면 충분하다고 보는 것이 일반적인 해석인 것으로 본다. 왜소한 음경에 너무 신경을 쓴다면 정신적인 스트레스를 너무 받게 되기에 정신과 치료를 요한다는 진단을 내리고 싶다고 말하는 전문가도 있다.

남학생들만 대상으로 자신성기의 외모(크기나 굵기)에 관하여 어떻게 생각하십니까? ❶ 커서 자부심을 느낀다 ❷ 정상적이다 ❸ 비정상적이다 ❹ 작아서 수치심을 느낀다 ❺ 기타의견의 5개항을 예문하였는데 앞에서 언급한바와 같이 85%가 정상적이라고 응답하였다. 물론 작아서 수치심을 느낀다의 경우도 낮은 빈도(5%)이지만 일부의 학생들은 여전히 컸으면 하는 감정은 갖고 있었다. 기타의견을 보면 "작아서 고민이다"; "좀 더 심했음 하는 욕망을 느낌"; "정상적이라고 생각하면서도 항상 왜소하다고 생각"등의 약간 왜소하다고 생각하는 경우가 있었고 "별 상관이 없다고 생각함 거만하다"; "나는 정상적이라고 생각하는데 남들이 크다고 한다"; "텔레비전에 나가고 싶다"; "엄청 자부심을 느낀다, 거만하다" 의 기타의견은 1번의 예문에서처럼 매우 커서 자부심 까지 논의하는 경우이다. 그 외에도 귀엽다, 사랑스럽다, 잘 생겼다, 등의 응답이 있었고 구체적으로 "남자의 생명은 크기가 아니라 장시간 치러낼 수 있는 지구력과 테크닉, 기능면은 활용해 보지 않아 모르지만" 이상의 대답에서 보면 왜소 콤플렉스를 크게 느끼지는 않지만 약간 커졌으면 하는 바람이 있었고 과시하고 싶은 생각도 있었다.

남자 목욕탕에 가면 때를 닦으려고 가는 경우인데 일부 사람들은 때를 안 닦고 뒷짐 지고 그냥 왔다 갔다 하는 경우가 있다. 일종의 과시욕으로 언 뜻 보기에 좀 커 보이긴 하지만 만약 더 큰 사람이 나타난다면 그 사람은 구석에서 때 닦고 있게 되겠지만 음경이 발기하면 거의 크기는 유사하다. 작은 사람은 수배가 커지는 반면 큰 사람은 발기해도 그리 커지지 않는 것이 다를 뿐이다. 여성의 경우도 마찬가지 일 것이다. 만약 상 상 이외로 크다면 성행위에 대한 기피현상이 생기는 경우도 있다고 한다. 여성은 일반적인 상대방의 태도나 배려심 등등 마음으로 사랑을 느끼고 남성을 사귀는 것이다. 여성이 만나자 마자 - 야! 바지 벗어 봐! 왜 그렇게 크냐? 우리 사귀자 - 이런 경우는 거의 없다고 보인다. - 야! 바지 벗어봐! 왜 그렇게 작니? 우리 헤어져 - 이러한 대화가 오간다면 문제점이 많이 노출된다. 이렇게 여성들이 크고 혹은 굵은 것을 원한다는 남성의 시각에서 본 잘못 된 관념이라고 생각한다. 여성들은 크다 굵다 에 대해 큰 신경을 기울이지 않는다. 굵기도 마찬가지다. 성행위의 기본조건을 보면 경도의 유지가 가장 중요하다고 생각한다. 보기에 매우 굵은 음경도 여러 음란물을 보면 나오지만 그리 경도 유지가 잘 되지 않아 성행위를 하기 어려운 경우를 본다. 이는 올바른 성행위의 걸림돌일 것이다. 많은 학생들의 왜소 콤플렉스는 그 자체에 신경을 쓰지 말고 남성들의 노력이 다른 부분으로 치우치기를 바란다. 여성의 감성과 서로의 이해와 배려로 임해야할 것이다. 과학적으로 볼 때 여성의 질의 깊이를 고려하면 8 ± 1cm 로 보고 되어 있다. 한국 남성들의 평균이면 충분하다는 것이다. 만약 20cm 라면 삽입 안 된 부분이 10cm나 남는 것으로 부러질 수 있다.

5-4 남성의 음란한 이야기

강의를 듣고 있는 여학생들만 "남성의 음란한 이야기"를 설문하였다. 설문의 제목은 남성이 성에 관하여 이야기(음란한)를 하면 당신은 어떻게 생각하십니까? 이었고 예문으로는 같이 대화한다, 무시한다, 불쾌하게 생각한다, 성폭행으로 생각한다, 기타의견으로 설문하였다. 이 설문의 결과를 보면 같이 대화한다가 36%로 가장 높게 나타났고 그다음이 무시한다(32.1%), 불쾌하게 생각한다(19.7%), 성폭행으로 생각한다(1.7%)의 순이었다. 이상의 결과에서 보면 여학생들의 농담을 웃으며 넘기는 여학생이 높게나타난 반면 매우 불쾌하게 생각하는 여학생들은 오히려 적은 빈도를 보여 음란한 이야기에서는 남학생과 여학생의 생각은 유사함을 보였다(**▮ 그림 1-10**).

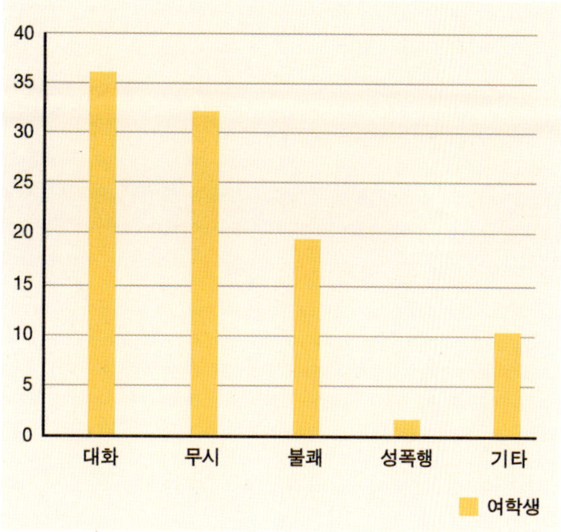

그림 1-10 남성의 성에 대한 이야기에 여학생의 빈도

기타의견을 보면 "들어주면서 그냥 웃어넘긴다(농담으로 받아들임)"; "음란한 이야기면 하지 않고 그렇지 않은 쪽으로 얘기한다"; "갑자기 혼자 얼굴을 붉힌다는 것도 웃기구...그냥 덤덤하게...하지만 도가 지나치면 화낸다"; "정도가 지나치면 짜증난다, 그리고 너무 재미 위주로 이야기한다면 한마디 해 준다"; "대응해 주지만 불쾌하게 생각될 정도로 음란하다면 무시한다"; "분위기 맞게 호응하다 심해지면 무시한다"; "유치하다고 생각하며 무시하고 심할 경우 무안 준다"; "더욱더 음란하게 이야기해서 민망하게 한다"; "맞 대응해서 면박 준다, 건전한 방향으로 유도한다"; "정도를 지나치는 야한 얘기를 들으면 상대방이 저질스럽게 느껴진다"; "남성만 음란한 이야기를 할 수 있는 건 아니다"; "정도에 따라 다르겠지만 심한 이야기만 아니라면 같이 대화하면서 서로에 대한 성지식을 교환하는 것도 좋을 듯 싶다" 의 의견이 있었고 그 외에 개랑 안 논다; 재수 X, 가만 안 둠; 듣고 있는다; 한술 더 뜬다; 정 떨어진다; 결혼한 사람이면 같이 대화; 재밌는 정도라면 같이 대화하면서 즐긴다 등의 대답이 있었다.

2 성과 문화

1. 고대 역사 속의 성 2. 중세 역사 속의 성 3. 종교 속의 성 4. 근세 유럽의 성풍속
5. 한국 역사 속의 성 6. 현대의 성풍속 7. 성의 연구

사회학자들은 성이 여러가지 다른 행동을 유발시키는 원동력이 되고 있다고 주장한다. 성의 관점에 따라 문화가 달라지는가 하면 성 때문에 일어난 역사적 사건도 수두룩하다. 성행위가 종족보존 위주에서 행복과 향락의 중심자리에 놓이면서 혼전 성관계, 동성애, 매춘, 임신 중절, 시험관 아이 등 수많은 문제가 일어나고 논쟁의 대상이 되고 문화와 지역에 따라 전혀 다른 풍속도를 그리기도 하였다. 오늘날의 성생활과 성적행동의 다양성과 복합성을 바로 이해하기 위해서는 과거 성 양상의 변화가 지속되어 온 모습을 이해하는 것이 필요하다. 과거의 성에 대해 알고 있는 우리의 지식들은 대부분 예술과 문학에서 얻어진 것들인데 그 자료도 충분치 않을 뿐더러 많은 부분들이 불명확하거나 감추어져 있는 실정이다. 더욱이 고대인들의 성생활 양식은 얼마되지 않은 유물들에서 추측할 수 있을 뿐이다.

1절 고대 역사 속의 성

1-1 구, 신석기시대

약 2만년 전의 것으로 추정되는 프랑스와 스페인(에스파니아) 등의 동굴벽화에는 들소와 더불어 남녀의 형태가 그려져 있어 남자와 여자가 사냥이나 여러 활동에 동등하게 참여하고 있다는 것을 볼 수 있다. ***식량의 조달방법***에 따라 사냥을 주로하는 ***수렵사회(狩獵社會)***가 일반화되어 여름에는 들판의 동물, 물고기, 조개, 새 등을 채집하였고, 겨울에는 고지대의 순록이나 거위 등이 주 식량원이었다. 인류의 최초 주거지인 동굴을 벗어나면서 가족이나 부족이 모계중심으로 구성되었으며 생식은 단지 여성에게만 국한된 신성하고 장엄한 일이었다. 이 시대에서 암벽에 여성상으로 큰 유방과 둔부 그리고 과장된 외부 생식기 등이 표현되었고 다산과 풍요로움을 알려주는 조각품(빌렌도르프의 비너스상)이 발견되었다(**그림 2-1, 2-2**). 구석기시대의 남성은 여성의 존재를 남성자신과 자연의 중계자로써 숭배하였다.

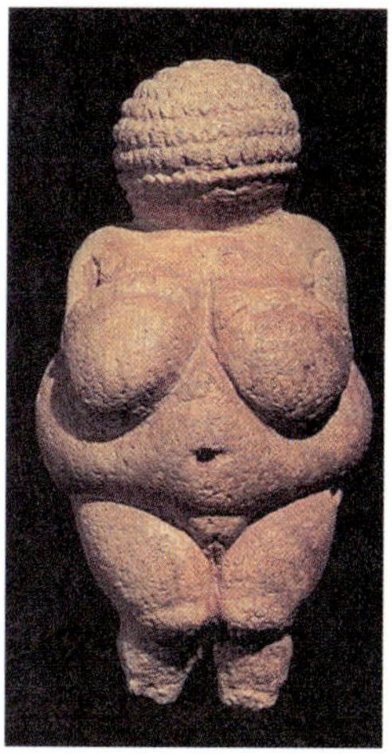

그림 2-1 빌렌도르프의 비너스 상

기원전 5천년 경 신석기시대가 되면서 생활양식의 변화는 사냥 위주의 활동에서 식량을 모으거나 생산하는 ***농경사회(農耕社會)***로 발전

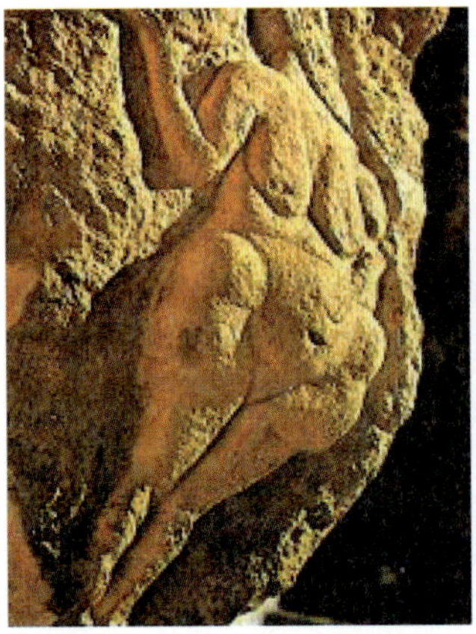

그림 2-2 풍요와 다산의 상징

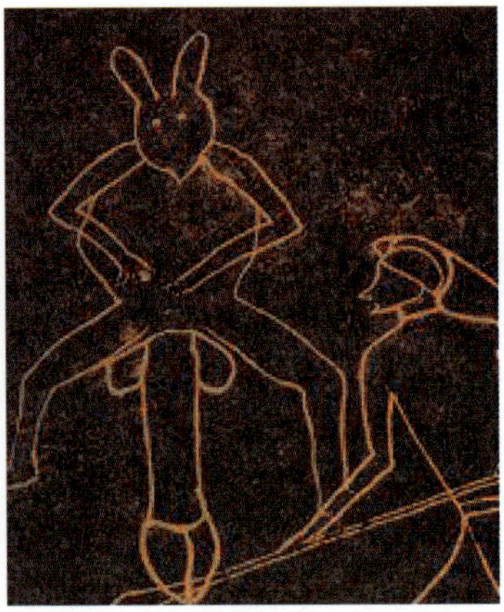

그림 2-3 농경사회의 쟁기

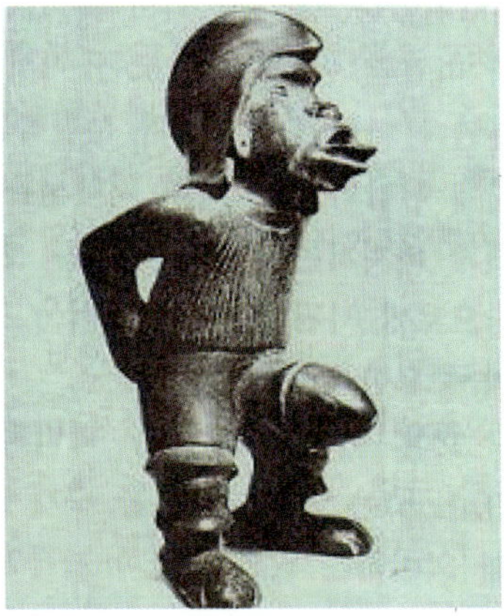

그림 2-4 남성기의 강조

하였다. 여자의 역할이 신성시 되었던 구석기 시대와는 달리 임신과 출산이라는 것이 마치 땅에 씨를 뿌려 곡물을 재배하는 것과 마찬가지로 정액을 자신의 신성한 매체로 여겨 이것이 여자와 접촉된 결과인 것으로 여기기 시작했다. 농경사회가 되면서 농기구 사용이나 가축의 부림에 있어서 남자의 역할이 커지고 성생활에도 새로운 변화가 일어났다. 남성우위의 성적 지위가 확립되어 간 것이다. 남성의 위치는 공고히 되어 이러한 남성상(masculinity)에서 음경은 쟁기나 도끼 그리고 단검에 비유되었으며 정액은 비나 뱀 또는 새에 비유되었다. 이 시기에 만들어진 조각품 중 남성의 성기를 과장하여 힘과 용맹스러움을 나타내는 유물이 발견되어 이를 알 수 있다(**그림 2-3, 2-4**). 식량이 모자랐을 경우에 행해진 습관은 인구 억제책으로 유아살해와 피임의 효과는 인정치 않지만 식물의 약초에 의한 피임법이 있었다.

1-2 고대 문명발상지

1-2-1 고대 근동아시아 (이집트, 유대민족)

이집트 법률에 따르면 남자와 여자는 사실상 평등하다고 되어 있다. 그러나 내용적으로는 무의미한 평등이었다. 여성의 경제력 향상이 불가능하였기 때문에 댄서나 음악가, 무당, 마법사, 가정부, 매춘부 등의 천한 직업이외에는 모든 일이 거의 남자들에 의해 좌우되었다. 남자들이 여자들보다 우월하다고 받아들여져 여자들은 남자들의 소유물로 전락되어 버렸다.

사원매춘(寺院賣春)이란 풍습은 부족전체의 번식과 재정을 위한 사원이나 제사장에 의해 실시된 공공연한 성행위로 모든 여성은 일정기간 동안 사원에 머물면서 남성과 성접촉을 가져야 했다. 처녀성은 제사장이나 순례자에게 바쳐지는 신성한 것으로 성스럽고 공식적인 종교의식의 중요한 일부분으로 결혼을 하기 위한 하나의 과정으로 인식되었다.

이스라엘에서는 오늘날 서구문화가 갖고 있는 성의 관념에 커다란 영향을 준 금욕주의가 성하여 그것이 기독교에 영향을 주면서, 천주교의 성행위 관점의 일부를 형성했다. 유럽인들이 다양한 성적활동을 즐겼다는 것은 오늘 우리가 사용하고 있는 성적인 단어인 '자위행위(masturbation)', '매춘(prostitution)' 등이 라틴어에서 온 것만 보아도 짐작할 수 있다. 예루살렘 사원에서는 그러나 성적 표현이 극히 제한되고 성교의 목적은 자손번식에만 국한되어 아이를 낳지 못하는 여자는 이혼을 당하고, 자위행위, 동성애, 강간 등을 행한 사람은 처형되기까지도 하였다.

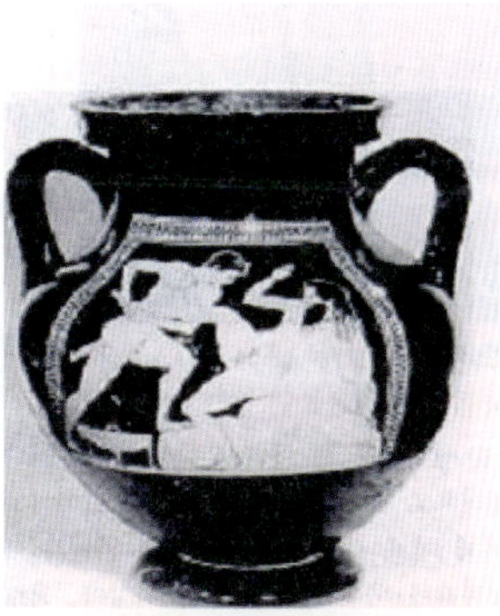

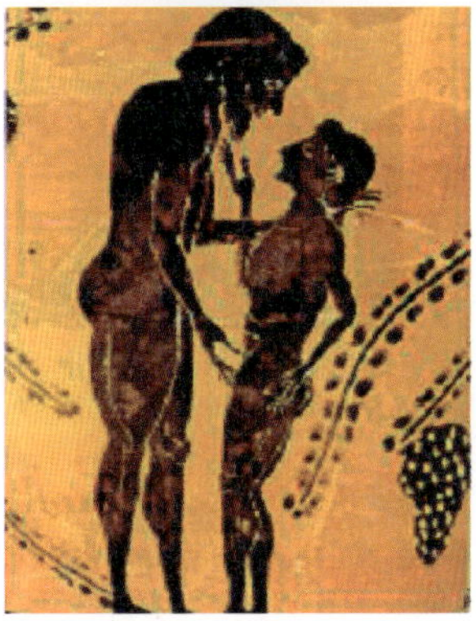

그림 2-5 그리이스의 페더레스티

1-2-2 고대 그리이스와 로마

고대 그리이스에서는 성을 긍정적으로 받아들이는 사회로 육체의 아름다움을 탐미했을 뿐 아니라 감성에도 뛰어나 성과 성행위 자체를 삶의 쾌락의 원천으로 받아들였다. 넓은 범위의 양성애, 이성애 동성애 모두 사회로부터 인정되었다. ***페더레스티(pederasty)***는 남색으로 불리며 30대의 중년과 12 - 15살 가량의 소년사이에 이루어진 관계로 육체적 접촉과 더불어 소년의 도덕적, 지적인 성장에 도움을 주고 교육적인 측면도 얻는 관계로 동성애와는 다른 개념을 갖고 있다. 페더레스티의 기본 목적은 소년의 도덕적 완성이었다. 이 페더레스티는 법적으로 인정되어 있어 화병의 그림이 발견되기도 한다(**그림 2-5**).

아테네에서 여자의 지위는 정치적 법적 권리에 있어 노예와 다를 바 없었다. 공식적인 교육도 받지 못했으며 자신의 의사와 관계없이 일방적인 결혼을 강요받았다. 아테네의 아내들은 자위나 동성연애에 의존하였다. 기원전 3세기의 희곡에 모조남근이 등장하는데 '구두 수선공에게서 주문'이라는 말로 보아 가죽이나 나무였을 것으로 추측된다.

자위행위(masturbation), 매춘(prostitution)등 성에 관한 단어가 라틴

어에서 비롯된 것이 많은 점으로 보아 로마에서도 그리이스와 마찬가지로 성적활동을 즐긴 것으로 생각된다. 로마 초기에 부인들은 정절이 미덕이었고 정숙한 삶을 살아왔다. 이들은 자유를 포기하고 지적, 정서적인 안락의 길을 택했다. 그러나 결국 물질적인 자유의 추구에 탐닉하게 되었다.

로마에서는 노예 대상의 동성애가 성행해 그리이스의 교육적, 낭만적인 것과는 거리가 멀었다. 매춘도 성행하여 현재의 매춘과 비슷(하층매춘; 극장, 경기장, 고급매춘; 고급주택)하였다. 로물루스법은 아들과 첫 딸만 양육케한 법으로 여자는 결혼 전에는 아버지의 소유물, 결혼 후에는 남편의 소유물임을 나타냈다.

1-2-3 아시아 (인도, 중국)

인도는 그들의 성전인 베다에 근거를 둔 힌두교를 신봉하였다. 인도의 대표적인 문화는 계급사회로 브라만, 크샤트리아, 바이샤, 수드라의 4계층이 존재하였다. 계급사회가 극심함에 따라 현세에 덕을 쌓으면 내세에는 계급이 한 단계 올라간다고 생각하였다. 그들의 생활덕목인 육체적 쾌락이란 카마의 중요성을 종교적으로 승화한 것으로 힌두교에는 성적 신비주의 요소가 많이 포함되어 있고 세계적인 성고전인 ***카마수트라***를 가지고 있다. 이 책의 내용에는 남녀의 신체적인 특징 성관계 체위 등이 세밀하게 기술되어 있다. 카마수투라에 표기된 내용이 현재 카주라호에 양각되어 있다(**그림 2-6**, **2-7**, **2-8**, **2-9**).

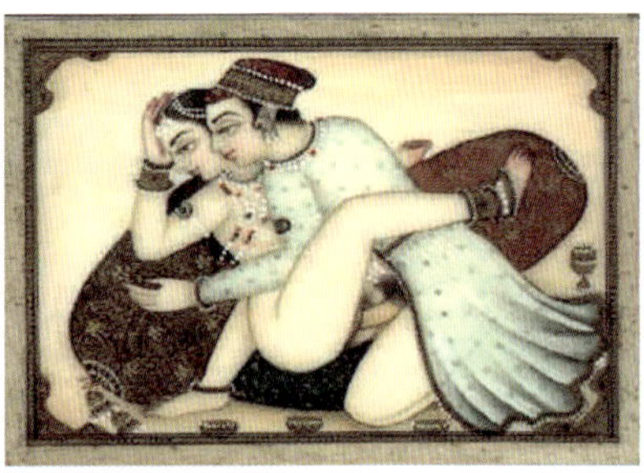

그림 2-6 카마수트라

중국의 도교는 남성을 양, 여성을 음으로 규정하여 성교 자체를 음

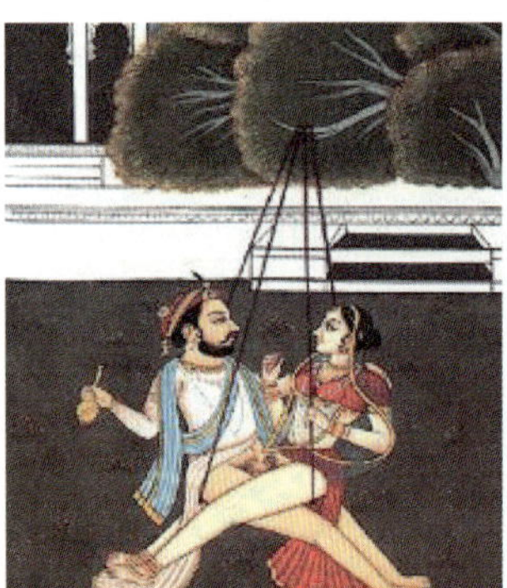

그림 2-7 카마수트라의 그네성교

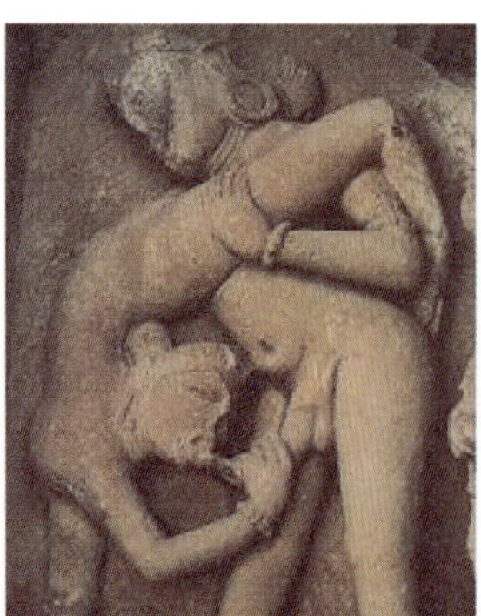

그림 2-8 구순성행위

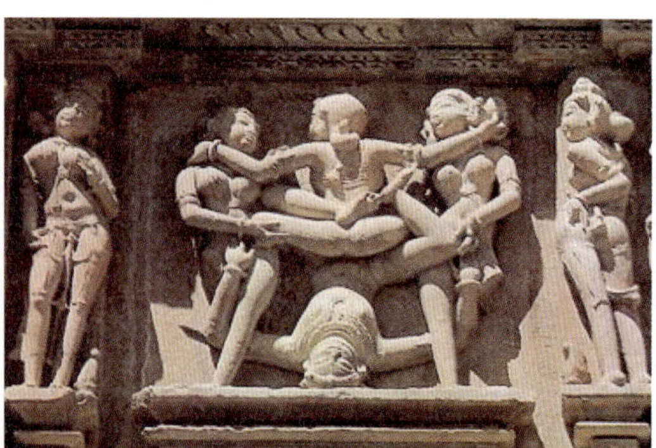

그림 2-9 카주라호

양의 조화로 해석하며 ***소녀경(素女經)***이라는 성고전을 저술하여 성의 향락뿐 아니라, 성을 통한 건강증진을 가르치고 있다. 인도나 중국에서 성고전이 일찍이 저작된 만큼 여자들로 하여금 '어떻게 남성을 즐겁게 해줄 수 있는가'를 의무로 삼을 정도였으나, 남편이 죽거나 상전이 죽었을 때 따라서 죽게 하는 순장이라는 폐습이 상당기간 실시되었다.

2절 중세 역사 속의 성

2-1 중세유럽사회

유럽 사회에서도 성행위 자체를 삶의 쾌락의 원천으로 받아들였고 인간의 육체적 아름다움을 탐미해서 애로티시즘이 횡행했다. 그러나 이스라엘에서는 오늘날 서구문화가 갖고 있는 성의 관념에 커다란 영향을 준 금욕주의가 성하여 그것이 기독교에 영향을 주면서, 천주교의 성행위 관점의 일부를 형성했다. 고대로마 말기부터 14세기 르네상스 때까지 1천(千)년간 전 유럽 사회의 정신적 정치적 지배 역할을 한 기독교는 로마시대와는 판이한 성도덕을 세워 성적행동이 인간본성의 일부이기보다 신앙생활의 방해요소로 인식되어 동성애, 일부다처제, 매춘 등이 금지되고 여성의 처녀성은 매우 중시되었다. 기독교 사상이 사회를 지배하게 되자 성욕 자체를 음란하고 죄악시하는 경향이 생겼고, 결혼자체가 신앙에 방해가 된다는 신비주의 사상도 있었다. 성직자들의 독신제도를 확립하였는데 수도원이 많은 설립됨에 따라 동성애자가 증가하여 이것이 평신도에게 퍼져나가 교회의 두통거리가 되기도 했다.

성교를 불결하고 사악한 것으로 생각하도록 종교적 압력이 가해졌으며 이러한 금욕주의 사상의 흐름은 아내와의 지나친 성교조차 허락하지 않는 상황에 이르게되어 12세기 경에는 강간방지용이라는 미명하에 ***정조대(貞操帶)***까지 출현하였다(**그림 2-10**). 이러한 정조대의 사용은 여성은 남성의 소유물이었다는 것을 의미한다.

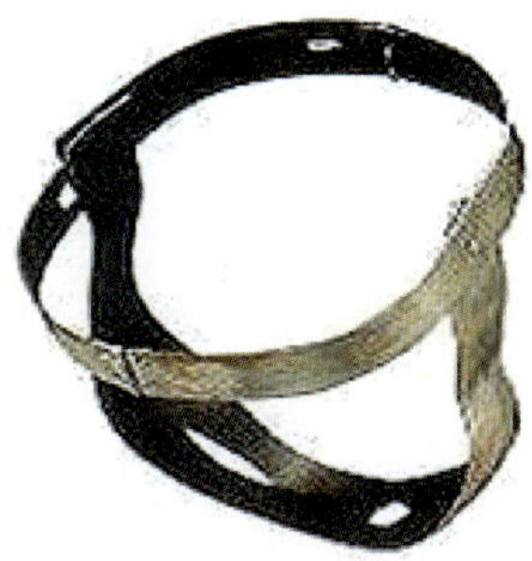

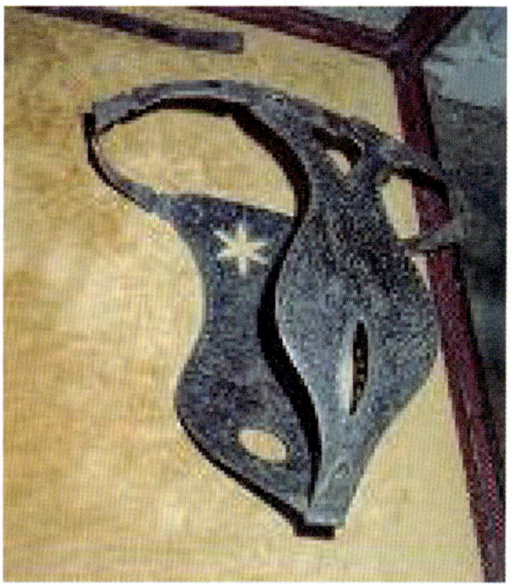

그림 2-10 현존하는 과거 정조대

이슬람 문화와 성모 마리아를 숭배 대상으로 하는 비잔티움 풍습이 유럽에 소개되면서 여성의 지위 향상은 12세기가 끝날 무렵에 이루어지는데 남녀의 사랑을 낭만적으로 미화하면서 여성의 성적인 측면을 이상화하였다. 십자군의 원정 결과로 미지의 세계에 대한 새로운 경험과 그들의 전리품에 영향을 받아서 상류층 여성들의 인식에 변화를 일으켰다.

2-2 르네상스

14~15세기의 르네상스는 전통적 기독교 윤리를 배제고 성행위에 대한 억압과 통제를 배제하였다. 이 시기에는 그리스 로마의 낭만적이고 관능적인 성풍습을 따라서 성에 관한 여러 문제를 솔직히 표현하였다. 루터의 종교개혁은 성의 종교적 억압을 풀고 인간의 ***성적욕구(性的慾求)***를 인정하였다. 그러나 성관계는 결혼한 부부에 국한시켰고, 부부간의 성교 횟수마저 제한할 정도였다. 14세기 르네상스가 이탈리아에서부터 시작되어 16세기에는 독일이, 18세기에는 프랑스가 유럽 문화의 중심이 되면서 프랑스 궁중의 방종한 성행위는 사회 여러 계층에 성의 문란을 가져왔고 동성애나 매춘도 성행하였다.

3절 종교 속의 성

3-1 성의 종교적 해석

기독교와 유태교에서는 성을 생식의 한 부분으로 간주하여 생식을 전제로 하지 않은 성은 도덕적으로 나쁜 것으로 여겼다. 자위행위, 혼전성관계 그리고 동성애 등은 죄악시 되었다. 그러나 최근의 많은 종교단체는 군병영, 교도소 등 경우에 따라서 자위행위도 어느 정도 인정한다. 기독교나 유태교에서는 이혼에 대하여 비교적 관대하나 카톨릭이나 불교에서는 가정을 파괴하는 것으로 여겨 인정하지 않는다. 한국의 유가도덕은 이혼에 대하여 여성에게 매우 불리하게 되어 있어 칠거지악같은 편파적 도덕률이 있었으나 개화와 함께 옛이야기가 되었다. 그러나 일부다처 문제는 지금까지 한국가정의 두통거리로 남아 있다. 그리고 불교의 비구계에는 혼외정사나 혼전성교를 금기하고 화장실 이외의 장소에서 성기에 손을 댄다거나 구순성교, 항문성교, 동물과의 음행을 금하고 있으며, 낙태는 천주교와 같이 산모가 위험하거나 태아에 이상이 있는 경우만 허용한다. 카톨릭은 피임까지도 보수적 입장을 취하고 있으나 미국의 어느 낙태시술 병원의 발표에 의하면, 기독교, 카톨릭, 유태교의 여자들 사이에서 낙태의 비율은 큰 차이가 없는 것으로 나타났다. 킨제이 보고서에 따르면 종교적으로 열성인 남녀가 비종교인보다 성에 대하여 보수적이어서 성교의 횟수나 자위행위도 횟수가 적었다고 한다. 최근에는 많은 종교 집단들이 현재의 변모된 성 관념을 재평가해서 규제를 완화하고 신부나 수녀가 직접 성교육과 산아제한 프로그램에 참여하기도 한다.

4절 근세 유럽의 성풍속

18세기 말 산업혁명에 의한 중산계급이 형성되면서 사회 분위기가 진지해졌고 도덕성이 강조되면서 성문화의 순수화, 건전화가 이루어지게 되었다. 특히 영국의 빅토리아 여왕은 순수성과 도덕성의 표상으로 인식되어 19세기까지 '빅토리아 시대'라고 불릴 만큼 유럽에 큰 영향을 미쳤다. 빅토리아 시대에는 자제력이 강한 금욕주의자가 존경의 대상이 되어 금욕주의의 상징이라 할 ***음경고리(penis ring)***를 밤에 착용하고 잘 정도였으며, 남성들의 모든 정력을 노동에만 투자하려는 산업화와 맞물려 금욕이 사회의 미덕으로 인정받게 되었다(**그림 2-11**). 여자들은 성적 충동이나 욕망을 느껴서도 안되고 성관계의 이야기를 입에 담을 수 없으며 훌륭한 숙녀는 성의 지식을 갖는 것조차 금기시되고 아내의 역할은 오직 남편에게 봉사하는 것일 뿐 성적인 쾌락을 느끼거나

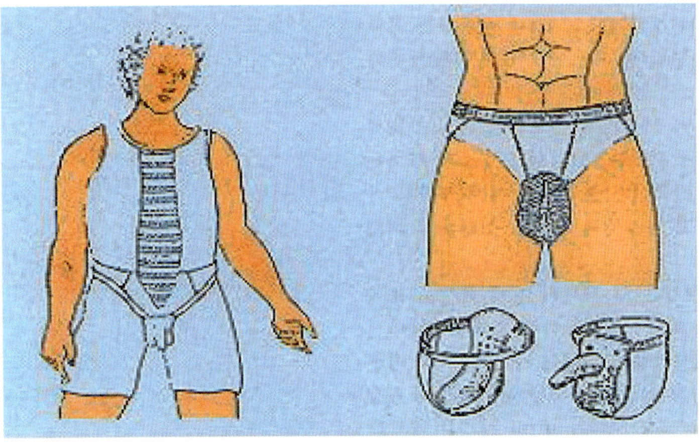

그림 2-11 음경고리

표현하는 것을 악덕이라고 여기는 사회 풍조로 나타났다. 그러나 성의 외적인 규제나 억압을 지하화하고 음성화해서 많은 매춘이 은밀하게 이루어졌으며, 19세기 말에는 포르노 문학과 매춘으로 억압된 성을 해소하므로써 성병이 널리 퍼졌고 혼외 성관계도 흔해져 피임도 비밀리에 퍼져 나갔다.

5절 한국 역사 속의 성

인간의 역사에서 보면 성풍속은 절대적인 규범이 없이 시대와 문화에 따라 달라져 왔다. 한서지리지에 보면 고조선이 여자의 정절을 중히 여긴 사회라는 것을 말하고 있다. 그러나 삼국시대에 오면 개방적인 남녀관계를 볼 수 있다. 삼국지의 위지동이전을 보면 '고구려인들이 밤이면 남녀가 어울려 노래부르고 춤추고 놀았다'라는 기록을 볼 수 있다. 혼인은 남자가 여자집의 부모에게 와서 허락을 청하는 형태로 신라시대의 처용가를 보면 이러한 성풍속을 짐작하게 한다. ***삼국유사(三國遺事)***에서 보면 혼전 성관계나 남편 없는 여자들의 출산을 쉽게 찾아 볼 수 있다. 고구려 선조 주몽의 설화에서 보면 주몽의 어머니 유화는 해모수와 사랑에 빠져 주몽을 임신하였고, 주몽은 예씨녀와의 관계에서 유리왕을 잉태하였으며 김유신의 누이동생 문희는 김춘추와 야합을 하여 혼전임신을 하였고 백제 무왕의 어머니는 못속의 용과 관계하여 무왕을 낳았다는 설화를 엿볼 수 있다.

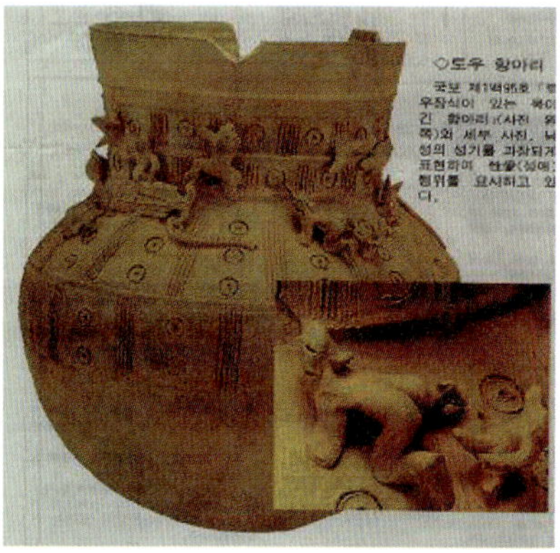

그림 2-12 토우장식장경호

신라시대 고분에서 출토된 ***토우장식장경호(土偶裝飾長頸壺)***를 보면 후배위를 묘사한 토우를 볼 수 있다(**그림 2-12**). 같이 출토된 토우들에서는 성행위를 하고 있는 동물이나 사람의 형상이 보인다(**그림 2-13, a**). 이러한 삼국시대의 사실들은 혼전성관계, 혼전임신, 과부와의 성관계 등이 그 시대의 성풍속으로 매우 자유스러운 것이었음을 보여준다. 그러나 이러한 풍속은 성의 문란함과는 거리가 있다. 설씨녀의 사랑이나 강수의 사랑이야기는 이조시대의 강조되는 정절과는 달리 사랑에 근거한 남녀의 정조, 신분을 초월한 사랑을 보여주고 있다. 또한 우리 선조들의 모습에서 보면 매우 이상적인 사랑의 형태를 보여준다.

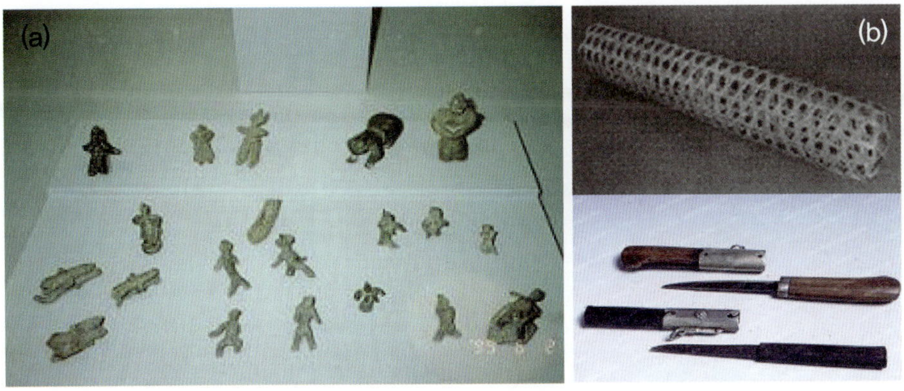

그림 2-13 죽부인과 은장도

고려시대의 ***남녀상열지사(男女上熱之事)***의 가사가 많이 남아 있다. 이 가사에 보면 남녀의 혼욕 등이 보이는 데 고려시대에도 이러한 풍속은 계승되어진 것으로 생각된다. 고려 성종의 왕비는 재혼녀로 청상과부의 수절 등이 보이지 않고 재혼의 경우가 많이 거론됨을 볼 수 있음은 유교적 일부종사의 관념이 고려시대의 지배족인 계층에도 정착되지 않았음을 보여준다.

한국의 불교 사찰에서는 일부 타락한 승려들의 불륜관계가 있었고, 고려말의 신돈(중)처럼 풍기를 어지럽힌 일은 있으나 고대 이집트와 같은 사찰 매춘은 없었다. 그러나 신사매춘, ***무당매춘(巫堂賣春)***은 있었다. 이곳이 자유 성행위의 탈 도덕적 무습을 형성했다. 기록을 보면 이조 성종 22년 9월에는 원근을 막론하고 선비가문의 부녀자들과 처녀들이 금성산 신당에서 동성애가 만발하여 조정에서 수령에게 통금령을 내리도록 했으나 사족 부녀자만 금하고 일반 부녀자는 금할 수 없다고 보고할 만큼 야숙하고 떼지어 혼교하는 무리가 많았다고 한다. 지리산 귀당에서도 남녀들이 지붕도 없는 곳에서 그룹섹스를 했다는 기록이 팔교역지에 기록되어 있다. 이 타락한 혼음 풍속은 신성시했던 신처들이 무당 역할 겸 매춘을 하는 창녀역을 겸하는데서 왔다.

여러 고관들의 일부다처제는 남성우월주의를 보여주는 것이다. 그러나 여성들의 정절을 중요시해서 은장도를 갖도록 유도하였다(**그림 2-13, b**). 성에 대한 표현에 성행위를 묘사한 그림은 단원 김홍도의 사계절 춘화를 비롯해 혜원 신윤복의 여인들의 그림, 정재 최우석의 춘화가 이에 속한다(**그림 2-14, 2-15, 2-16, 2-17, 2-18, 2-19, 2-20**).

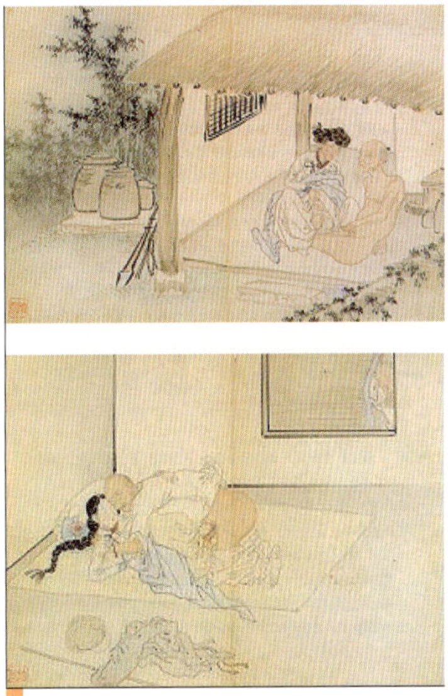

그림 2-14 단원의 춘화

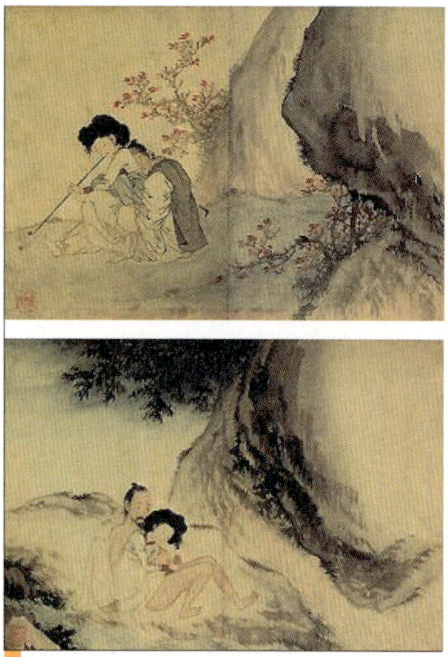

그림 2-15 단원의 사계절 춘화 중 봄과 여름

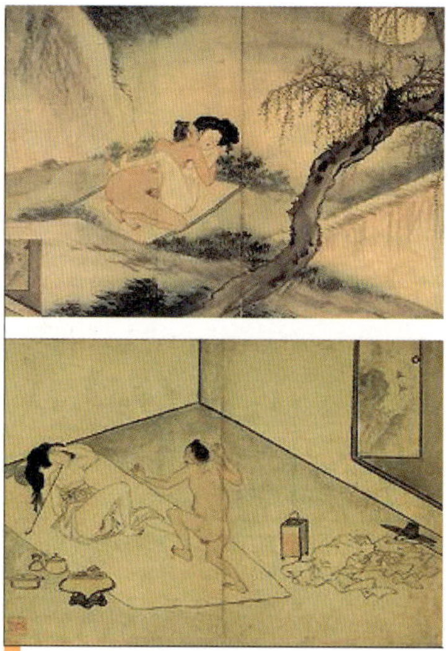

그림 2-16 단원의 사계절 춘화 중 가을과 겨울

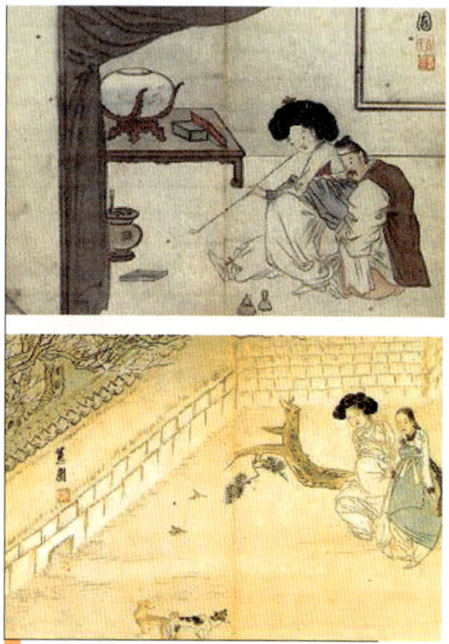

그림 2-17 혜원의 춘화와 이부탐춘

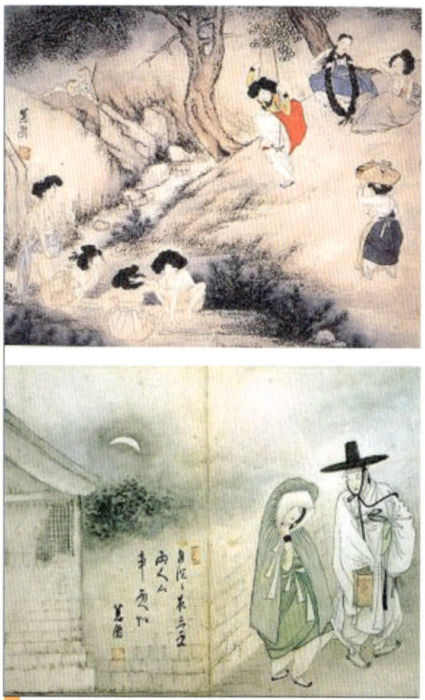

그림 2-18 혜원의 단오풍정과 월하정인

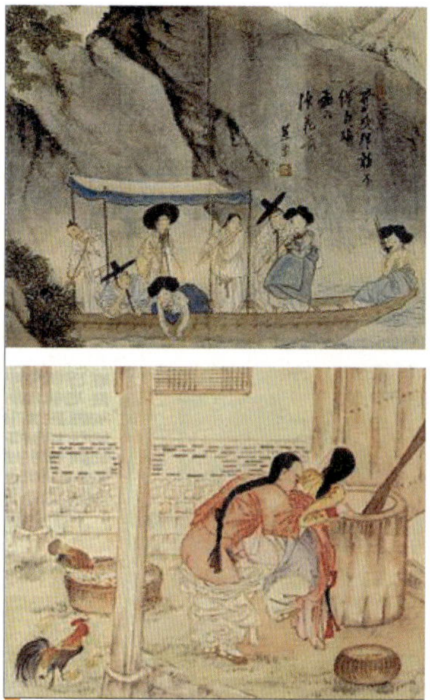

그림 2-19 혜원의 주유청강과 작자미상의 절구공이와 소쿠리

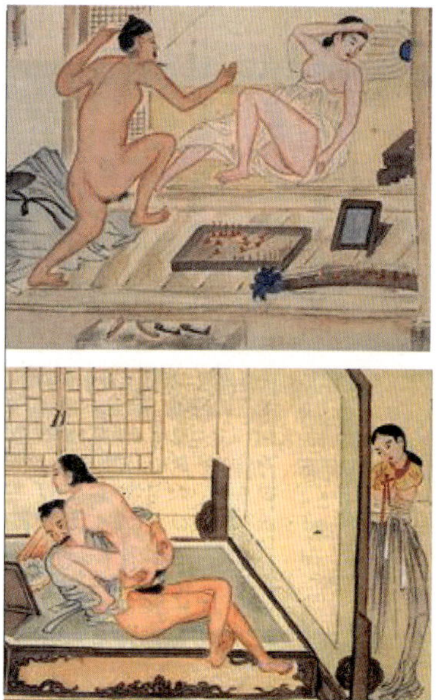

그림 2-20 정재(최우석)의 춘화.

한국의 많은 자연석 중에 남근의 모양을 나타낸 바위를 남근석이라 부른다. 여성의 성기를 닮은 여러 자연이 나타나기도 한다(**그림 2-21**), 많은 남근석이 동네 어귀에 세웠는데 풍수지리에 의하면 음기가 강해서 음기를 잠재운다고 하였으나 실제적인 한국의 남아 선호사상

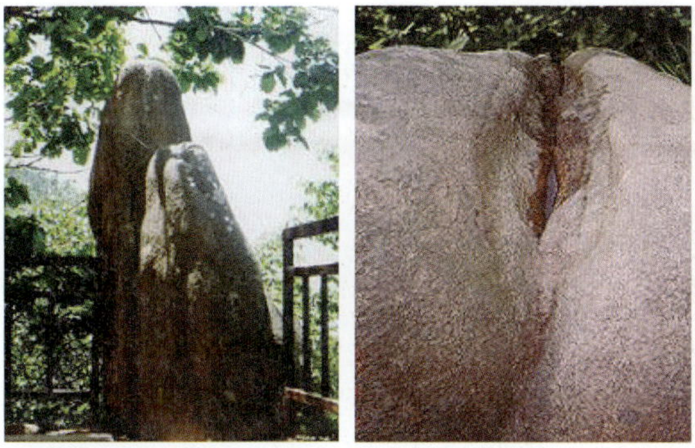

그림 2-21 관악산 정상의 삼막사 남, 녀근석

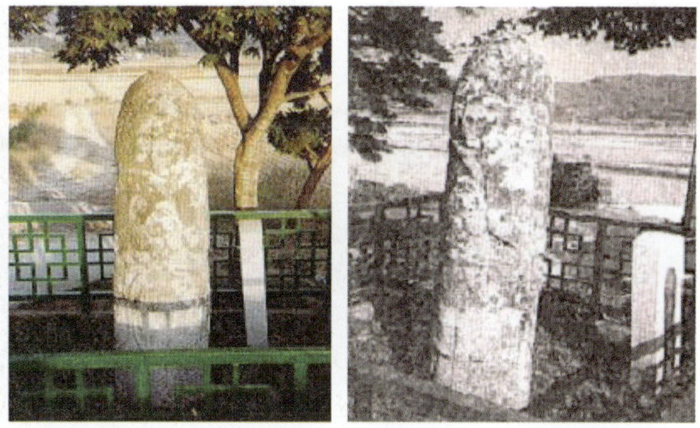

그림 2-22 원백암 마을, 순창 팔왕 마을 남근석

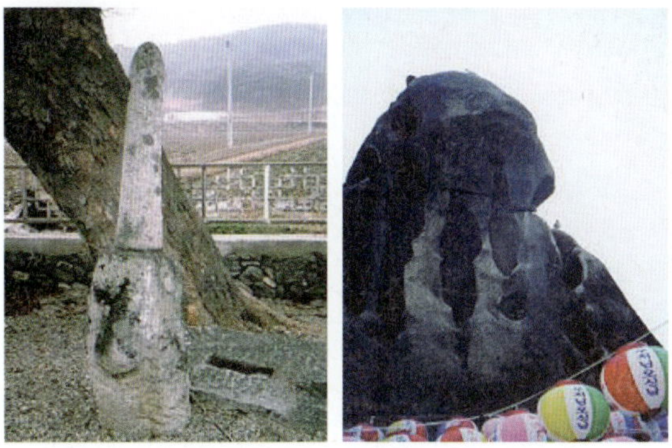

그림 2-23 원백암 마을 자지바위 인왕산 선바위

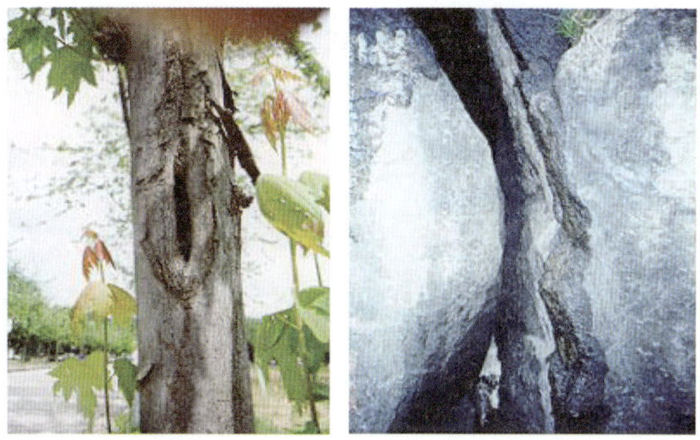

그림 2-24 나무의 옹이와 여근 골짜기

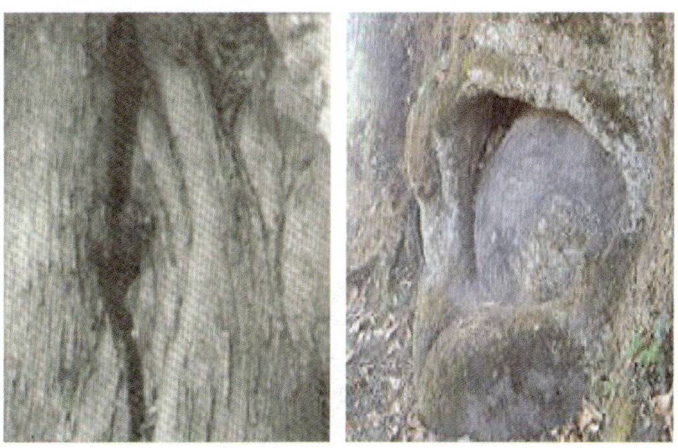

그림 2-25 보지바위와 무도리 공알바위

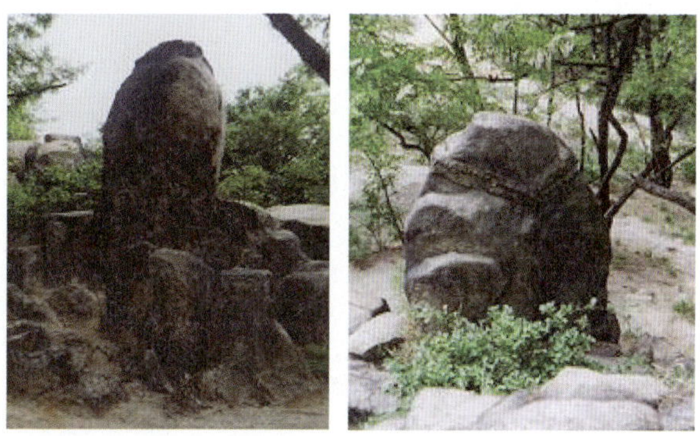

그림 2-26 이대 뒷산 봉원사 까진바위와 삐죽바위

을 대변해 준다(**그림 2-22, 2-23**). 선덕여왕의 경주의 여근곡에 대한 전설이 현재까지 전해 져 내려오는 것을 보면 남성과 여성의 음양을 잘 설명하고 있는 것으로 생각된다. 자연적인 바위에서도 남성의 외성기를 닮은 바위를 남근석, 좆바위, 자지바위라고 불렀으며 여성의 외

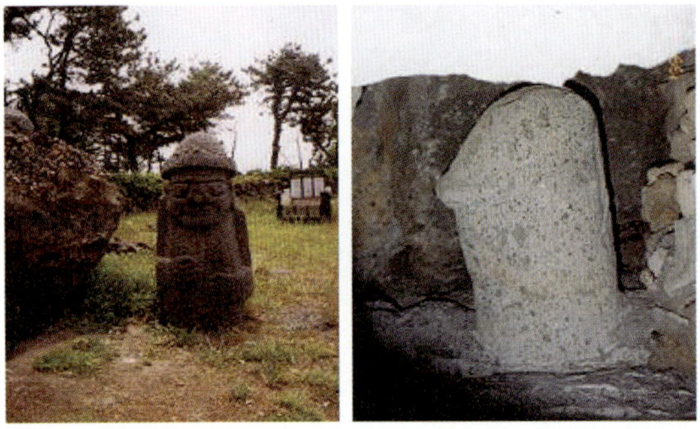

그림 2-27 제주도 돌하루방과 성 박물관의 남근석

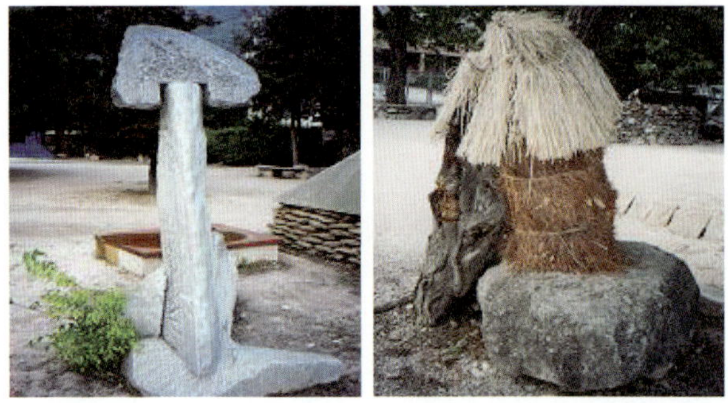

그림 2-28 장흥 종합 미술관 무제

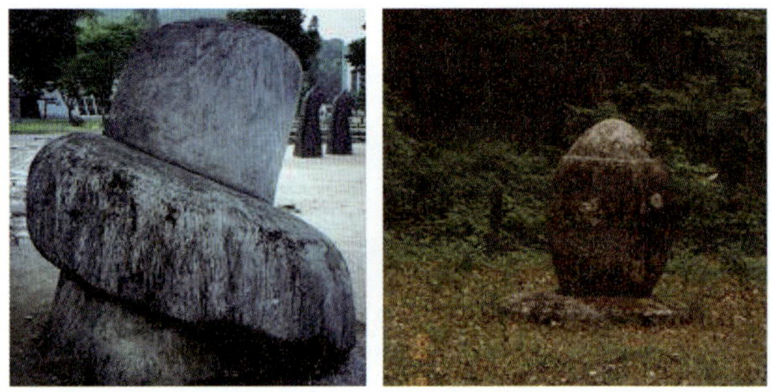

그림 2-29 장흥 종합 미술관 남녀결합 및 치악산 무명부도

성기를 닮은 바위를 여근석, 보지바위라고 명명한 자연적인 상태에서 옛 사람의 의식을 짐작할 수 있다(**그림 2-24, 2-25, 2-26**). 또한 옛 사람들의 사상이 현재에 전해져 다양한 예술품 중에 남근을 상징하는 조각품이 상당수 존재한다(**그림 2-27, 2-28, 2-29**). 여성을 상징하는 자연적인 모양도 있다(**그림 2-30, 2-31**). 또한 성에 관한 여러 행사가 마

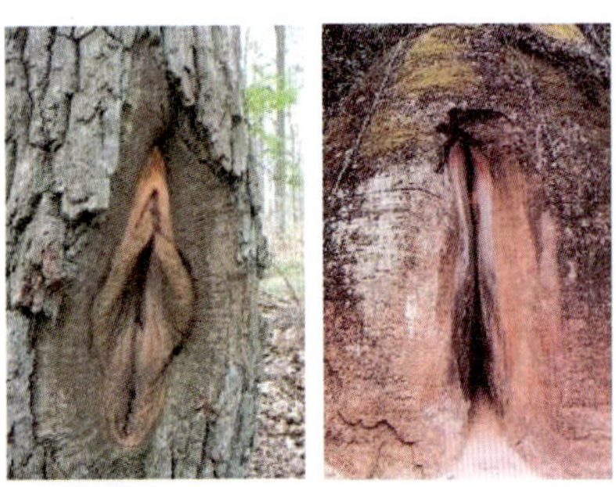

그림 2-30 나무의 여성기 모양의 옹이와 여성기 모양의 암석

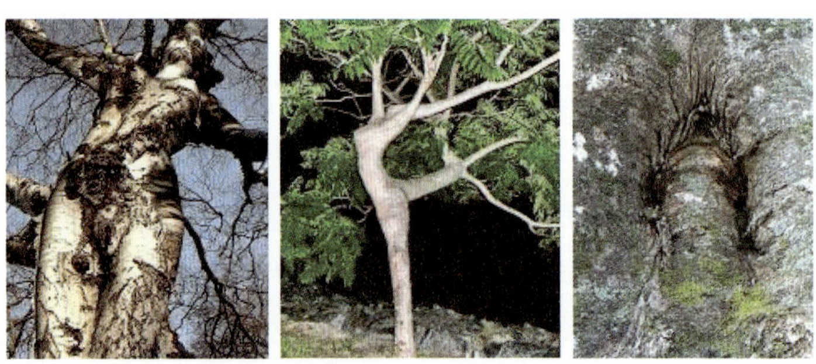

그림 2-31 여성의 모양의 나무와 삽입 나무

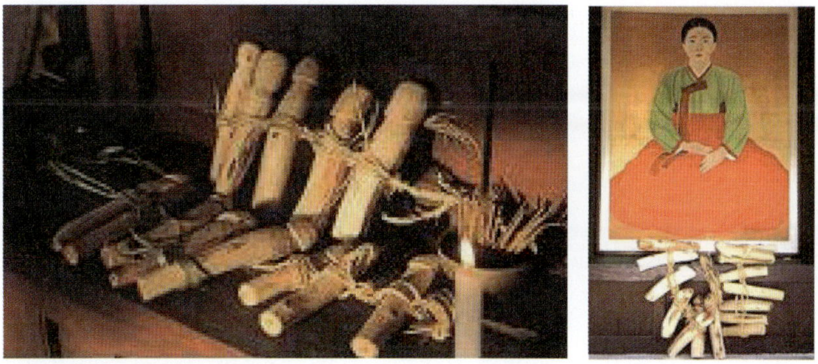

그림 2-32 해신당 남근목

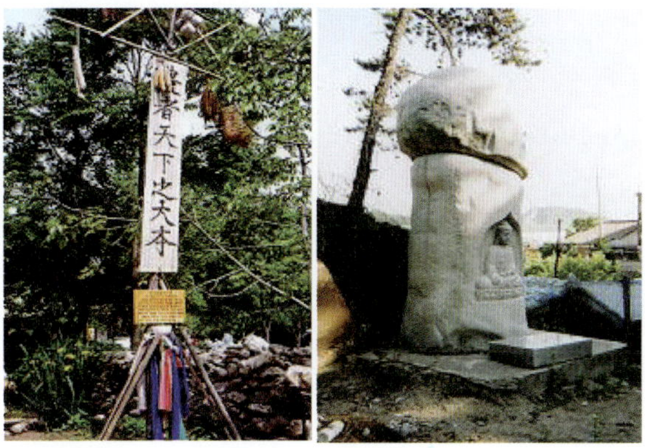

그림 2-33 볏가리대와 홍제동 남근석

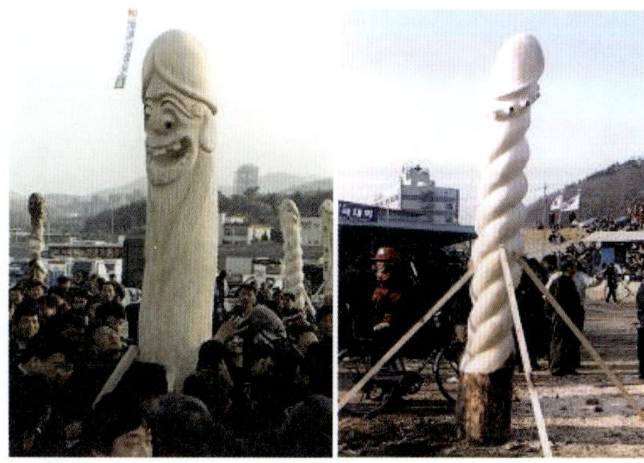

그림 2-34 남근깍기 대회

을에 따라 개최되며 농가의 풍요를 비는 풍습에서 남근이 등장하기도 하고 해신당 남근은 만선을 기원하는 어부들의 축제이고 삼척에서는 남근깍기 대회도 있다(**그림 2-32**, **2-33**, **2-34**).

한국에서는 성리학의 교조적 답습자들 이율곡, 서경덕으로 대표되는 성의 금욕적 억압을 통한 도심의 발현이라는 풍조도 있었다. 임진왜란이나 병자호란 때 왜인이나 호인의 손만 댔다고 해서 목숨을 끊은, 절도 있는 여인들도 상당했다. 색광증환자라 할 감동이나 어우동 같은 여인들이 저지른 불륜을 우리 역사의 풍속사처럼 생각할 수는 없고, 쿠데타 때문에 죽지 못해 살았던 충신의 부녀자들이 다 목숨을 끊었다면 좋을지 모르나, 역사란 이긴 자의 시각에서 쓰기에 세조무리들이 충신 부인들을 방종했다고 기록했는지도 모르는 일이다. 서구문화가 잘못 수입되기 이전까지 한국의 성문화는 세계 어느 나라보다도 건전했다. 세계의 성풍속사 속에서 가장 건전하고 불륜이 적은 사회가 우리나라인 한국이었다.

6절 현대의 성풍속

20세기에 들어오면서 프로이드의 정신분석학이 성연구에 도입되고 이어서 킨제이는 '남성의 성적 행동(1948)', '여성의 성적 행동(1953)'이라는 논문을 통해 남성과 여성의 성적 반응이 서로 같다는 것과 자위행위, 혼전성교, 혼외성교, 구순성교 등의 여러 성행위가 정상적인 성적활동의 일부라고 학술적 · 통계적으로 주장했다.

그 다음으로 매스터즈와 존슨 두 남녀 학자가 발표한 '인간의 성적 반응(1960)'이라는 논문에 의하면 남과 여는 절정감을 비롯한 기타 성에 대한 반응들이 서로 비슷하다 주장하고 성이란 자연스럽고 정상적인 인간 활동이므로 성으로부터 기쁨과 환희를 누리는 것이 마땅하다고 주장하여 일시적으로 많은 사람의 회의적 시선을 받기도 했다.

최근에는 심리학자나 정신분석학자 의사들에 의하여 성의 제반문제를 다루는 양질의 책들이 다량으로 출판되어 일반대중들에게 정확하고 건전한 정보를 제공하나 지나친 외설물의 범람으로 청소년들에게 악영향을 주기도 한다. 빅토리아 시대의 위선적 금욕주의가 20세기 성의 혁명으로 무너지면서 '아내는 남편의 요구에 순종하여야한다'와 '자위행위는 해롭다' 등의 성에 관련된 ***금기사항(禁忌事項)***이 철회되었다. 과거의 성상식은 여자가 남자에 비해 수동적이며 성적 욕구와 동기가 남자보다 적다는 견해였지만 성의 혁명으로 남녀가 성적으로 동등하다는 ***성적지위(性的地位)***를 인정하게 되었다. 결혼에 의해서만 성생활이 가능하고 성의 가치는 생식수단에 있다는 전통적 도덕관이 무너지고 인간은 동물과 달리 종족 번식 이외의 성을 통하여 기쁨과 환희를 누릴 수 있는 영장이라는 새로운 ***도덕관의 변화(道德觀의 變化)***가 생겨난 것이다.

성의 해방 결과 우리는 확실히 전세대에 비하여 여러가지 다양한 성적활동의 제약들이 제거되었다. 그러나 아직도 다수의 사람들은 성의 자유가 성을 비인간적이고 반사회적인 주체로 전락시키지 않을까

우려하고 있다. 사랑의 기쁨을 수반하는 즐거운 성 대신 충격적이고 자극적인 성을 갈구하는 위험성을 가져와 아름다운 행위가 궁극적으로 비인간화의 표상이 될 수 있다.

7절 성의 연구

7-1 성개방의 선구자

7-1-1 허쉬펠트(Hirshfeld), 헤브락 엘리스(Havelock Ellis)

1920년 성의 개혁을 주장한 허쉬펠트(Hirshfeld)는 초창기의 '성문제에 관한 연구'를 하여 '동성애는 성도착증이 아니다'라고 발표하였다. 헤브락 엘리스(Havelock Ellis, 1859~1939)는 성의 심리학적 연구로 동성애, 피학대 음란증, 가학성 음란증, 근친상간 등의 성도착증과 '여자는 성적인 감응이 없다'라는 통념을 반박하여 여성 또한 남자와 동등한 성적욕구를 갖고 있다고 보고하였다. 또한 조기 성교육, 산아제한, 혼전실험, 동거 등을 폭넓게 보고하여 20세기 초 성연구의 기틀을 세웠다.

7-1-2 알프레드 킨제이(Alfred Kinsey)

최초로 통계적인 방법을 도입하여 성의 연구 결과를 발표한 ***알프레드 킨제이(Alfred Kinsey***, 1894~1956, **그림 2-35, 위**)는 5,300명의 남자와 5,940명의 여성과 개인적인 면담을 통하여 작성한 성생활 기록을 바탕으로 '남성의 성적 행동(1948)'과 '여성의 성적 행동(1953)'이라는 두 권의 저서로 출판되었다. 내용 중에 혼전 성관계, 혼외 성관계, 동성연예, 동물과의 성접촉 등의 보편적으로 인정되었던 성행위나 그렇지 못하다고 생각되었던 성행위 모두가 일반인들 사이에서 빈번히 자행되고 있다는 사실을 알아내었다. 그는 남성의 95%, 여성의 85%가 자위를 경험하며 자위행위는 신체상, 의학상으로 무해하고 여성의 경우 적당한 자위행위로 얻는 만족은 결혼생활의 행복에 도움을 준다고 주장하였다. 남자의 37%, 여성의 28%가 동성애의 경험을 나타내었고 여성들이 한번의 성행위시 여러번 절정감을 느낀다는 ***다중성적 절정감(多重性的 絶頂感, multiple orgasm)***을 발견하였다(**그림 2-36**).

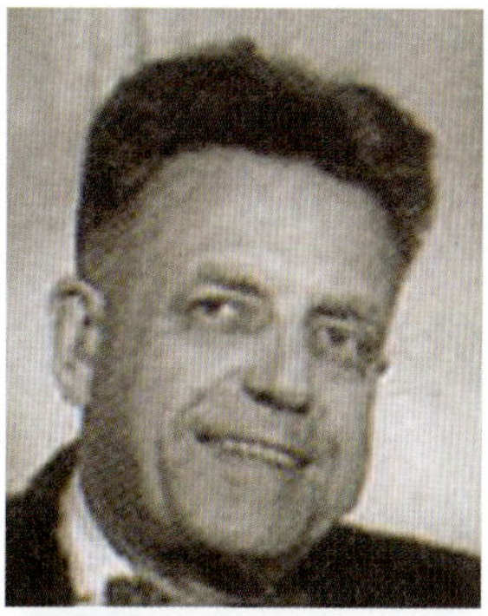

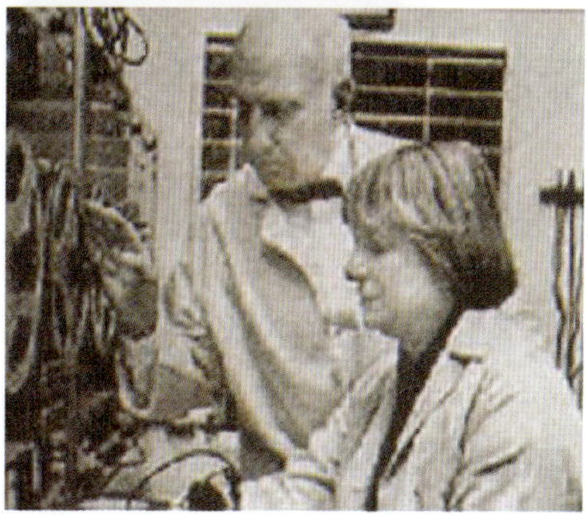

그림 2-35 위:알프레이 킨제이 아래: 윌리암 매스터스와 버지니아 존슨.

표본추출의 문제점, 국한된 지역성, 자발적인 지원자를 대상으로

그림 2-36 여성의 성감유형과 다중성적 절정감

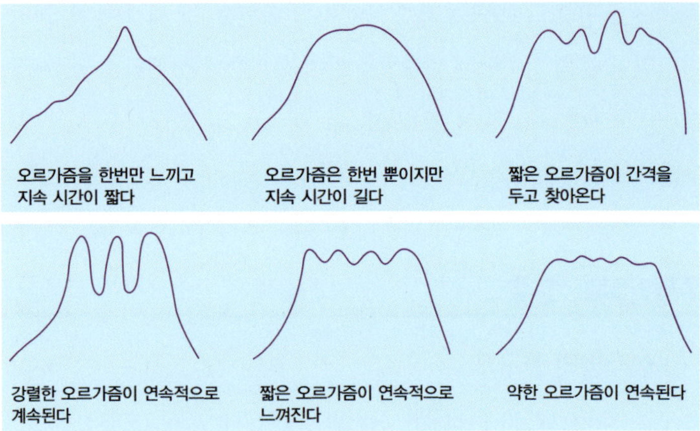

연구하였기 때문에 설문자들은 개방적인 성격의 소유자들이고 동성애자들이 자신들의 정당성을 주장하기 위해 설문에 응답하였을 것이라는 추측과 비난을 받았고 반박받는 결과를 낳았지만 가장 완전하고 신뢰성 있는 연구라고 평가되고 있다.

7-1-3 윌리암 매스터스와 버지니아 존슨 (William Masters and Virginia Johnson)

이 부부(**그림 2-35, 아래**)는 276쌍의 부부, 106명의 독신 여성, 36명의 독신 남성으로 구성된 지원자를 통하여 성행위 동안에 일어나는 여러 가지 생리적인 변화를 관찰하여 성적 자극에 의해 사람의 신체, 특히 음경, 질, 유방, 유두등이 어떠한 반응을 보이는가에 대해 과학적인 설명을 제공해 주었다. 성문제 진료소에서 성불능, 불임등의 성문제를 갖은 부부에 적용됨으로써 업적을 남기게 되었다.

7-1-4 70년대 성연구

모턴 헌터(Morton Hunt)는 '70년대의 성적행동'이라는 책에서 928명의 남자, 1,044명의 여성을 대상으로 표본 추출의 다양성에서 킨제이보다 수는 적으나 더 정확했다는 평가를 받았다. 이 결과에서 혼전 성관계의 수가 매우 증가하였고 사회 계층간의 성관계도 훨씬 다양함을 보여 주었다.

셰어 하이트(Shere Hite)는 1976년 '하이트 보고서'를 출간하였는데 사지선다형이 아니라 서술형으로 설문하여 통계처리는 어려웠으나 여

성의 성에 관한 자세한 면모와 취향을 밝혔다. 응답한 여성의 3,019명의 여성들은 여성해방 운동가, 낙태 자율화 지지자들로 구성되어 전미국 여성의 의견을 대표한다고 볼 수 없으나 남편과의 성행위에서 감흥을 느끼는 비율은 약 30%이고 나머지는 오히려 자위행위에서 감흥이 크다고 답하여 찬반양론을 불러왔다. 1980년 하이트는 두 번째 보고서인 '여성과 사랑'에서 응답한 4,500명의 직장여성 중 77%가 남성으로부터 인간적인 대우를 받기를 원하고 있으며 70%의 여성은 혼외정사의 경험이 있었다고 발표하여 남성들이 개방적이고 적극적인 성관념을 지닌 여성을 선호하는 양상을 보였다.

독일의 막스 플랑크 행동생리학 연구소에서 이레네우스이이블 아베스펠트는 애교적인 웃음도 여성이 만드는 성적 특질이라고 규정하기 위해 전세계 여성을 촬영하여 무의식 중에 표현한 웃음에서 사모아, 파푸아, 프랑스, 일본 아프리카 남아메리카의 젊은 여성이 모두 같다고 보고하였다. 즉 '상대를 향해 미소-재빨리 눈썹을 들어 올리며-한순간 눈을 크게 뜬다-얼굴을 돌리고-먼곳을 바라보며 눈꺼풀을 닫는다'는 것이다.

8절 문화와 사회

인간의 성은 문화적인 배경의 차이에 따라 많은 양상을 띠게 된다. 프랑스에서 이성간의 키스나 포옹은 서로간의 인사로 간주되나 다른 여러 나라에서는 성적행동으로 이해된다. 한 문화권에서 추하고 나쁘다고 여기는 성적행동이 다른 문화권에서 아름다운 행동이라고 여겨지는 경우도 많다. 성의 문화라는 의미는 각 문화권의 성적행동을 통제하는 사회적 역할을 떠나서는 생각할 수가 없다. 사회의 어떤 구성원이냐에 따라 엄청난 성적행동의 다양성이 발견된다. 모든 사회는 그 나름대로의 어떤 법칙과 규율을 정해 놓고 있으며 성의 도덕성은 결혼, 가정 교육 등을 포함하는 제반 사회문제와 연결되어 있다.

8-1 문화적 특성에 따른 성 관습

금기가 있는 나라에서는 월경과 임신과 연관된 많은 금기사항을 설정

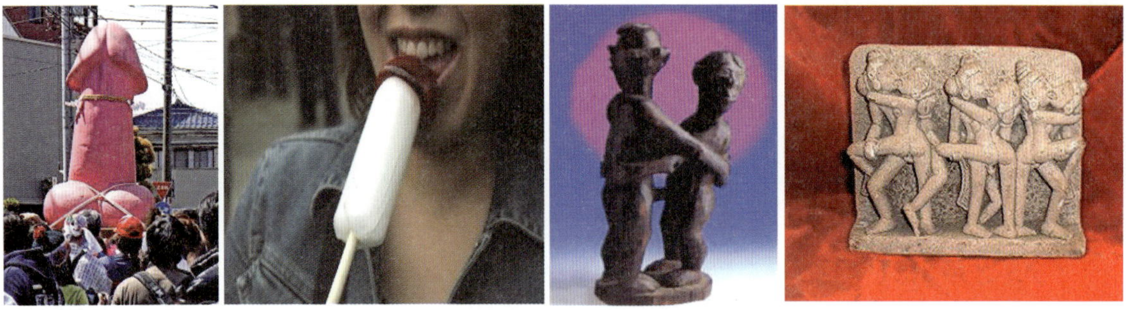

그림 2-37 일본의 남근축제, 성문화재(아프리카, 이집트)

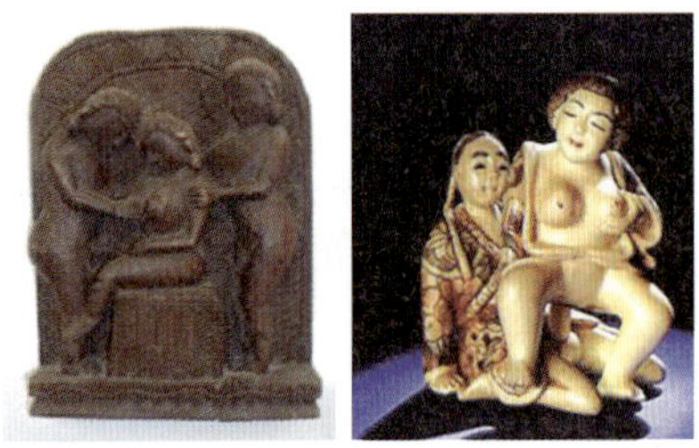

그림 2-38 성문화재(인디아, 일본)

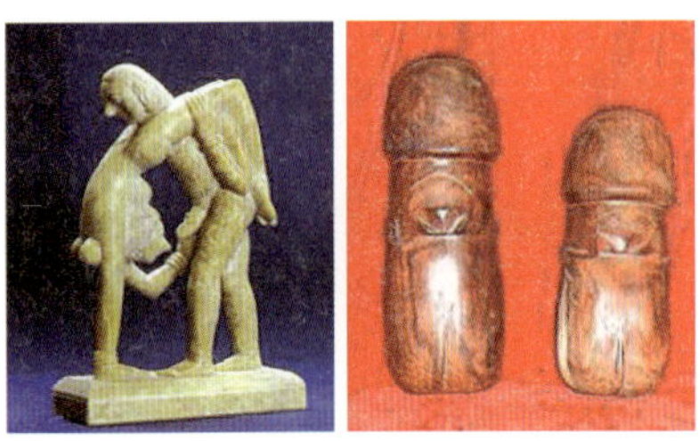

그림 2-39 성문화재(타일랜드)

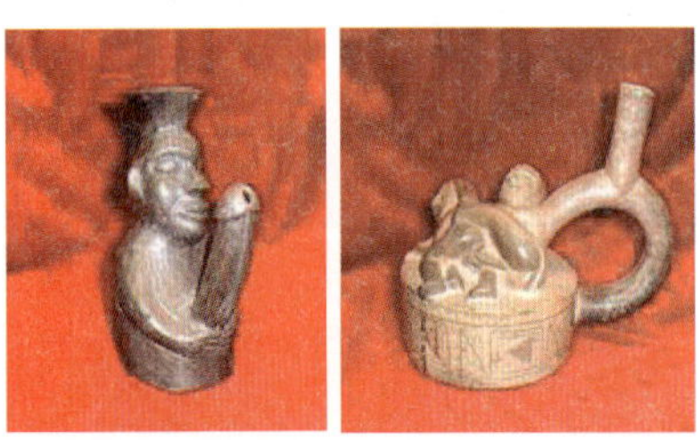

그림 2-40 성문화재(페루)

하였다. 이슬람 문화권에서는 월경 중 여자의 포옹도 금기시하고 있다. 성인의식은 소년과 소녀가 완전한 성인으로 취급받는 의식으로 이 과정을 지난 경우 성행위를 인정하는 나라들도 있다. 성인의식은 남성과 여성의 경우 다르지만 대부분 피를 보는 것으로 마감한다. 결혼 연령에 도달했을 때 처녀성을 파괴하는 파과의식(defloration ceremony)이 부족장이나 제사장에 의해 이루어졌으며 손가락이나 다른 딱딱한 물체를 이용하여 처녀막을 파손하여 유혈을 확인하는 성관습이 존재하는 나라도 있다. 또한 일부다처(monogamy), 일처다부(polygamy)를 행하는 나라도 있다. 일본에서는 많은 축제중에서 남근축제가 있다(**그림 2-37**). 각 나라별 조각품을 보면 다양성을 시사하고 있다(**그림 2-38, 2-39, 2-40**).

에스키모인들은 '성행위는 항상 어둠속의 행동'이라는 생각을 갖고 있어서 어둠이 있어야 성행위를 한다. 탄자니아의 투르족은 '결혼은 비즈니스'로 모든 남녀들에게 애인이 있다. 연인들은 남편 몰래 성행위를 하며 들켰을 때 벌금을 낸다. 인도 중앙부의 무리아족은 장작을 혼자 짊어질 나이가 되면 혼자 살며 낮에는 같이 잘 이성을 고른다. 이는 결혼전 연인들의 욕망을 다 불태워 버려야 한다고 생각하기 때문이다. 아프리카의 울리티족들은 소음순에 문신이나 장신구인 귀걸이와 코걸이를 달고 다닌다. 부시맨은 남편에게 매혹적인 여자가 되도록 딸의 성기를 마사지해 주며 인도네시아 뉴기니의 고산지대의 남성들은 음경 주머니를 차고 있으며 또한 음경의 끝에 긴 고깔의 형태를 착용 한다.

만가이아란 나라는 폴리네시아의 작은 나라로 성의 낙원이라고 불리고 있다. 이 나라의 관습에서 성은 대인관계에서 가장 중요한 부분을 차지하고 있으며 모든 성행위를 배우고 만약 여성이 오르가즘을 모르면 돌려가며 가르치기도 하는 나라로 혼전 성관계는 정상적인 성인이 되기 위한 과정으로 여기는 나라이다. 성의식과정을 겪는데 시험도 보며 성의 기쁨이 제일 중요한 것으로 여기는 나라이다.

이니스 비그라는 나라가 있다. 아이슬랜드권의 나라로 금욕적인 생활을 한다. 부모와 자녀사이에 신체적인 접촉도 피하며 환자가 의사나 간호사에게 지기의 몸을 보여주기를 꺼린다. 성행위가 쇠약하게 한다고 믿고 있으며 여성들은 절정감을 모르고 남성상위만이 허용되는 나라도 있다.

8-2 사회계층간의 성 활동

사람은 사회적인 동물이다. 사람의 모든 성적 행위는 그가 어떤 사회에 속하는가에 따라 절대적인 영향을 받는다. 이러한 사회에서 성적으로 가장 활발한 계층은 고등학교를 졸업한 부류이고 가장 비활발한 집단은 대학을 졸업한 부류로 나타났으나 자위행위의 경우는 교육수준이 높을수록 빈도가 높았고 나이별은 10대 후반과 20대 초로 나타났으며 전문기술직 계층의 중산계층이 사회 엘리트계층인 상류계층보다 높은 빈도를 보였다. 혼전 성관계는 사회적, 경제적 위치가 높을수록 또한 교육수준이 높을수록 혼전 성관계에 보수적이고 교육수준이 낮을수록 자유롭고 개방적이며 단순 기술직 계층이나 단일 기술직 계층의 여성일수록 성경험이 높았다. 피임의 방법도 사회 경제 수준이 높을수록 많이 이루어지고 있었고 경구피임약을 많이 사용하였으며 하층계급에서 미혼여성들이 혼전임신을 경험하는 빈도를 보였다. 체위도 대학교육을 받은 여성들이 35%가 선호하는 양상을 보였다.

3 성의 생물학

포유동물을 비롯하여 인간은 서로 각기 다른 성을 지니고 태어난다. 이러한 성의 결정은 여러 가지 원인에 의해 이루어지고 있다. 성의 결정 뿐만 아니라 신체적인 분화현상도 이성간에 서로 다른 과정을 거쳐 이루어지게 된다. 일반적으로 알려져 있는 성의 결정은 생식세포인 정자의 성에 의해서 이루어지지만 정상적인 한쪽 성을 가진 개체로서 탄생하기까지는 많은 복잡한 과정을 거치게 된다.

1절 생물학적 성 구분

포유동물의 성은 남성과 여성으로 구분되어진다. 그 중 성염색체 이상 등에 의한 유전적인 질환에 의해 성을 구분할 수 없는 문제가 생기기도 한다. 남성과 여성의 구분은 크게 첫째, 성 염색질의 존재여부로 결정되는 ***염색체상의 성(染色體狀의 性)***, 둘째, 신체의 내부나 외부에 나타나는 성징의 분화, 발달에 관여하는 ***호르몬상의 성(호르몬狀의 性)***, 셋째, 형태적으로 구분할 수 있는 ***생식소상의 성(生殖巢狀의 性)***, 넷째, 내, 외부생식기의 형태로 구분되는 ***해부학상의 성(解剖學狀의 性)***의 4가지로 규정하고 있다. 성의 결정은 유전학, 호르몬, 해부학 등 생물학적인 다양한 요인에 의해 결정된다. 성이 결정된 후 새로운 생명체로서 발생하여 완전한 성체가 될 때 비로소 개체로써의 역할을 다 한다고 볼 수 있다. 사람을 비롯하여 포유동물에서는 이러한 성 결정 요인 외에도 여러 가지 환경요인에 의해 유전적인 질환을 가진 개체들이 최근에 많이 나타나고 있다.

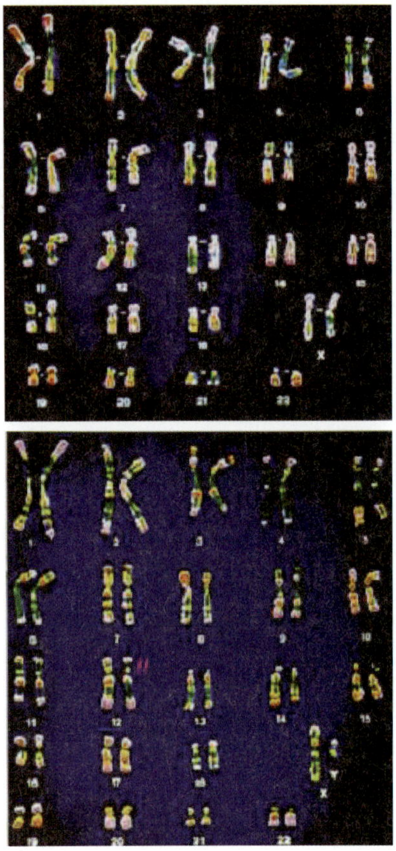

그림 3-1 사람의 염색체.

위 그림이 여성이고 아래 그림이 남성이다.

1-1 염색체상의 성

사람의 염색체수는46개 이다. 사람의 염색체는 23쌍으로 22쌍의 상염색체와 1쌍의 성염색체를 갖고 있다. 남성과 여성은 22쌍인 동일한 상염색체 쌍을 이루고 있으나 성염색체에서 여성의 성염색체는 동일(homo)한 염색체(XX)를 가지나 남성의 경우는 다른(hetero)염색체(XY)를 이루고 있다(**그림 3-1**). 여성의 생식세포인 난자에는 위 염색체의 반을 갖고 있기 때문에 성염색체는 X를 갖고 있으며 남성의 생식세포인 정자는 X를 갖는 정자와 Y를 갖는 정자로 나눠진다. X를 갖는 정자와 난자가 수정하면 XX로 여성이 되며, Y를 갖는 정자가 난자와 수정하면 XY의 남성이 된다. 염색체상의 성에서 성결정은 남성에 따라 결정된다.

1-2 성의 염색체 이상

XY염색체를 갖는 남성에서 정자가 형성될 때 정자는 정모세포가 감수분열을 하여 X 혹은 Y염색체를 갖게 되는데 상염색체는 분리되었는데 성염색체만 남성에서 비분리 현상이 일어나 XY를 모두 갖는 정자와 없는 정자로 분리되는데 둘다 갖는 정자와 난자가 수정하면 XXY를 갖는 개체가 형성되는데 이가 클라인펠터증후군이다. 외형은 남성으로 나타나며 키는 크지만 왜소한 전립선이 관찰되고 유방이 관찰된다. 정신이 박약하고 생식능력이 없다. 빈도는 500명에 한 명꼴로 나타난다. 비분리현상에서 성염색체가 없는 정자가 난자와 수정하면 X0형이 나타난다. 이러한 형이 터너증후군으로 외형은 여성으로 나타나며 키가 매우 작아 140cm 이하이고 목이 굵으며 정신박약으로 나타난다.

정자의 비분리현상이 아니 난자의 성염색체 비분리 현상이 나타나면 XXX등 X염색체가 많은 개체가 나타난다. 이 사람은 여성성이 뚜렷이 나타나지만 과다한 호르몬 분비로 암의 발생빈도가 높으며 생식능력이 있기 때문에 많은 수의 X염색체를 갖는 개체도 발견된다.

염색체 구성의 원인은 불분명하지만 Y염색체를 2개 갖는 XYY형의 염색체가 존재한다. 키도 크고 몸 상태도 좋으며 매우 난폭할 것으로 예상되었지만 온순하다는 보고도 있으나 정신이 박약하고 지능이 낮아 교도소나 정신이상자 수용소에 100명당 1명이 XYY 증후군이다.

2절 성의 분화

염색체에 의해 유전적으로 성이 결정되면 이어서 여러 가지 호르몬의 영향에 의해 신체적인 성의 분화가 이루어진다(**그림 3-2**). 즉, 생식선에 이어 내부생식기와 외부생식기의 분화로 외관상으로도 성을 구별할 수 있게 된다(남녀의 생식기관 참고). 이들 기관의 특징은 남녀가 확실히 구별되므로 1차 성징이라고 한다. 출생 후 성장해서 사춘기가 되면 남녀 모두에게 성호르몬의 분비가 높아지고 골격과 수염, 피하지방의 형성, 유방의 발달, 음성 등 남녀의 신체적 차이가 뚜렷해진다. 이와 같은 성 차를 2차 성징이라고 한다.

2-1 남성의 성분화

남성은 23쌍의 염색체를 가지는데 이 염색체 쌍은 22쌍의 상염색체와 1쌍의 성염색체(sex chromosome, XY)로 이루어져 있다. Y 염색체에는 남성으로 결정되는 여러 가지 유전자를 함유하고 있으며 이 염색체가 남성으로 분화할 수 있는 기능과 역할을 하고 있다. ***정소결정유전자 (testis defined factor; TDF)***는 Y 염색체상에 성을 결정하는 유전자이다. 따라서, 남성의 성의 결정은 Y 염색체상의 정소결정유전자의 유무가 성을 결정하는 것이다. 이 유전자는 여성에게는 없으며 남자의 Y 염색체상에서만 존재하여 남자로써 분화할 수 있도록 조절한다.

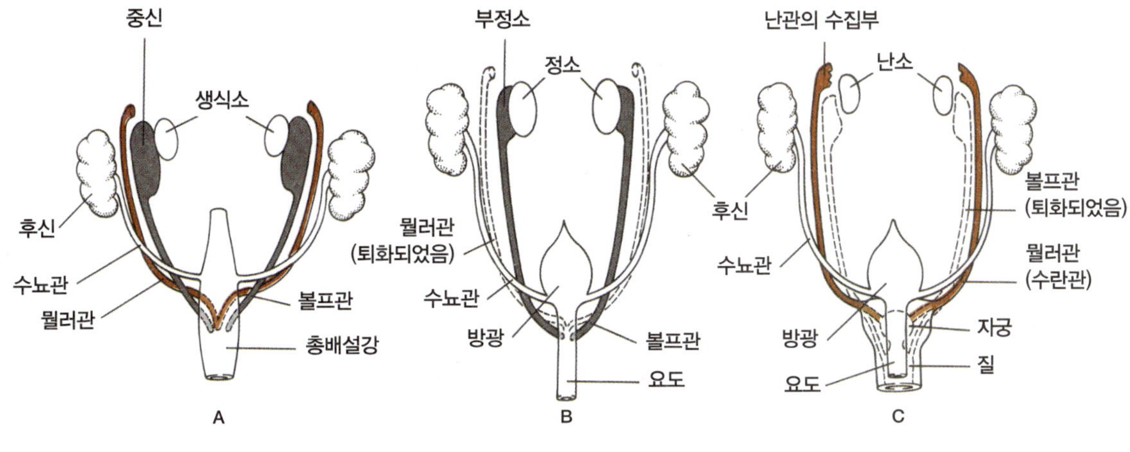

그림 3-2 미분화 생식소의 분화.

그림 3-3 외부 생식기관의 완성.

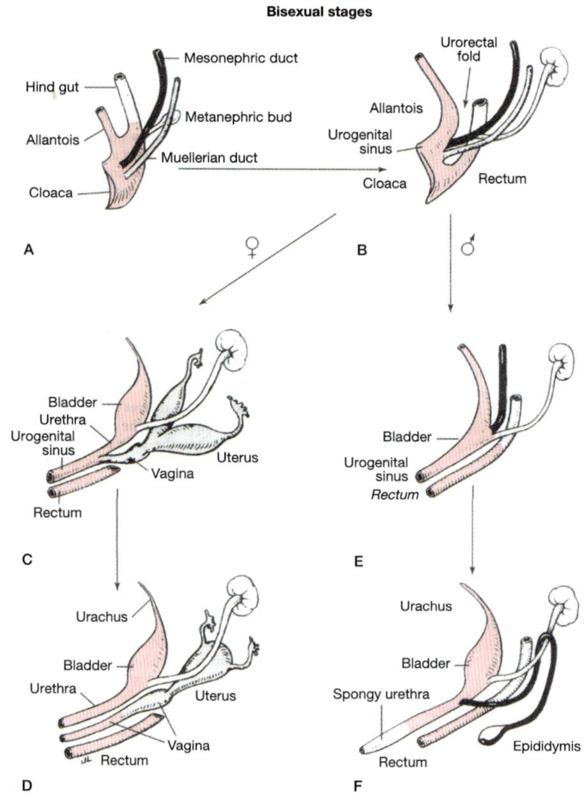

미분화 성선은 그림 3-1에 나타난 남성 염색체인 Y 염색체의 유전자에 의해 형성된 H-Y항원의 작용에 의하여 남성화되기 시작하며, 남성으로 분화하기 위한 여러 가지 호르몬을 분비하게 된다. 태아기의 정소에서 분비되는 호르몬은 뮬러관 억제인자와 남성호르몬이 있다. 뮬러관 억제인자는 정소의 써톨리(Sertoli)세포에서 분비되는데 여성의 생식기관을 만드는 ***뮬러관(Müllerian duct)의 발달을 억제***하여 난관과 자궁의 분화를 막는다. 테스토스테론은 일반적으로 남성호르몬으로 알려져 있으며 정소의 레이디그(Leydig) 세포에서 분비되는데 남성 생식기관으로 분화하는 ***볼프관(Wolfian duct)***에 작용하여 부정소, 정관 및 정낭의 발달을 촉진한다. ***테스토스테론(testosterone)***은 뮬러관 억제인자보다 약간 늦게 정소에서 분비되는데, 제 9 주경부터 분비가 시작되고 이때부터 볼프관의 분화도 13주에 걸쳐서 일어난다.

태아가 자궁 속에서 태생 10 주경이 되면 남성 외부생식기의 성분화가 이루어지는데 테스토스테론이라는 호르몬이 볼프관의 수용체에

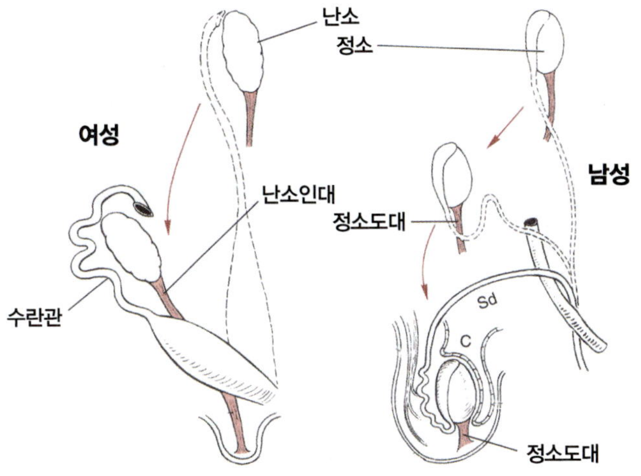

그림 3-4 난소의 이동과 정소하강.

작용하여 부정소, 정관, 정낭의 분화를 촉진하게 된다. 생식결절에서는 음경이 형성되고 생식융기에서는 음낭융기가 형성된다(**그림 3-3**). 또한 정소와 부정소도 태아기의 초기에는 복강 내에 있으나 점차 하강하여 음낭 내에 수용된다(**그림 3-4**).

2-2 여성의 성분화

여성으로서의 성분화는 태아기 제 11주경에 미분화된 성선원기에서 난소가 형성되면서 서서히 일어난다. 정소를 만드는 유전자가 존재하지 않으므로 미분화된 성선이 점차 난소가 된다. 뮬러관은 뮬러관 억제인자에 노출되지 않으면 그대로 발달하여 난관, 자궁을 비롯한 여성 생식기관으로 분화되어간다. 반면에 ***볼프관(Wolfian duct)***은 테스토스테론과 그 환원물에 노출되지 않다가 임계기를 지나면 ***퇴화(退化)***하게 된다. 난소호르몬의 도움없이 여성의 수관계와 외부생식기가 형성되게 된다. 여성에서 볼프관은 퇴화되어 흔적기관으로 남으며 뮬러관이 발달하여 외부생식기관이 난관, 자궁, 질로 분화되어 간다. 또 이어서 음열, 음순, 음핵 등 여성의 외부생식기가 형성된다. 여성의 외생식기의 성분화는 남성보다 늦어져 제 20 주경에 일어난다(그림 3-3).

남녀의 생식기관을 요약하면 남성의 생식기관을 형성하는 것은 볼프관이라고 하는 기관이며 이 기관이 태생 9주부터 호르몬 등의 영향에 의해 남성생식기관으로 분화하게 되고, 여성의 생식기관은 뮬러관이라고 하는 기관에 의해 여성생식기관으로 분화하게 되는데 뮬러관이 뮬러관 억제인자에 의해 노출되지 않기 때문에 자연적으로 여성의 생식기관으로 분화하게 된다(그림 3-2). 이 시기는 태생 10주부터 시작되며 20주경에 외부생식기관이 완전하게 분화하게 된다.

2-3 뇌의 성분화

남성으로 되기 위한 성선의 성분화는 Y 염색체 상에 있는 유전자에 의해 조절된다. 수관계와 외부 생식기의 성분화는 정소의 호르몬에 의해 조절되며 인간의 뇌의 성분화는 정소에서의 남성호르몬에 의해 조절된다. 위의 요인들이 정확히 작용해야만 남성으로써의 각 기관이 형성되고 이들이 존재하지 않거나 혹은 어떤 원인으로 작용하지 않을 경우 여성뿐만 아니라 남성 또한 여성으로서의 기관형성이 이루어진다. 뇌의 경우는 정소에서 분비되는 남성호르몬에 뇌가 노출되면 남성의 뇌로 결정되고 노출되지 않으면 여성의 뇌가 된다. 뇌의 성분화기는 사람의 경우 ***태생 4개월에서 7개월 사이***의 3개월간이며 대부분의 뇌의 성분화는 이시기에서 시작되어 출생 후까지 계속된다.

뇌의 성은 ***안드로겐***의 영향을 받으며 ***유전자의 성과는 독립***되어 있다. 해부학적 성과 뇌의 성간의 차이는 일반적으로 남성에게 생긴다. 이것은 여성호르몬이 많은 모체에서 분화되기 때문에 뇌의 남성화가 저해되는 경우가 많기 때문이다. 다르너 (Dorner)의 보고에 의하면 양성애와 동성애 등에서 보이는 성행동의 패턴 차이는 뇌의 성분화를 가져오는 안드로겐의 작용강도에 의해 결정된다고 하였다. 남성의 뇌는 ***스트레스(stress)***로 인한 안드로겐 분비저하로 여성의 뇌로 분화되며 여성의 뇌는 ***부신성기증후군(adrenogenital syndrome)***에 의한 여성의 안드로겐 과잉분비로 남성의 뇌로 분화된다.

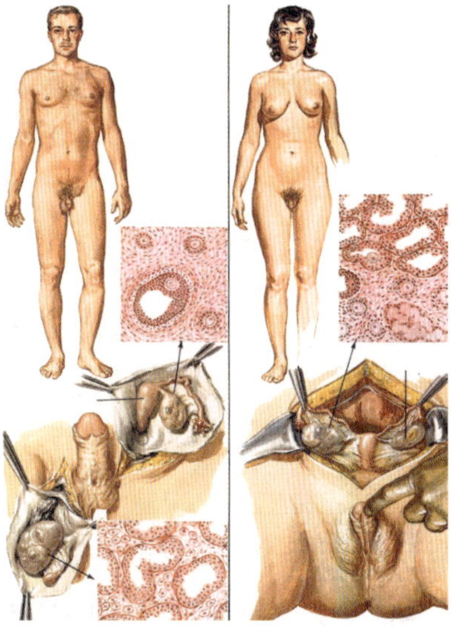

그림 3-5 진성 반음양

정소와 난소가 공존한다.

2-4 반음양(hermaphroditism)

2-4-1 진성반음양(true hermaphroditism)

정소와 난소를 다 갖고 있거나 난소정소(ovotestis)를 갖고 있는 경우이다. 이들의 염색체는 46XX가 반이상이고 46XY, XX/XY의 모자이시즘이 나머지를 차지한다. 내 성관 분화는 좌측의 성선에 좌우되며 난소정소는 부정소와 난관 모두 가지고 있는 경우가 많다. 진성 반음양을 가진 사람의 약 1/3에서는 남성으로 키울 정도의 남성화를 보이는데 대부분은 요도하열을 가지고 있고 요생식동을 가지고 있다(**그림 3-5**). 대개 외성기를 보아 성결정을 하고 일치하지 않는 성성은 제거하고 필요한 성기 재건을 도모한다.

2-4-2 여성가성반음양(female pseudohermaphroditism)

염색체나 성선은 모두 여성형이나 남성의 표현형을 갖고 있다. 부신성기증후군(adrenogenital syndrome)은 간성중 가장 흔한 경우로서 내인적 남성호르몬의 과다로 초래된다. 이 증후군을 겪는 사람은 부신에서 스테로이드 호르몬 합성경로중 몇 가지 효소의 결핍으로 정상과 달리 남성호르몬이 많이 생성된다. 임상적 증세는 음핵이 커지고 음순음낭주름이 붙어 있으며 남성화된 요도를 보인다. 또한 내성기는 여성 형이고 질은 대부분 회음부 가까이에 요생식동을 이루고 있다. 이 증후군은 상염색체 열성유전을 한다. 임신기간 동안 남성호르몬이 포함된 약제에 노출이 되거나 임산부가 남성화세포종양을 가지고 있을 때도 위와같은 여성가성반음양을 일으킬 수 있으나 이런 경우는 매우 드물다(**그림 3-6**).

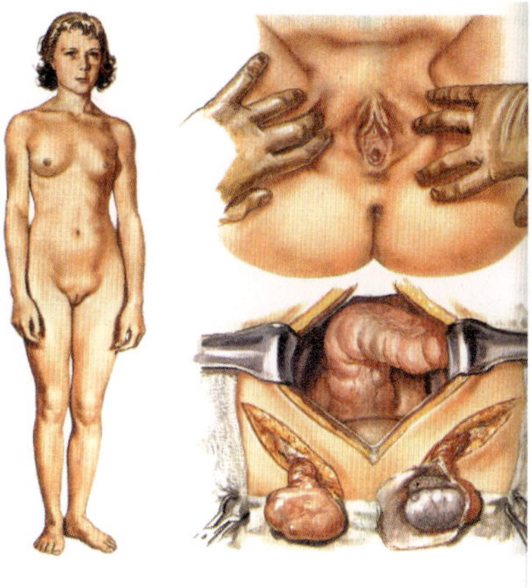

그림 3-6 여성위 반음양.

2-4-3 남성가성반음양(male pseudohermaphroditism)

남성호르몬 생산 장애에는 다섯 가지 효소결여가 알려져 있으나 그 빈도는 매우 낮고 요도하열이나 여성 외성기를 보이는 등의 여러 표현형이 나타난다(**그림 3-7**). 남성호르몬 이용 장애에는 불완전 형이 나타나 심한 요도하열과 여성형 유방을 보이는 Reifenstein 증후군,

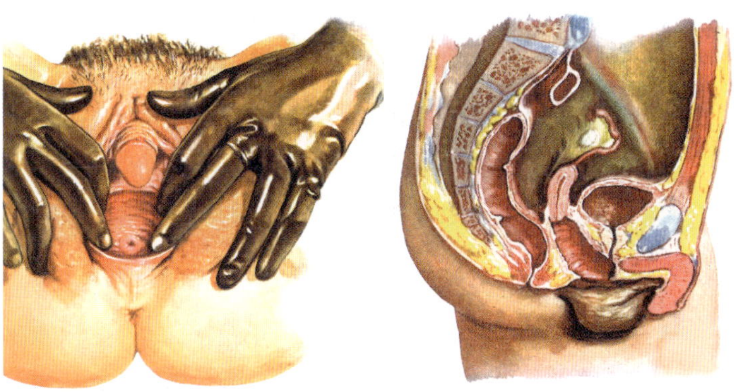

그림 3-7 남성위 반음양.

음경은 작고 막힌 질구가 보인다.

Gillbert Dreyfus 증후군과 여성형 외성기모양을 보이는 Lub 증후군 등이 있는데 정소는 대부분 잠복정소이며 작아서 불임증이 된다. 이러한 증후군들은 X-linked 열성 유전이다. 정소여성화 증후군(testicular feminization syndrome)은 X염색체로 유전되며 세포내 cytosol수용기의 결여가 원인이다. 외형상 여성이나 정류정소를 가지고 있는데 무월경이나 서혜부 탈장으로 발견되는 수가 많다. 짧은 맹관으로 끝나는 질이 있고 여성내성관은 없으며 정소에서 악성종양이 발생하는 율이 높으므로 사춘기 전에 제거하여야 한다.

3절 동성성행위

동성애(호모)란 자기와 같은 성, 즉 남성이 남성에게, 여성이 여성에게 사랑하고 싶은 마음이 생겨 성적 욕망을 갖거나 성행위를 하고 싶다는 성적 방향성향이다. 남성 동성애를 '게이'라고 하고, 여성 동성애를 '레즈비언'이라고 부른다. 여기에 양성에 대한 성적반응을 가진 남녀를 바이섹슈얼리티라고 한다. 이성에 대해서 사랑과 성에 대한 욕구를 느끼기보다 동성에 대한 사랑이 강하며 동성 간의 성행위까지를 포함한다. 동성애에 대한 연구는 수없이 이루어지고 있지만 과학적인 규명은 하지 못하고 있다. 현재까지 알려진 몇 가지 원인은 다음과 같으나 결정적인 원인이라고 할 수는 없다.

생물학적 원인으로 호르몬의 불균형적인 분비에 의해 여성화 혹은 남성화하게 된다는 설이다. 즉 뇌에 존재하는 성 중추신경의 이상으로 인해 생기는 현상으로 보는 견해이다. 사회적 원인은 유아시절 부모와의 관계에 의한 심리적 요인과 환경적 요인의 영향으로 보는 견해이다. 정상적인 가정에서 성장하지 못했거나 부모 중 상대방의 성에 대해 혐오감을 갖는 경우에 심리적인 불안감이 원인이 될 수도 있다고 보는 것이다.

학생들을 대상으로 동성애에 관한 설문을 실시하였다. 남학생의 경우 매우 부정적으로 생각하는 면을 보였으나 여학생의 경우 매우 긍정적으로 생각하는 면을 볼 수 있었다. 남학생의 경우 매우 긍정은 없었고 긍정적으로 이해하는 입장이 11.2%, 부정적인입장이 52.6%였다.

매우 부정은 36.2%로 나타나 비교적 부정적인 입장을 보였고, 여학생의 경우는 8.6%의 매우 긍정과 긍정적으로 이해하는 정도가 39.8%였고 부정적으로 이해하는 정도가 40.9%였다. 매우 부정은 8.6%로 일반적인 부정이 조금 높으나 남학생에 비하여 현저히 긍정적으로 이해하는 현상을 보였다. 남학생의 부정적인 견해는 88.8%로 보이나 여학생의 부정은 49.5%였다. 긍정적인 남학생들의 생각은 11.2%였으나 여학생의 경우는 48.4%로 많은 차이를 보였다.

오랫동안 동성애는 일종의 정신질환으로 취급되었으며, 정상적인 성을 회복하려는 치료를 하려고 해왔다. 동성애가 정신질환이 아니라는 것을 인정받은 것은 1973년 미국 정신의학협회에서였다. 우리 사회의 일부는 동성애에 대해 처벌까지 해야 한다는 주장을 하는 사람도 있지만, 동성애자들은 동성애를 비도덕적인 모습으로 보아주기보다 이성애와 같이 이해해주기를 바라며, 사랑의 한 형태로 평가하고 이해하기를 기대한다.

4절 생리적 반응

4-1 호르몬과 성

남성이나 여성은 양쪽 모두 성과 관련된 안드로겐, 에스트로겐, 프로게스테론을 갖고 있다. 그러나 남성과 여성의 호르몬 분비의 차이는 남성호르몬과 여성호르몬의 분비 균형에 달려있다. 여성의 경우 안드로겐이 성욕의 증대를 가져왔다는 보고가 있어 여성에게도 안드로겐이 분비된다는 것을 알 수 있다.

남성과 여성은 뇌하수체호르몬의 영향을 받아 각각의 특이한 호르몬을 분비하여 생리적 반응을 보인다. 난포자극호르몬(FSH, follicle-stimulating hormone)은 정소와 난소의 정상적인 성장을 촉진한다. FSH는 남성의 경우 정자의 형성과정과 여성의 여성호르몬인 에스트로겐의 분비에 영향을 주는 호르몬이다. 황체형성호르몬(LH, luteinizing hormone)은 여성의 난포성장을 극대화시켜 배란을 유도하는 역할을 한다. 여성의 경우 황체형성호르몬의 영향으로 배란된 난포는 황체세포를 만들게 되며 황체세포는 프로게스테론을 분비하여 자궁내막

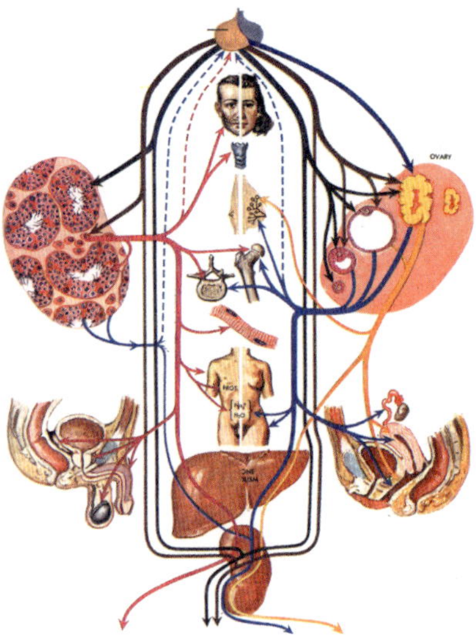

그림 3-8 남녀의 호르몬 작용.

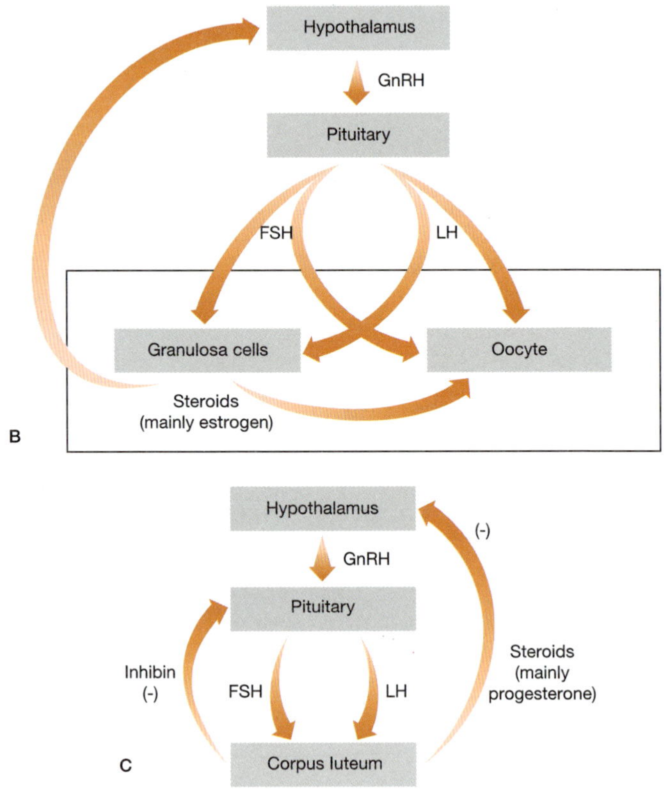

그림 3-9 여성과 남성의 호르몬 주기.

을 부풀게 한다. 남성에게는 이와 유사한 호르몬으로 간세포자극호르몬(ICSH, interstitial cell stimulating hormone)이 있는데 간세포에 영향을 주어 남성호르몬을 분비토록 한다(**그림 3-8, 3-9**). 젖샘자극호르몬(LTH, lactogenic hormone)은 프로락틴을 포함하고 있어 유방에서 모유의 분비를 촉진한다.

4-2 남성의 호르몬 조절

남성이 사춘기에 도달하게 되면 난포자극호르몬의 영향으로 정자의 형성이 촉진된다. 이 호르몬의 영향으로 정자는 두 차례의 감수분열을 거쳐 변태하여 운동성을 지닌 정자가 된다. 정자의 생성은 난포자극호르몬의 영향으로 시작되며 그 다음에 뇌하수체에서 분비되는 간세포자극호르몬은 간세포를 자극하여 ***테스토스테론(testosterone)***을 분비케 한다. 이 테스토스테론은 정자의 생성 뿐 아니라 남성의 이차성징의

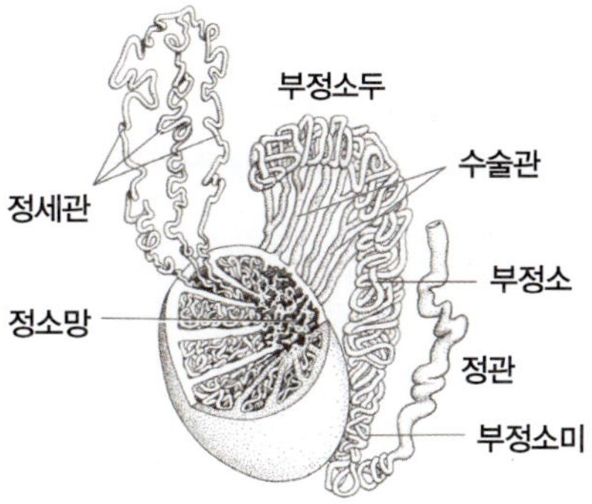

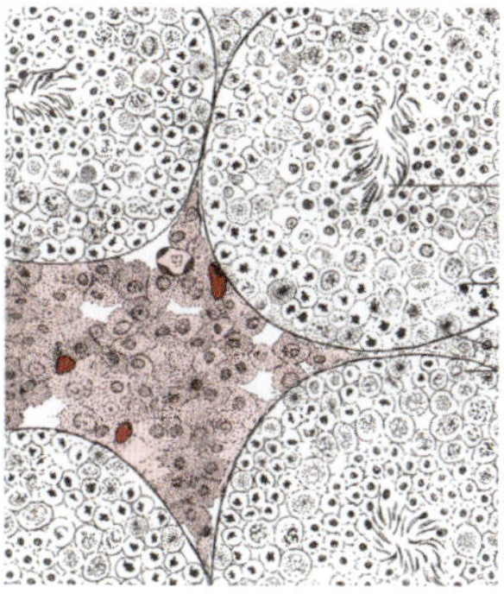

그림 3-10 정소의 횡단면.

붉은 부분에서 남성호르몬이 분비된다.

발현 및 성생활에 관련된 행동이나 기능에 중요한 역할을 한다. 요약하면 난포자극호르몬 → 써톨리세포 → 정자의 생성 → 간세포자극호르몬 → 간세포(Leydig cell) → 테스토스테론 분비 → 남성의 2차성징 발현으로 요약할 수 있으며 이와 같은 과정은 일생을 통해 꾸준히 일어나는 현상이다(**그림 3-10**).

4-3 여성의 성주기와 호르몬 조절

여성은 성주기와 관련되어 매월 신체적인 변화와 생리, 배란현상을 겪는데 이는 뇌하수체 호르몬의 조절에 기인한 것이다. 뇌하수체 전엽 호르몬인 난포자극호르몬이 혈류를 따라 난소내 난포의 외층에 영향을 주면 이 영향으로 난포가 자라게 된다. 이 때 난포외막층은 ***에스트로겐(estrogen)***을 분비한다. 에스트로겐은 여성의 이차성징에 관여하며 여성의 신체에도 영향을 주어 여성의 선을 아름답게 하는 요인으로 알

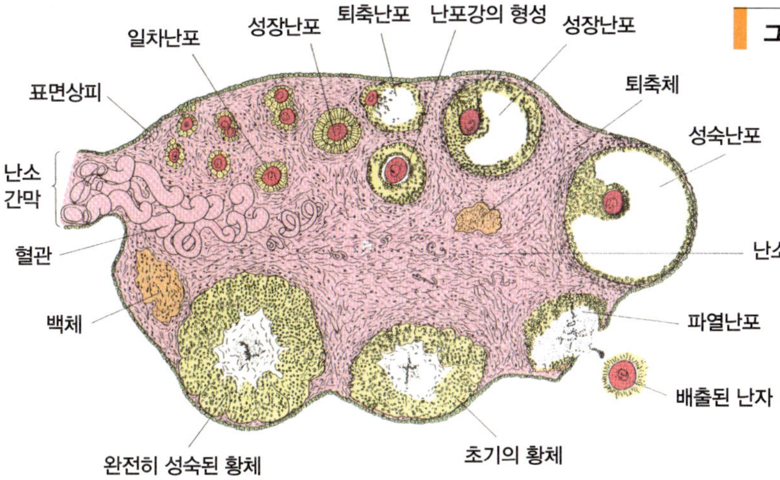

그림 3-11 난소의 단면.

려져 있다. 에스트로겐은 뇌하수체에 영향을 주어 황체형성호르몬을 분비케 한다. 황체형성호르몬은 난포의 성장을 극대화시켜 배란을 유도한다. 배란된 난포에는 황체가 형성되는데 이 황체에서 ***프로게스테론(progesterone)***을 분비한다(**그림 3-11**). 프로게스테론은 수정된 난자가 착상할 수 있도록 자궁내막을 유지한다. 수정이 되지 않았을 경우 프로게스테론의 농도가 감소하면서 자궁내막은 탈락한다. 자궁내막아 탈락하면 혈관의 파열과 함께 밖으로 나오게 되는데 이러한 현상을 생리라고 한다.

에스트로겐은 항상 일정량 분비되는데 생리기간에는 그 농도가 높아진다. 이러한 과정은 규칙적인 호르몬의 분비로 인해 매월 규칙적으로 일어난다. 다음 주기가 되면 다시 난포자극호르몬이 난포에 영향을 주고 에스트로겐이 분비되는 과정을 겪는다. 여성이 사춘기에 이르면 이러한 주기의 연속성이 나타난다(**그림 3-12**).

4-4 여성의 생리(menstruation)

여성이 사춘기가 되면서 나타나는 대표적인 변화는 음모가 나고 가슴이 커지며 성인으로 체형으로 변화하는 것을 알 수 있다. 이러한 변화

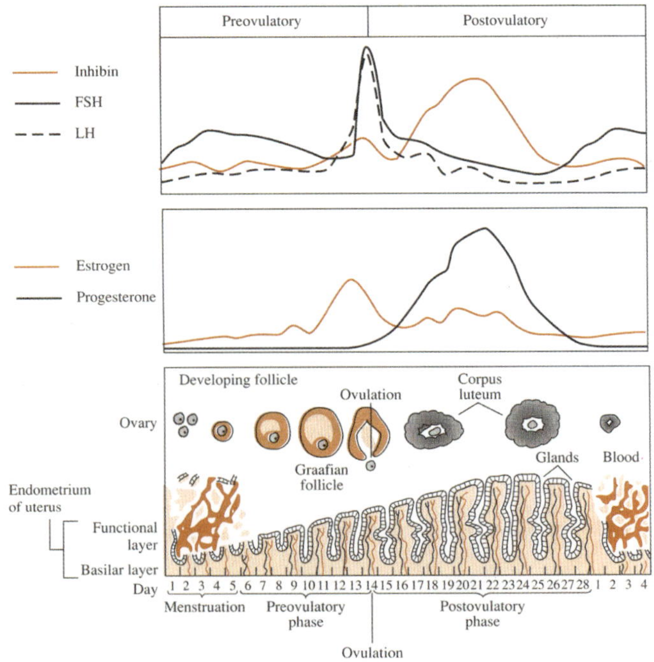

그림 3-12 자궁내막 주기 중 호르몬의 변화.

는 신체의 중추신경에서 호르몬의 영향에 의해 천천히 진행된다. 신체적인 변화 중 가장 큰 것이 바로 생리(生理)현상이다. 어린 소녀에게 새로운 경험으로 다가오는 이 변화는 이제 성인으로서의 역할을 할 수 있다는 것과 건강한 육체를 지녔다는 것을 의미하기 때문에 개개인에게 중요한 의미를 지닌다. 생리현상과 마찬가지로 생식세포를 만들어내는 난소에서 난자가 난포로부터 배출되는 현상인 배란이라는 과정 또한 여성의 생식능력을 확인할 수 있는 과정이기 때문에 중요하다. 생리와 관여된 호르몬에는 이미 언급했지만 난포자극호르몬, 황체형성호르몬, 에스트로겐, 프로게스테론, 유선자극호르몬 등이 있다.

4-4-1 생리의 의의

생리란 ? ***여성이 임신이 되지 않았을 때*** 태아의 착상을 위하여 증식되었던 자궁내막이 저절로 탈락되는 현상을 의미한다. 여기서 출혈되는 혈흔은 자궁내막에 포함되어 있던 나선세동맥에 의해 일어나는 현상이기 때문에 생리기간에만 나타나게 된다. 생리는 여성의 몸이 ***정상적으로 발육(正常的 發育)***되고 있으며 현재 ***건강한 상태(健康常態)***에 있다는 바로미터이다. 따라서 생리가 예정일에 맞게 찾아오는 것을 기뻐해야 하며, 여성이 생리를 한다는 것은 이제부터 자식을 가질 수 있는 능력 즉, ***생식능력의 부여(生殖能力 附與)***을 의미한다.

4-4-2 생리의 임상적 양상

생리주기는 사람에 따라 20일에서 36일 정도로 다양하며, 평균적으로 28일이다. 그러나 완벽하게 정확한 생리주기를 갖고 있는 여성은 거의 없으며 개개인 마다 생리주기에 많은 차이를 보인다. 여자들은 각각 주기가 다른 경우가 많지만 한 여자에게서도 항상 일정한 주기를 유지하는 것은 아니다. 생리주기의 변화는 극히 자연스러운 것이며, 심한 스트레스가 있으면 생리주기가 바뀌는 경우도 있다. 비정상적인 조건하에서는 생리주기가 아주 길어지거나 혹은 생리기간이 길어질 수 있다. 생리기간은 3~5일 인데 1~2일간 혹은 7~8일간이 되기도 한다. 정상적인 생리일수는 2~8일 정도이며 평균 4~6일이다. 생리일수가 긴 사람의 경우에는 출혈이 한번 멈추었다가 다시 시작하는 경우도 있다. 생리량은 15세의 연령층에서는 적고, 30대 여성에서는 다량이며 보통 빈혈인 여성의 생리량이 많다고 하는데, 그 양은 약 80cc이다. 여성에게는 저마다 그 사람만이 갖는 정상적인 생리주기가 있으며, 그것이 학술적으로 나온 통계치보다 훨씬 중요한 기준이 된다.

생리의 증상은 정상적인 것과 비정상적인 것을 구별하는 것이 명확하지 않다. 그러나 생리 중에 동통이 있는 것은 정상이 아니다. 주 증상으로는 둔부의 무거운 느낌과 빈뇨 또는 변비가 있을 수 있고, 경미한 신경의 불안정을 들 수 있다. 그러나 대개 생리 중에는 불편이 없으며 일하는 데 지장은 없다. 특이한 점은 배란 후에 기초체온곡선이 0.5~1°F정도 상승하여 황체기에 계속 고온이 유지되는 점이다. 생리의 특성을 보면, 생리는 특이하게 정맥혈과 같이 검붉은 색이고, 냄새가 나는데 이 냄새는 혈구의 분해작용에 의한 것이 아니고 음부의 피지선에서 증가된 분비물과 혼합되어 나는 것이며, 생리량이 많을 때는 더 붉은 색을 띤다. 생리는 혈구, 경관의 점액, 자궁내막의 괴사된 일부분, 질점액, 그리고 수많은 세균이 혼합되어 있다. 생리의 또 하나의 특이한 성질은 응고가 안되는 점인데, 이는 자궁강 내에서 피부린이 섬유용해성 효소에 의해 용해되기 때문이다.

4-4-3 생리용품과 생리대비

생리를 겪는 여성들은 생리현상을 쾌적하게 보낼 수 있도록 생리용품을 중심으로 진지하게 고민하고 다양하게 궁리하여 자신의 조건에 맞는 것을 골라서 사용하면 된다. 생리용품에는 패드와 삽입식 생리대, 그리고 생리용 위생팬티가 있다. 여러 회사의 제품이 수십 종이나 시판되고 있다.

패드는 흡수성이 뛰어난 종이를 몇 장 겹친 것을 중심으로, 밑에는 새는 것을 방지하기 위해 비닐을 대고 위는 몸에 끈적끈적하게 달라붙지 않도록 특수 가공된 면으로 감싸 놓았다. 내의에 직접 닿게 되는 부분에는 몸의 움직임으로 어긋나지 않도록 접착테이프가 붙어 있다. 혈액을 흡수하는 데 한도가 있으므로 한 시간에 한 번 정도는 교환하는 게 좋다. 삽입식은 미리 질 속에서 혈액을 흡수하는 것이다. 편리한 용품이긴 하지만 빈번히 갈아 착용해야하는 불편함이 있다. 삽입해놓고 오랫동안 방치해 두면 생리혈로 꽉 찬 용품이 체온으로 적당히 덥혀져 세균의 배양지가 되고 만다. 제거용 실을 타고 항문이나 배설물에서 대장균이 침입하거나, 생리대 삽입 시에 섞여 들어온 잡균이 배양될 수 있다. 이로 인해 질염을 일으키거나 자궁경관염, 내막염, 난소염 등이 생기기도 한다.

생리는 건강의 바로미터이고 자연스러운 생리현상이지만, 사람에 따라서 신체의 조화가 약간 어긋나 기분이 울적해지는 경우도 있으나 이것 또한 자연스러운 현상이다. 반대로 힘이 넘쳐 스포츠나 일을 하고 싶어 하는 사람도 있다. 유방이 부어 아프다거나 유두가 속내의에 스치면 따끔따끔하게 되는 일도 있다. 제일 흔한 것이 하복부통증, 변비, 설사, 다리가 부어오르는 부종으로 자궁이 골반의 중앙에 있는 장기이기 때문에 주위에 영향을 쉽게 주기 때문이다. 일상생활에 큰 지장이 없고 앓아누울 정도만 아니라면 정상이다. 생리중이라고 해서 평상시에 해오던 일을 중지하거나 특별하게 휴식을 취할 필요는 없다. 가벼운 운동, 독서, 친구들과의 만남으로 기분을 전환하고 즐거운 환경을 만들도록 하는 것이 바람직하다. 우울하기 쉬운 생리 중에는 샤워나 목욕, 샴푸를 하는 것도 좋다고 한다. 생리 중에는 골반내의 많은 혈관이 충혈 되어 있기 때문에 세균감염을 일으키기 쉬우며, 섹스의 자극과 격렬한 운동 때문에 생리 혈이 복강 안으로 역류하면 자궁내막증의 원인이 되기 쉬우므로 생리 중에는 성행위를 중단해야한다.

4-4-4 생리전증후군

20~30대에 흔히 나타나는 신체적, 정신적인 증상이다. 딱히 병도 아니면서 그렇다고 그 아픔을 남에게 쉽게 드러내놓고 말할 수 없는 게 생리증후군이다. 이것은 크게 생리전증후군과 생리 중에 나타나는 여러 가지 생리통으로 나눌 수 있다.

생리전증후군(premenstrual syndrome; PMS)이란 여러 신체적, 정서적 또는 행동적 증상의 복합체가 생리주기에 따라 반복적, 주기적으로 나타나는 현상으로 생리시작 직전이나 그 직후 소실되는 것으로 정의하고 있다. 배란 후 황체기에 신체적, 정신적인 여러 가지 반응이 주기적으로 나타났다가 생리가 시작되면 곧 사라지는 게 특징이다. 생리전증후군은 징후나 증상이 주기적으로 생리주기 중 황체기에 나타나고 난포기에는 증상이 없는 것이 특징이며 일상생활에 지장을 초래할 정도로 심한 증상이 나타난다. 이런 현상은 20~30대에서 흔히 나타나며,

이때 나타나는 신체적 정신적 증상을 어떤 여성들은 '왠지 우울하고 불쾌하다!'정도의 가볍게 느끼는 경우도 있지만, 최근에는 많은 여성들이 이러한 증상을 호소해 오고 있어 그 심각성이 주목되고 있다.

발생원인 난소호르몬 등과 같은 여성호르몬의 내분비선 이상, 생리전 부종이나 체중 증가에 영향을 미친다는 '알도스테론', '비타민 BG' 결핍 등 여러 요인들이 제시되고 있다. 그 중 여성호르몬이 분비량 이상으로 발생한다는 설이 가장 유력하다. 즉, 호르몬과 두뇌에 작용하는 중추신경계의 상호작용에 불균형이 이루어지기 때문에 발생한다는 것이다.

치료방법 생리전증후군은 원인이 불확실한 만큼 치료방법도 다양하다. 일단 안심을 시키는 것만으로도 증세가 나아지는 경우가 있는가 하면, '프로게스테론' 등과 같은 호르몬제를 투여하여 부종, 우울증, 불안 등을 해소할 수 있다. 그러나 뚜렷한 증상이 생리통이 아닌 이상, 생리 전의 이런 증상은 흔히 있을 수 있는 생리작용이다.

오래전부터 비롯된 습성이면 자가진단에 의존하지 말고 전문의와 그 증상을 상담하도록 하는 것이 바람직하다. 약간의 진통제를 사용해도 좋으나 신경을 자극하는 커피나 자극적인 음식은 삼가도록 하 것이 좋다. 또한 편안한 음악을 듣거나 가까운 사람과 이야기를 나누어 마음을 가라앉히도록 한다. 소금은 여성호르몬인 프로게스테론에 영향을 미쳐 우울상태, 긴장상태 일으키고 복부팽만감의 원인이 되므로 소금의 섭취량을 줄이고 소변을 자주 본다. 긍정적인 생활태도와 가벼운 운동을 통해 긴장을 풀고 통증을 완화시킨다. 이러한 상황을 이해한다면 생리전증후군을 어느 정도 줄일 수 있다.

4-4-5 생리곤란증

생리통(생리곤란증; Dysmenorrhea)이란 생리시에 느끼는 통증을 일컫는 말로써 부인과 질환 중에서 흔하게 볼 수 있는 병이다. 여성의 약반 정도(52 %)가 생리 시에 통증을 경험하게 되고 지역사회마다 다르며, 이중 10 % 정도는 1~3일간 정상적인 업무를 하지 못할 정도로 심한 통증을 느낀다.

생리통은 원발성생리통과 속발성생리통 2가지로 나눈다. 첫째 원발성(일차성)생리통은 병적인 이상이 없는 상태에서 생리 때 자궁근층이 과도하게 수축하여 통증을 일으키는 현상이다. 초경(첫 번째 생리)때부터 생리통이 있는 경우가 여기에 해당된다. 기간은 1~2일간 지속되고 72시간을 경과하는 일은 없다. 원인은 프로스타그란딘(prostaglandin; 호르몬의 일종)의 분비에 의해 자궁근육의 수축이 과도하게 일어나 생리통을 일으키는데, 일반적으로 결혼을 해서 분만을 하면 생리통이 저절로 없어지게 된다.

둘째 속발성(이차성)생리통은 골반 내에 이상이 있고 그것이 원인이 되어 생리통이 유발된다. 생리통을 유발시킬 수 있는 병에는 자궁내막증, 자궁근종, 자궁선근증, 자궁내폴립, 골반염증 등이 있으며 젊은 여성에게서 가장 많은 경우는 자궁내막증으로 갑자기 통증이 생기는 경우로 생리 량이 많아진다든지, 불임이 된다든지 등의 증상을 동반한다.

4-4-6 무배란성 주기

이것은 배란이 없이 생리가 나오는 것으로, 초기 청년기와 갱년기에 일어나는 현상이며, 왕성한 생산기에는 무배란성 생리가 흔하지 않다. 첫 생리기가 나타나기 전에 난포의 성장에 관여하는 에스트로겐은 얼마간 기능을 발휘하고 있는데, 이 호르몬의 기능이 충분히 정점에 이르면 난포파열이나 황체형성이 안되어도 주기적인 출혈이 있을 수 있는 것이다. 이때의 생리는 수 개월간 불규칙하며, 양이나 기간은 정상과 같은 수도 있다. 21세 전에 기초체온 곡선을 이용하여 생리와 배란을 조사해 보면 무배란성 생리를 흔히 볼 수 있게 된다.

4-4-7 갱년기

생리를 하는 기간은 평균 38년이다. 따라서 50세 정도가 갱년기의 중간쯤에 해당하며, 초경과 폐경은 특별한 관계가 없다고 본다. 그러나 초경이 빠르면 갱년기는 늦게 온다고 보는 사람도 있다. 개개인의 여성에 대해 언제 생리적인 출혈이 멎을 것이라고 말할 수는 없으며, 폐경에 가장 영향력을 미치는 인자는 유전적인 것과 가족단위에 따른다고 생각된다. 생리가 중지되는 것은 생리기능의 일반적인 퇴화현상일 뿐이므로 폐경기라는 어휘보다 갱년기라는 어휘가 더 타당하다.

생리의 정지시기는 대략 50세 전후가 대부분이나 개인에 따라서 변화가 많은데, 간혹 생리 정지가 갑자기 일어나기도 하나 대부분의 경우에는 점차적으로 온다. 폐경기에는 폐경의 잠재기가 보통 1~2년간 존재하기도 한다. 즉 생리가 한 번이나 두 번쯤 띄었다가 다시 정상적으로 되돌아오거나, 기능이 완전히 정지할 때까지 다시 무생리가 몇 달 계속되다가 생리가 끝나게 된다. 그리고 잠재기가 끝날 때까지 생리의 양이나 기간은 정상적이다가 점차로 양과 기간이 줄어들게 된다.

폐경과 더불어 배란도 정지되는데 폐경과 배란은 반드시 동시에 일어나지 않으며, 보통 폐경 전에 배란이 그치는 경우가 많다. 따라서 마지막 생리는 무배란성 생리가 되는 것이다. 생리가 정지되면 임신을 의심하게 되는 때가 있으므로 보통 마지막으로 생리가 정지된 후부터 1년까지는 피임을 하는 것이 원칙이다.

폐경기의 가장 현저한 증상의 하나는 혈관운동계의 증상인데, 얼굴이 화끈거리고 특히 목 머리흉부 및 등이 화끈거리거나 많은 땀이 흐르기도 한다. 이러한 혈관운동계의 증상은 전혀 없을 수도 있으나 대부분의 부인에게서는 보통 가벼운 증상만 있고 소수의 부인에게서는 심하게 나타난다. 이 혈관운동계의 증상이 일어나는 원인은 난소기능이 저하되면서 에스트로겐이 저하되기 때문인데, 이 특이한 화끈거림은 혈관운동기전을 포함하고 있으나 그 혈관운동의 현상은 아직까지 알려지지 않고 있다. 생리적으로 난소기능이 정지되는 것 이외에 폐경기에 나타나는 다른 증상으로는 폐경으로 인한 간접적 또는 2차적인 증상들로써 밤에 잘 때나 깨어날 때 조급한 기분이 되고 신경이 불안정하며 안절부절하게 된다. 그러나 이런 부인들에게서 두통, 현기증, 우울증, 불면증, 식욕부진, 소화기장애 및 다른 주요 증상들이 동반되지 않는 것을 보면 이는 내분비장애로 인한 직접적인 증상이 아니라 단순히 부인의 폐경장애로 나타난다는 것이라는 것을 알 수 있다.

4-4-8 무생리

무생리는 임신이나 산후 수유기간에는 생리적인 현상이지만 그 이외의 경우에는 내분비 질환이나 해부학적 이상에 의한 증상이다. 무생리는 원발성 무생리과 속발성 무생리으로 나누게 되는데 원발성 무생리는 2차성징의 발현 없이 14세까지 초경이 없거나 2차성징의 발현은 있으나 16세까지 초경이 없는 경우이며, 속발성무생리는 생리을 하던 여성이 6개월 이상의 무생리가 원래의 생리주기의 3배 이상 기간 동안 무생리일 때를 말한다. 그리고 그 외 염색체 이상이나 가족력을 가지고 있을 때는 진찰 및 검사를 꼭 하는 것을 원칙으로 하고 있다.

기질적 뇌손상으로 인한 무생리 *기질적 뇌손상(氣質的 腦損傷)*의 진단은 우선 뇌염 또는 뇌외상의 병력청취와 신체검사로 시작된다. 선행사고나 감염증, 외상 및 독극물에의 노출 등의 병력이 중요한 단서가 되고 중추신경의 각종 기능검사 및 호르몬검사로써 확진된다. 시상하부는 뇌하수체를 지배하므로 손상의 정도와 위치에 따라서는 갑상선, 부신 또는 췌장의 기능이상도 동반될 수 있다. 신경기능검사와 함께 뇌파검사, 뇌단층 촬영들도 도움이 된다. 뇌손상의 경우에는 무의식 상태가 길수록 무생리에 빠질 가능성이 커진다. 급성 외상에서 즉시 회복한 경우 이외에 예후는 나쁜 것이 보통이다. 결핍된 부분의 뇌하수체 호르몬을 투여함으로써 배란을 시키거나 결핍된 표적기관의 호르몬을 투여함으로써 치료가 가능하다.

약물에 의한 무생리 페노치아진(phenothiazine) 유도체 및 혈압하강제 등 *약물(藥物)*에 의하여 무생리가 초래될 수 있으며, 피임약의 복용을 중단한 후에도 무생리가 생길 수 있는데, 이 경우 피임약을 중단하더라도 무생리가 6개월 이상 지속하는 일은 없으므로 피임약 복용을 중단 후 6개월 이상 무생리가 지속하면 다른 원인에 의한 무생리로 생각하여야 한다.

스트레스와 과다운동에 의한 무생리 퇴학, 가족의 사망, 이혼, 집단수용소 거주 및 감옥생활 등과 같이 *스트레스(stress)*가 많이 주어지는 상황에서는 무생리가 잘 생기는데, 스트레스가 무생리을 일으키는 기전은 확실치 않으나 베타-엔돌핀과 카테콜에스트로겐이 증가하여 엘에이치(LH)분비를 억제하기 때문인 것으로 추측하고 있다. 장거리 마라톤선수와 같이 *과다한 운동(過多運動)*을 하는 여성에서는 무생리가 나타날 수 있는데 혈중 베타-엔돌핀과 카테콜에스트로겐의 증가 때문으로 생각하고 있다.

체중감소와 무생리 *체중감소(體重減少)*에 의한 무생리는 이상체중(ideal weight)의 15~25% 감소 시 무생리가 나타나는 단순형과 이상

체중 25% 이상 감소 시 무생리가 나타나는 신경성 식욕결핍증(anorexia nervosa)의 두 종류가 있다. 단순형은 시상하부의 기능저하로 호르몬의 분비가 저하된 것이 원인이나 신경성 식욕결핍증은 시상하부의 기능저하와 뇌하수체의 기능저하를 동반한다. 신경성 식욕결핍증은 20세 미만의 여성에서 주로 나타나며 25세 이상에서는 드물다. 따라서 신경성 식욕결핍증은 20세 미만의 여성에서 나타나는 이차성 무생리의 가장 흔한 원인이다. 신경성 식욕결핍증의 임상증상은 거친 피부, 서맥, 저혈압, 변비 및 저온증 등이며 검사소견은 혈중 T4는 정상이나 T3는 저하되어있다. 따라서 임상적인 검사를 통해 정상인보다 혈중 T4와 T3 농도가 저하한 경우(단군체중 감소형)나 T3만 저하된 경우(신경성 식욕결핍증) 등을 알 수 있다. 신경성 식욕결핍증의 LH 분비양상은 마치 사춘기 이전과 비슷하여 LH박동이 없거나 밤에만 LH박동이 나타난다. 신경성 식욕결핍증는 근본적으로 정신적 이상이므로 정신과 치료가 필수적이며 체중이 이상체중으로 회복되면 생리도 정상으로 회복된다.

4-4-9 생리과다

정상적인 생리와 다른 대량의 생리를 말하는데, 생리의 흐름과 양이 너무 많거나 생리가 아주 오랜 기간 동안 지속하는 것을 의미한다. 이와 같은 생리과다로 인한 혈액의 손실은 허약감을 일으킨다. 심한 생리과다는 유기체적인 병소에서 비롯되는데, 이들 병소는 근종 후방전위 난소낭종 난소종양 감염, 또는 내분비장애 등이다. 기능성 출혈의 원인은 아직 명백히 규명되지 않았는데, 약 1/2은 자궁내막의 이상증식 때문이라고 생각된다. 그런데 이 이상 증식은 혈액 내 발정호르몬의 과다 때문이거나, 황체호르몬의 결여 때문이라고 생각된다.

생리과다에 대한 치료법으로는 단백질과 칼슘이 풍부한 식사와 비타민 C 100㎎을 하루에 두 번, 비타민 K를 하루에 1정 복용하고, 철분(iron)을 포함한 식품을 투여하고 $FeSO_4$정제를 복용한다. 내분비 치료로서는 1차적으로 갑상선호르몬을 투여하는데, 이것으로 많은 효과를 본다. 그밖에 에스트로겐, 프로게스테론, 남성호르몬인 안드로겐과 같은 성스테로이드, 임신한 말의 뇌하수체 전엽에서 얻은 뇌하수체 조제품, 그리고 임신한 말의 혈청이 사용된다. 방사선조사는 가임신 연령 이후의 여성에게 가장 유용하다. 그러나 더 이상 보존요법에 대한 반응이 없을 때 젊은 층의 여성과 연소한 여성에게도 때때로 사용된다. 노년층의 방사선치료는 생리를 그치게 하는 것이 목적이고, 젊은 연령층에서는 확실한 효력을 얻기 위해 아주 적은 양을 방사한다. 자궁절제술은 출혈이 환자의 건강에 해가 될 정도로 심할 때만 필수적으로 행하나 이런 경우는 드물다

4-5 배란(ovulation)

여성에게서 주기적으로 28일 간격으로 생리를 하듯이 생식세포인 난자가 난포로 부터 한 달에 한 번씩 주기적으로 나오는 현상을 배란(ovulation)이라고 한다. 난포에서 난자가 배출될 때 난포자극호르몬(FSH)과 황체화 호르몬(LH) 양은 최고치에 이른다. 배란 후 난포는 황체(corpus luteum)가 되어 노란색 조직으로 변하고 프로게스테론의 분비를 담당하는 새로운 분비기관이 된다.

여성은 태어날 때 좌우 난소에 약 100 만개의 난포를 가지고 태어난다. 사춘기부터 생리가 멈추는 폐경기까지의 기간을 35~40년이라고 생각하면 한 달에 한 개의 난포가 성장하여 배란되기 때문에 여성은 평생 동안 약 400 개의 난포만이 성숙하여 난자를 배란하게 된다. 나머지 난포는 괴사하여 퇴화난포가 된다. 배란 시 난포의 크기는 대체로 1.8~2 cm 정도이고 배란된 난자의 크기는 100 마이크로미터 정도로 육안으로는 보이지 않는다(그림 3-11). 배란된 난자는 나팔관을 따라 자궁으로 이동하게 된다.

신경이 예민한 여성 중에는 배란 기간 중 아랫배가 아프거나 피가 섞인 냉이 흘러나오는 현상을 느낄 수 있는데 이를 배란통이라고 한다. 이때 두통이나 위통 또는 나른함을 경험하는 여성들도 있다. 배란이 된 후 난포는 황체화되고 프로게스테론의 양이 증가하며 자궁내막이 두꺼워지면서 착상할 준비를 한다. 난자와 정자가 나팔관에서 만나 수정이 되면 수정란은 4~5일 후 자궁에 착상을 하여 임신을 하게 되며 황체는 수개월간 활발하게 그 기능을 발휘하면서 프로게스테론을 계속 생산하여 임신기간 동안 산모와 태아의 임신유지를 책임진다.

5절 해부학적 남녀 생식기관

성교란 남성의 음경과 여성의 질이 합쳐짐으로써 이루어진다. 남성이나 여성이 사춘기 때 자신들의 몸에 쾌감을 주고 어떤 긴장을 풀어주는 기관이 있다는 것을 자각하면서 자위를 통해 성행위를 시작하는데 이들 중 자신들의 성기관에 대하여 잘 알고 있는 사람은 드물다. 자신의 성기와 파트너의 성기를 잘 아는 것이 성교를 이해하는 첫걸음이라고 할 수 있다.

5-1 남성의 외부 및 내부 성 기관

5-1-1 음경

*음경(陰莖, penis)*은 삽입기관으로 일반적인 모양은 **그림 3-13**에서 볼 수 있다. 음경의 모양은 다양하다(**그림 3-14**). 남성은 소변을 볼 때 손으로 음경을 바지에서 꺼낸다. 손으로 하루에 몇 번씩 만지며 자극을 받게 되므로 여성에 비해 어린 나이부터 자신의 생식기에 특별한 쾌감의 발생원인 임을 알게 된다. 이렇게 자주 보고 만지지만 조사에 의하면 대부분의 남성이 체내 생식기관과 그 기능에 대하여 무지하다.

음경은 혈관을 포함하여 충혈 가능한 2중의 해면조직으로 3중의 구조로 이루어져 있다(**그림 3-15**). 요도해면체는 음경해면체 아래에 위치하고 정자와 오줌의 통로인 요도를 감싸고 있다. 남성은 흥분하기 시작하면 음경 주변의 신경이 민활해지며, 그 작용으로 동맥 주변의

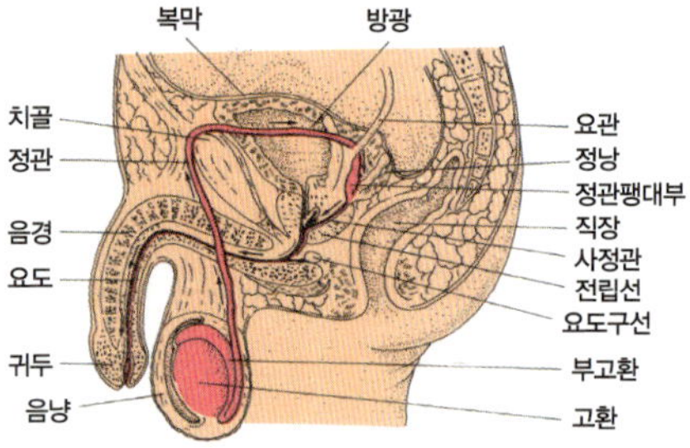

그림 3-13 남성의 외부, 내부생식기관.

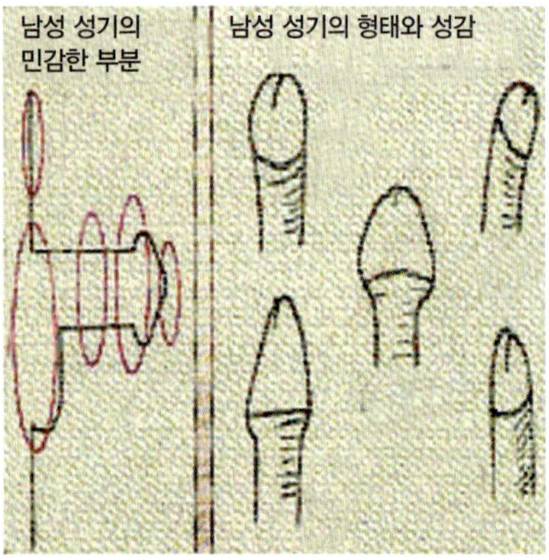

그림 3-14 음경 형태의 다양성.

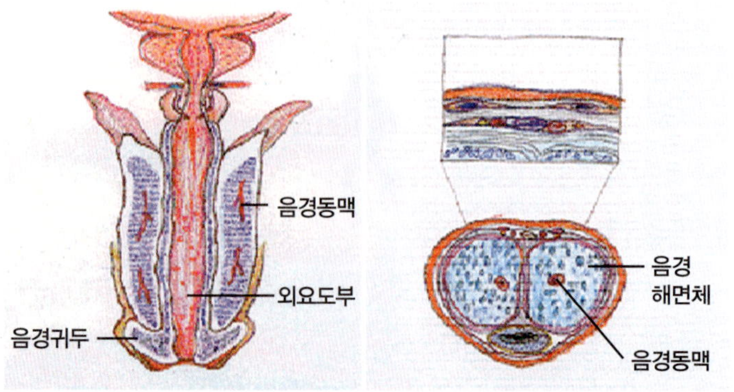

그림 3-15 음경의 단면.

근육이 이완되면서 음경으로 더 많은 혈액이 흘러 들어간다. 흘러 들어간 혈액이 해면체의 혈관으로 들어가 음경은 빳빳해지고 딱딱해지는, 즉 발기하게 되는 것이다. 발기된 음경은 혈관을 압박함으로써 음경 내 혈액이 다른 곳으로 순환할 수 없게 되어 발기상태가 유지된다.

발기한 음경의 각도는 나이가 들수록 음경 밑 부분의 인대가 늘어나면서 달라진다. 음경이 굽어 성교를 할 수 없는 페이로니병이 있는데 이는 아침에 발기를 해도 성교를 할 수 없을 정도로 음경이 심하게 굽어 있는 경우이다(그림 3-14). 페이로니병의 원인은 알려져 있지 않으나 사고로 손상을 받아서 생기기도 한다. 초기 단계에는 대개 발기시에 통증을 느끼게 된다. 실질적인 만곡이 일어나기 직전에 이 통증이 시작되기 때문에, 그것을 초기지표로 삼을 수 있다. 이 병은 기본적으로 조직을 손상시켜가는 과정이기 때문에, 과학적인 근거는 없지만, 외과적 처치를 통해 손상된 조직을 제거할 수도 있다. 그러나 외과적 처치를 하면 발기능력을 상실하게 되고, 보철 장치를 해야 하는 번거로움이 따른다.

5-1-2 귀두

귀두(龜頭, glans)는 음경의 앞부분이다(그림 3-13, 3-15). 해면조직으로 꽉 차 있으며 요도구가 가운데 있고 음경과 귀두사이는 조직이 융기(冠)되어 있다. 음경의 밑 부분에는 귀두까지 뻗는 소대가 있다. 귀두 둘레는 음경의 다른 부분들과 달리 약간 굵다. 이 굵은 부분이 오르가즘을 맛보면서 사정된 정액이 질 내부를 지나 자궁경부에까지 갈 수 있도록 막는 작용을 한다. 귀두는 또한 추가적인 마찰을 일으키는데, 그런 마찰은 사정 촉진작용을 하는 '좋은 감촉'을 가져다준다. 성교 시 음경을 질 안에 집어넣을 때마다 충격흡수장치 역할을 하는 귀두가 없다면, 여성의 자궁경부는 손상을 입을 것이다.

5-1-3 음낭

음낭(음낭, scrotum)은 음경 하부에 늘어져 있는 엷은 근육 층이 느슨한 피부주머니다(그림 3-13). 음낭의 많은 주름은 정소의 ***온도 조절(溫度 調節, heat regulation)***을 위한 라디에이터의 역할을 맡고 있다. 추위, 육체노동, 또는 성적자극이 있으면 음낭의 근육은 수축하여 음낭

안쪽의 정소를 몸 가까이 끌어당긴다. 몸에 보다 근접하거나 멀리 떨어지거나 하는 정소의 움직임은 정소를 체온보다 낮은 온도로 유지하기 위해서 아주 중요하다. 만일 정소가 과도하게 따뜻하거나 추우면 정자생성에 지장이 있다. 한열 상태가 길어지면 수정 능력이 영원히 감소하고 정소암에 걸릴 위험도 있다. 온천에 40분 이상 입욕하면 일주일 후에는 정자 생산능력이 저하되고 신혼여행 커플의 성행위가 신통치 않았다는 이유로 더운 물에 너무 오래 있었기 때문이라고 보는 학자도 있다. 정소가 정자를 능률적으로 만들어 내기 위해서는 음낭이 항상 체온보다 4~5도 낮아야 한다. 두 개의 정소는 큼직한 포도알 모양의 타원형으로 각각 길이 3.3㎝ 폭 2.5㎝ 정도이다. 정소의 정자생산은 사망 시까지 계속된다. 음낭은 여성의 대음순에 해당하는데 중요한 성감대의 하나이다. 또한 음낭은 인체중의 최급소이니 잘 보호해야 한다. 전희과정에서 남성들은 음경 다음으로 음낭를 만져주면 흥분을 느끼는데 요령껏 만지지 않으면 비명을 지르며 성감이 약화된다.

5-1-4 정소(고환)

정소는 15~20g정도 무게의 타원형으로서 음낭 속에 좌우 한 개씩 들어있다. 좌우의 정소는 여러 개의 정세관으로 구성된다. 정세관은 정자를 만들어내는 가늘고 긴 관인데, 그 안쪽이 써톨리세포라고 알려진 원주상피로 덮혀 있다. 이 써톨리세포의 영양과 지지아래 무수하게 많은 미숙한 정모세포는 성숙한 정자로 성장해 간다. 이를 위해 약 72시간이 필요하다. 이 정세관들은 집합하여 정소망을 형성하고, 다시 이것이 5~7개의 수출관에 연결되어 이를 통하여 부정소에 연결된다(그림 3-14).

정세관과 정세관 사이에 레이디히세포가 있는데 이 세포는 황체화호르몬(LH)의 자극으로 남성호르몬인 테스토스테론을 분비한다(그림 3-15). 이 호르몬은 제 1차 성징과 제 2차 성징의 발달에 큰 역할을 한다. 정소에서 정자를 생산하여 저장해 주지 않으면 성욕이 일어나기가 힘드니 정소도 중요한 존재이다.

5-1-5 부정소(부고환, 정소상체)

좌우 정소의 가장자리를 따라 새끼줄 모양으로 붙어 있는 것이 부정소이다. 부정소는 정소를 꼭대기부터 감싸며 내려가 정소 아래의 뒤편에서 정관과 연결된다. 부정소 내부는 코일 형태의 관으로 되어 있다. 정소에서 갓 만들어진 정자는 정소망과 정소수출관을 타고 부정소로 간다. 이때 정자는 아직 수정 능력이 없다. 정자는 정소를 떠나 일련의 가느다란 관인 부정소으로 들어간다(부정소의 길이; 18m). 부정소를 지나는 정자는 충분히 성숙하여 수정 능력을 얻는다.

5-1-6 정관과 사정관

좌우의 부정소에서 요도까지 이어지는 관으로써, 직경이 약 3㎜, 길이가 약 40㎝이다. 부정소에서 나온 정자는 정관을 통해 이동한다. 복강 속에서 정관은 그 끝부분이 정낭으로 연결된 배설관과 합쳐진다. 배설관과 합쳐진 정관은 방광 근처에서 약간 굵어지다가 그 끝은 가늘어진다. 이 가는 부분을 사정관이라 한다.

5-1-7 저정낭과 전립선

정관에 붙어 있는 주머니가 저정낭이다. 여기서 분비물을 내어 정자와 섞이게 된다. 정액이 투명한 젤리 형태를 하고 있는 것은 이 정낭에서 나오는 분비물이 섞이기 때문이다. 남성에게 정소 말고도 중요한 생식기관이 ***전립선(前立腺, prostate)***이다. 직장 밑에 있는 밤톨 크기의 자루인데, 방관경부로부터 요도를 뒤로 감싸듯 위치해 있다. 이 전립선이 분비하는 스페르민이라는 물질은 유백색이며, 마로니에 꽃향기와 유사한 정액 특유의 냄새를 갖고 있다. 이 전립선 분비액과 정낭 분비액이 합쳐져서 정액이 된다. 항상 요의를 느낄 때는 이 전립선이 병적으로 비대해진 경우를 상정할 수 있다. 전립선에 영향을 미치는 질병은 대부분 요도에 영향을 미칠 수 있다.

5-1-8 카우퍼(Cowper)선

전립선 밑에 있으며 음경근부에 있는 요도의 일부분이 마치 싹튼 것처럼 붙어 있으며, 요도구선(球線)이라고도 한다. 사정에 앞서 무색 투명한 분비액의 윤활작용에 의해 귀두가 젖게 되어 성교가 원활히 이루어질 수 있게 된다. 카우퍼선액은 전연 나오지 않는 남성, 조금 나오는 남성, 여성의 분비액만큼은 아니지만 상당히 나오는 사람 등 차이

그림 3-16 여성의 외부, 내부 생식기관.

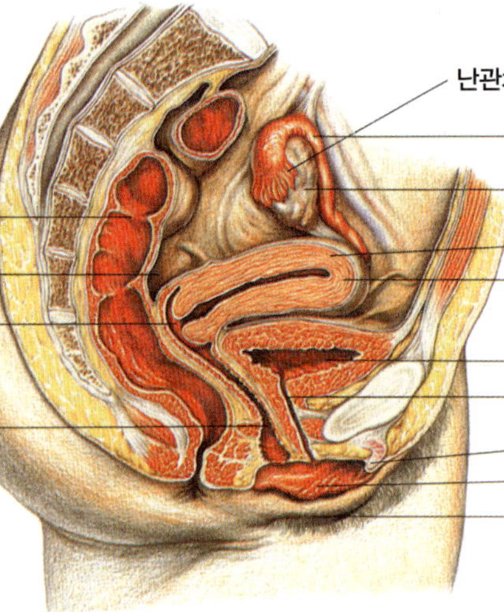

가 많다. 10대 때는 이 분비액이 나오지 않아 걱정하거나 카우퍼선액과 정액을 구분 못하는 경우도 있다.

5-2 여성의 생식기관

여성의 생식기관은 남성에 비해 외부로 나타나는 기관이 아니지만 규칙적인 생리기능과 태아를 임신하는 기능을 가지고 있어 다양하고 복잡한 구조를 지니고 있다. 여성의 생식기관은 외부생식기(external reproductive organ)와 내부생식기(internal reproductive organ)로 구분한다(**그림 3-16, 3-17**).

5-2-1 치골구(mons pubis)

치골구는 치골의 윗부분에 위치한 지방질 조직이다. 음모가 나 있는 부분을 위에서 눌러 보면 딱딱한 뼈가 치골인데 이 치골의 곡선을 따라 최하 단에 있는 치골결합(symphysis pubis)부 전면에 위치하며 지방조직이 덮인 완만한 둔덕을 치골구라고 한다. 바로 누워 보면 치골구는 약간 볼록하게 솟아 있으며 표피가 음모로 덮여 있고 지방조직으로 두툼하게 구성되어 있어 골반을 보호하는 작용을 한다.

5-2-2 대음순

치골구 밑에서 항문직전까지 부드럽고 주름 잡힌 피부와 갈라진 곳

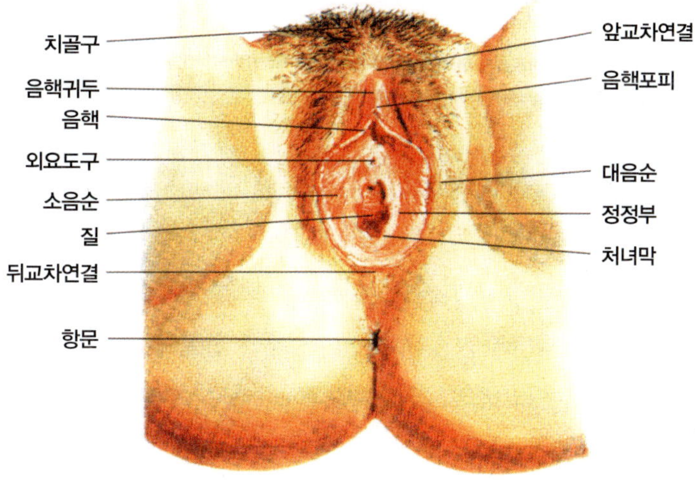

그림 3-17 여성의 외부 생식기관.

을 대음순이라고 한다. 이것은 치골구 하단에서 회음까지 좌우에 길게 융기된 지방조직으로 겉은 검게 착색된 피부로 덮여있다. 이 부분은 지방조직, 한선, 지선, 신경말단이 분포되어 있는 두 개의 피부주름이다. 대음순은 여성이 성적으로 흥분한다든가 두 다리가 벌어져 있지 않는 한 합쳐 있으며 평상시 요도구와 질입구를 부드럽게 감싸 보호한다. 대음순은 피하에 지방조직이 발달되어 있으며 성교 시에 ***충격의 흡수대(衝擊吸收帶)*** 역할을 한다. 여성의 성적 흥분이 고조되면 결합조직이 충혈하기 쉽게 되어 대음순이 보다 두꺼워진다. 양음순을 벌릴 때 끝부분에 약간 융기되어 보이는 부분을 후음순소대라고 한다. 대음순의 외측 면에는 곱슬곱슬한 음모가 많이 나있고, 내측 면에는 훨씬 적게 나거나 거의 없다. 대음순을 구성하고 있는 구성성분은 지방조직으로 얇은 근막을 포함하고 있다.

발생학적으로 말하면 대음순은 남성의 음낭에 해당된다. 따라서 대음순도 음낭과 같이 색소침착(色素沈着)이 심하다. 젖꼭지가 검어지면 대음순도 검어진다는 말이 있지만 대음순 표피의 색소침착의 경우, 무시할 수 없는 것은 유전적 요인이다. 예를 들면 남성의 음낭은 개인차는 있지만 거의 모든 사람에게 색소침착이 인정된다. 학자들 중에는 대음순 표피의 색소침착에 유전적 요인이 상당히 영향을 주고 있다고 주장한다. 이 유전적 요소에 임신 등 후천적 요인이 가해져 대음순의 색깔이 결정된다고 생각하는 것이 현재까지의 통설이다.

5-2-3 음모

사춘기부터 치골구에 음모가 자라게 된다. 음모는 부신과 난소에서 약간 분비되는 남성호르몬의 자극을 받아 발육한다. 모근(毛根)조직에는 개인차가 있으므로 배꼽 밑에서부터 항문까지 짙게 나는 사람도 있는가하면, 치골구 위에만 듬성듬성 나는 사람도 있다. 대개 유전적 요소에 영향을 받으므로 다른 사람과 비교하며 고민할 필요는 없다. 그러나 20세가 됐어도 음모가 한가닥도 나지 않은 경우는 무모증일 수가 있으므로 전문의의 진찰을 받을 필요가 있다. 이는 단지 털이 없어서 문제가 되는 것이 아니라 생식기에 다른 이상이 겹쳐 있는 경우가 많기 때문이다.

현대 의학으로도 음모의 기능은 확실히 알려진 바가 없다. 그러나 이론상으로는 인간이 옷을 벗고 살던 시대에는 음모가 페로몬(성행위를 위해 상대편을 유인하는 물질)역할을 하였거나 ***수정 가능한 여성으로 성장하였다는 표시 역할***을 했을 것이라고 추측하고 있다. 음모는 표시적 기능만 하는 것이 아니라 음모 밑의 음모근이 자극되어 열을 발산함으로서 외음부를 ***보온(保溫)***하여 성적 쾌감을 높여준다. 음모는 외음부의 온도를 일정하게 보존시키며 외음부에 분포하고 있는 혈관 주위의 온도를 일정하게 유지한다. 성적흥분이 있을 때에는 혈관의 확장이 계속 유지되어서 혈액이 그곳에 충분히 모이게 됨으로 외음부의 질 속을 따뜻하고 부드럽게 해주는 역할을 한다. 외음부에 음모가 없다면 남성의 치골부가 여성의 노출된 치부위에 타격을 주게 됨으로 쾌감을 감소시키게 될 것이다. 체모 없는 여인은 크림을 발라 피차의 피부에 손상이 가지 않도록 만 한다면 별 문제는 없을 것이다.

5-2-4 소음순

대음순 내부에 있으며 음핵을 덮는 모양으로 시작되어 요도구와 질구를 좌우로 감싸는 모양의 긴 주름으로 뒤쪽은 회음 부분까지 뻗어있다. 소음순은 검게 착색되며, 멜라닌 색소에 따라 개인마다 색깔의 차이가 난다. 소음순 두 개의 피부주름은 대음순보다 엷고 체모나 지방조직을 가지고 있지 않으나 보다 많은 신경말단이 분포되어 있다. 소음순을 덮고 있는 피부에는 모낭(hair follicle)이 없고, 많은 피지선이 분포하고 있다. 외부자극에 민감하게 반응하여 성적인 자극을 받으면 소음순은 팽창하게 된다.

소음순의 크기는 사람에 따라 많은 차이가 있기 때문에 너무 작거나 크다고 고민할 필요는 없다. 대음순보다 앞쪽으로 돌출되어 있는 경우가 있으나 비정상은 아니다. 지나친 돌출 자체를 고민하는 여성도 있는데 파트너에게 하등의 괴로움이나 불쾌감을 주지 않는다. 대음순과 같이 색소침착 때문에 점차 갈색을 띠게 된다. 어떤 학자는 '성교 경험이 많으면 소음순이 검어진다'고 한다. 그러나 대부분의 학자는 소음순의 색은 낳을 때부터 착색되어 있다고 한다. 소음순의 색은 연령에 따라 변하지 않으므로 40대의 여성이라도 핑크색의 사람이 있을 수 있다. 소음순의 색깔은 여성에 따라 다르며(핑크, 빨강, 보라 및 검정 모두 정상) 성적 흥분에 따라 변화하기도 한다(홍자색).

5-2-5 음핵과 음핵포피

클리토리스란 말은 희랍어로 '숨어 있는 것'이라는 뜻이다. 음핵은 원래 남성의 음경과 동일한 원리에서 형성된 것으로 작은 원추형의 발기성 기관이다. 직경이 6~8 mm 정도인 음핵은 기능적으로 유일하게 ***성적인 쾌감만을 위해 존재하는 기관***으로 성적인 자극에 민감하게 반응한다.

음핵을 싸고 있는 음핵포피는 음핵의 보호역할을 하고 있다. 만일 여성의 음핵이 포피의 보호 없이 노출되어 독립하고 있다면 아마 여성들은 승마를 하거나 자전거, 사이카 등을 탈 수 없을 것이다. 가령 탄다고 하더라도 민감한 부분이 자극되어 사고를 내고 말 것이다. 이것은 흥분상태로 주변의 위험에 대처할 수 없기 때문이다. 음핵에 음핵포피가 있기에 여성들은 일상적인 가사나 일을 할 수 있는 것이다. 성적 자극과 흥분상태에 이르면 이 포피가 벗겨지면서 음핵이 노출된다.

5-2-6 외요도구

외요도구는 음핵 바로 아래에 있다. 방광에서부터 이어져 있어 여기에서 소변이 방출된다. 평상시에는 요도구에 요도괄약근이라는 근육이 입구를 막아 소변이 새나가지 못하도록 하지만 배뇨 때가 되면 배뇨반사신경의 작용으로 이 근육이 느슨해지면서 소변이 방출된다. 출산 직후나 자궁과 난소의 수술 직후에는 이 괄약근이 느슨해지기 쉬워 재채기나 웃음과 같은 사소한 복압으로도 소변이 새는 일이 있다. 이것은 자연히 치료된다. 여자들 중에는 질구와 요도구가 독립되어 있다는 것을 모르는 사람도 있다. 외요도구는 성병을 유발하는 임균의 잠복처가 되며, 절제하거나 파괴 이외의 방법으로는 치료가 잘 안 되는 경우가 있다. 이외에도 감염의 후유증이나 낭종성 비대로 인해 요도하게실이 생기기도 한다. 남성에 비해 요도의 길이가 짧고 외부에 노출되어 있어서 감염되기 쉬우므로 청결하게 유지해야 한다.

5-2-7 전정부(vestibule)

전정부는 음순을 양쪽으로 벌릴 때 그 사이에서 보이는 주상와(배 모양)로서 이 안에 질입구(vaginal orifice)가 보이고 전방에 요도입구(vaginal meatus)가 보인다. 결혼하지 않고 성관계가 없었던 여성의 질입구는 처녀막(hymen)에 의해 부분적으로 폐쇄되어 있는데 이는 양면이 중층편평상피(stratified squamous epithelium)로 된 다소 견고한 결체조직의 막으로 되어 있다. 처녀막은 다양한 형태로 나타나는데 윤상(annular form)과 반월형(crescentic form)의 모양이 가장 흔하며 사상(cribriform 또는 sievelike)을 보이는 경우도 있다. 비정상적인 경우로는 매우 드물지만 질입구가 완전히 폐쇄되는 처녀막폐쇄증세(imperforated hymen)가 있을 수도 있는데 이 경우 생리 시 생리 혈이 밖으로 흘러나오지 못해 주기적으로 아랫배에 통증을 느끼게 된다. 이러한 경우 산부인과 전문의에 의해 수술적으로 막힌 처녀막을 살짝 절개해 주면 정상적으로 생활할 수 있다.

5-2-8 외음질선(vulvovaginal gland)

외음질 혹은 바르트린선은 소엽성 포도방상선으로 질구의 양측 아래쪽에 개구하며 이선은 회음부 내에 깊숙히 위치하고 요생식격막의 하근막과 인접한 위치에 있다. 이곳은 임질이나 기타 감염성 질환이 자주 발생하는 곳인데 바르트린선에 염증이 감염되면 바르트린선이 막히게 되어 바르트린낭종이 생기게 된다. 바르트린선의 기능은 특히 성교 시에 성적흥분으로 질입구와 질강의 윤활을 위해 점액을 분비시키는 기능을 한다.

5-2-9 난소

좌우의 난관 아래에 달려 있다. 크기는 엄지손가락 첫마디 정도의 타원형인데 회백색의 표면이 울퉁불퉁한 장기이다. 난소의 크기는 연령에 따라 다르나 성인의 길이가 2.5~5㎝, 넓이 1.5~3㎝, 두께 0.6~1.5㎝의 크기이며 폐경기 후에는 작은 콩보다 약간 큰 정도로 작아진다. 태아기 때부터 이 조그만 난소 속에 이미 수백만 개의 미성숙한 원시난포(그라프세포)가 자리 잡고 있다(그림 3-11). 하나의 원시난포 속에는 한 개의 난자가 들어 있다. 사춘기가 되면 하수체의 성선 자극 호르몬의 작용을 받아 원시난포는 무럭무럭 크게 된다. 이때 난포는 난포호르몬을 분비한다. 이것이 완전히 성숙되었을 때 직경 2~3㎜의 난포막이 있는 성숙난포가 된다. 배란기가 되면 이 성숙난포의 표면이 파괴되어 하나의 난자(0.2㎜)가 생겨난다. 이를 배란현상이라고 한다. 배란이 일어난 후 난포는 황체가 되어 황체호르몬을 분비하면서 서서히 위축되어 간다. 자세한 것은 월경의 구조항목에서 살펴보자. 이러한 배란현상은 일반적으로 28일을 주기로 반복된다. 여성이 12세에 배란을 시작하여 50세에 중지한다면 그 사이에 약 500개의 난자가 배란되는 셈이다. 원시난포로 존재하는 나머지 수백만 개는 햇빛도 보지 못한 채 퇴화되어 소실되는 것이다. 한편, 배란에 의해 생겨난 난자는 난관체부의 섬모에 제대로 잡히면 그대로 난관을 통해 자궁으로 운반된다. 그 중간에서 수정이 일어나지 않으면 질 밖으로 배출되고 만다. 난관체부의 움직임에 제대로 잡히지 못한 난자는 복강에서 그대로 위축되어 흡수된다.

5-2-10 난관

난관은 근육으로 된 관인데 자궁의 간질부(間質部)에서 양쪽으로 난소까지 뻗어 있으며, 난소의 배설관 역할을 하고 있다(**그림 3-18**). 즉 난관은 난자를 자궁 강으로 운반해 주고 있는 것이다. 난관은 원통모양으로 되어 있으며 길이는 보통 8~14㎝정도이고, 2층의 근육으로 되어 있는데, 내층은 윤상근층이고 외층은 종축근층이다. 또 난관의 겉은 복막으로 덮여 있고 속은 점막으로 되어 있는데, 난관점막은 상피에 섬모가 있어서 이 섬모의 운동과 연동운동, 그리고 호르몬의 영향으로 인한 난관의 수축운동에 의해 난자를 자궁으로 운반한다. 난관

그림 3-18 여성의 내부 생식기관.

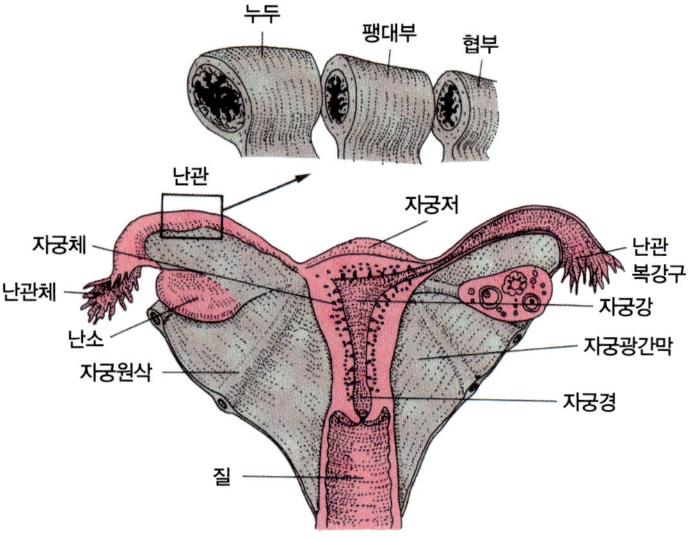

은 자궁에 가까운 쪽에서부터 난관간질부(間質部), 난관협부, 난관팽대부로 나뉘어지며, 복부를 향한 나팔모양 또는 말미잘 모양을 한 부분을 난관채부(菜部)라고 한다. 난관 내막은 섬모상피(털같은 섬세한 돌기)로 덮혀 있는데, 이 상피가 항상 자궁 방향으로 파도치고 있다. 이 흐름을 타고 난자는 자궁으로 실려가는 것이다. 자궁 내로 가는 도중에 난자와 정자가 만나게 되면 수정이 이루어진다. 여기서 만들어진 수정란이 자궁에 도달하면 착상되어 임신현상이 일어난다. 자궁에 제대로 도달하지 못한 채 난관에서 수정란이 세포분열을 하게 되면 자궁외 임신이 되고 만다.

5-2-11 자궁

질을 더 안쪽으로 거슬러 올라가면 자궁이 있는데 자궁은 골반 속에 보호되어 있다. 바로 앞에는 방광이 있고 바로 뒤에는 직장이 있어 이 양자 사이에 끼어 있는 서양배 모양의 장기이나, 폐경기에는 위축된다. 길이는 8㎝, 두께는 3㎝의 평활근벽으로 이루어진 자루형태로서 내강이 7㎝, 무게는 약 50g정도이다(**그림 3-19**). 팔을 양쪽으로 펼친 형태로 난관이 붙어 있다. 근육기관인 자궁은 비어있을 때는 접혀져 있다. 그 내부의 움푹한 곳은 자궁내막이라고 하는 조직으로 채워져 있는데, 이것은 월경주기 때마다 규칙적으로 자라나서 몸 밖으로 흘러나온다. 자궁은 아기가 자라나는 곳이다. 임신한 여성을 보면 자궁이 믿을 수

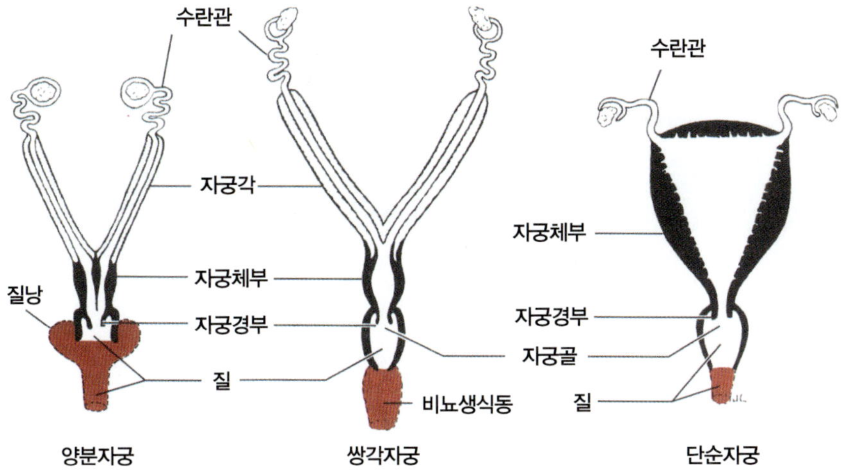

그림 3-19 여러 동물의 자궁의 형태.

없을 만큼의 크기로 늘어난다는 것을 알 수 있다. 그러나 출산 후에 자궁은 원래 크기로 돌아간다. 조그만 장기이지만 여성의 성기 중에서는 대단히 중요한 것이므로 자세히 나뉘어져 각기 명칭이 붙어 있다. 저부(tundus), 체부(corpus), 경부(cervix), 자궁내막(endometrium) 등이다.

5-2-12 질

질은 신축성을 갖는 구조로 평상시에는 점막이 상하로 굳게 닫혀 있어서 물속에 들어가도 물 한 방울 들어가지 않는데, 성감이 고조되어 음경을 받아들이고 싶은 욕망이 생기면 열리고 음핵을 자극받으면 자동적으로 열린다. 질은 질구에서 내부를 향해 터널 형태로 이어져 자궁경부까지 이르는 길이 7~8㎝인 기관이다. 내부는 무수한 주름이 있는 신축성이 큰 점막으로 쌓여 있다(**그림 3-20**). 질 점막은 만져보면 대단히 부드럽지만 조직학적으로는 아주 질겨서 성교 시의 왕복운동이나 생리대 삽입시의 마찰에도 잘 견딜 수 있다. 문질러 보면 부드럽지만 딱딱한 음식을 먹어도 상처를 입지 않는 입 속의 점막과 유사하다. 질의 내벽은 세 겹의 층으로 되어 있다. 첫째 층은 '점막' 혹은 질의 내면이다. 점막은 매우 두껍고 주름이 아주 많다. 여기서는 여성의 호르몬 변화에 따라 여러 가지 종류의 체액이 분비된다. 질 벽은 주름이 많은 근육성의 조직으로 되어 있으며 그 근육의 대부분은 불수의근이다. 따라서 질을 의식적으로 조작할 수는 없다. ***질의 기능은 음경을 받아들이고 정액을 보유***하여 자궁으로 이동하게 한다.

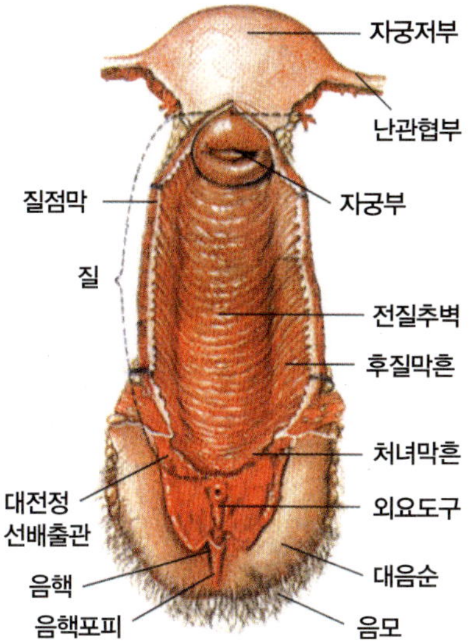

그림 3-20 질의 내부.

여성기도 다른 피부와 같이 때가 나온다. 때가 끼기 쉬운 곳은 대음순과 소음순 사이의 홈이 있는 곳이며 음핵이다. 청결하게 한다고 해서 비누를 묻혀 박박 밀면 좋지 않다. 대음순 표면은 그래도 괜찮으나 소음순 안쪽에서부터는 피부가 아니고 점막으로 되어 있으므로 비누의 알카리성에 상처를 입기 마련이다. 깨끗하고 따뜻한 물로 끼얹고 가볍게 씻는 정도가 좋다. 질속은 씻지 않아도 된다. 질에는 '자정작용'이 있기 때문이다. 금방 태어난 여자 아이의 질 내는 균이 없지만 생후 1~2일이면 데이델라 인간 균이 번식하기 시작한다. 이 균이 질 상피세포 내의 글리코겐을 이용하여 유산을 만들어 내기 때문에 질속은 항상 유산의 강산성(PH 4.6 ~ 5.0)으로 유지되고 있다. 이것이 외계로부터의 세균침입과 번식을 막아주고 청결을 유지하게 한다. 난포호르몬이 감소할 때, 항생물질의 사용으로 데이델라 인간 균이 감소했을 때, 질의 산성도가 약해졌을 때, 회음의 상처 등으로 세균이 침입했을 때, 질 내를 불필요하게 세정했을 때, 당뇨병, 갑상선질환, 암 등 소모성 질환에 걸렸을 때, 질 내에 생리대를 비롯한 이물을 삽입했을 때, 각종 질염에 걸렸을 때에는 질의 자정작용이 약화되고 질 내용물에 많은 세균과 백혈구가 증가하여 고름과 비슷한 노란 분비물이 나온다. 이때는 산부인과에 가 보아야 한다. 백색 투명한 점액이나 우유빛의 점액이 나오는 건강한 여성의 질은 사람의 입안보다도 더 깨끗하다고 할 수 있다.

6절 포피와 포경수술

출생 시 귀두는 포피로 덮여 있다. 포피는 윗부분이 갈라진 피부 외피이다(**그림 3-21**). 유아기에는 이 갈라진 부분이 밀착되어 있으며 보통 뒤로 젖혀질 수 없다. 아이가 성장함에 따라 포피는 느슨해진다. 남성이 발기할 때, 포피는 귀두가 충분히 노출될 수 있게 완전히 뒤로 벗겨진다. 포피의 기능은 귀두 부위의 피부는 극도로 민감하므로 포피가 보호한다.

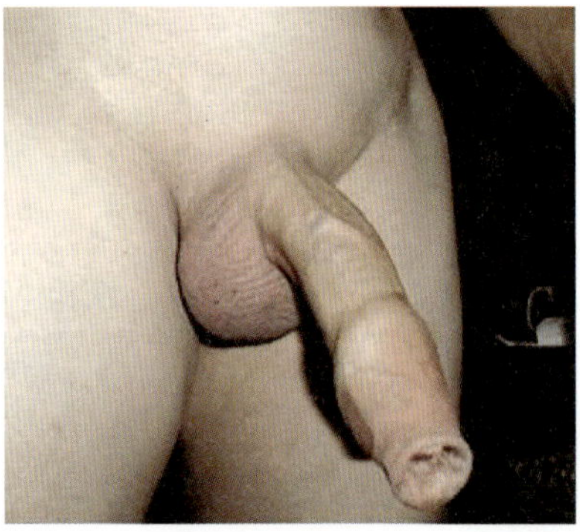

그림 3-21 포경 음경.

포경수술(包莖手術)이라는 것은 이 포피를 제거하는 수술이다. 포경수술에 관하여 현재 찬성하는 경우와 반대로 포경수술의 불필요를 주장하고 있다. 찬성하는 경우는 포피 아래 있는 작은 구멍들에서 희고 연한, 치즈 비슷한 치구(smegma)라고 불리는 물질을 방출되는데

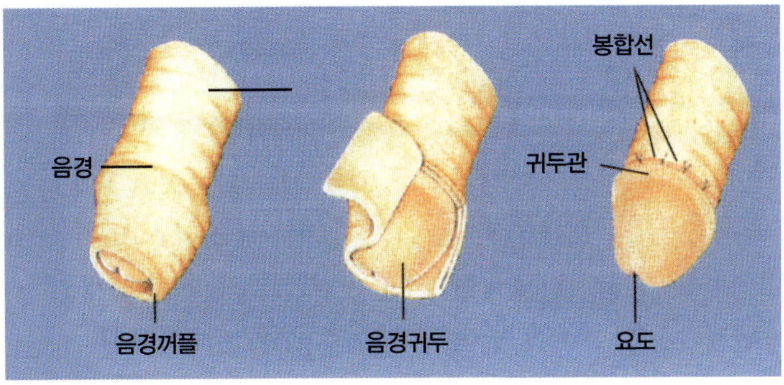

그림 3-22 포경수술.

포경수술을 하지 않은 남성의 경우, 이런 치구들이 잔뜩 끼면서 감염될 가능성이 있다는 것이다. 즉 여성의 자궁에 감염이 되어 자궁경부암이 유발 될 수 있으므로 제거하여 균의 서식을 방지하는데 의의가 있다고 주장한다. 유대교와 이슬람 문화권에서 포피는 항상 할례라고 하는 절차를 통해 외과적으로 제거된다. 이 민족들은 자궁경부암에 걸리는 확률이 타 지방보다 낮게 나타난다. 반대의견은 남성은 나이가 들면서 이 포피가 벗겨지는 경우도 있다. 그러나 태어나자마자 제거하는 것은 불합리하며 감염물질도 청결을 유지한다면 큰 걱정이 없다는 것이다. 포경수술의 찬반양론은 모두 타당성이 있으나 매일 청결을 유지하기 힘든다는 이유로 포경수술을 하는 경향으로 나아가고 있다.

포경수술한 남성의 귀두 표면은 하지 않은 남성의 그것보다 점차로 거칠고 둔감하게 된다는 이유 때문에, 사람들은 포경수술이 성 능력에 영향을 미쳐 사정을 지연시킨다고 믿는 사람이 많다. 그러나 오르가즘의 경로나 신경의 전달 등을 고려할 때 이러한 주장은 심리적인 측면에서 보면 타당성이 있으나 실제의 경우와는 다르다. 포경수술로 쾌감이 감소했다는 사람도 있으며 반포경이 성적쾌감을 더 느낄 수 있다는 조사 보고도 있으나 완전포경은 반드시 수술을 하고 결혼을 해야 한다. 포경수술의 과정은 **그림 3-22**에 나타내었다.

7절 동정과 처녀막

7-1 동정

남자의 동정에는 대체로 세 종류가 있다. 첫째로 자연 발생적 동정이 있다. 어려서부터 엄격한 종교적 가정, 보수성이 강한 가정에서 자라온 결과 성에 눈을 뜰 무렵이 되었어도 성욕을 함부로 발산하는 것은 비천한 행위이며 금욕을 하는 것이 고상한 인격자라고 생각하는 타입이다. 이런 사람들 중에 결혼 후에도 성교 때 사정을 할 수 없거나 성적 불능 현상을 나타내는 수가 많다. 두 번째는 우발적 동정이다. 친구들에게서 자위행위를 안 배웠거나 성을 사용할 기회를 얻지 못해 결혼 때까지 동정을 지킨 타입이다. 결혼 초 성생활에 다소 서투른 면이 있을지 모르나 시간이 지나고 경험을 쌓게 되면 쉽게 남자 구실을 할 수 있다. 마지막은 주체적 동정이다. 자위행위 방법도 알고 사창가에 가고 싶은 욕망이 일어나는 때도 종종 있었고 사귀는 여성과 러브호텔에 갈 수 있는 기회도 있었지만 자기 나름의 뚜렷한 주관이 있어서 결혼 때까지 괴로움을 참아가며 동정으로 지내는 주체성이 강한 타입이다.

7-2 처녀막

질 입구를 덮고 있는 조그마한 막이 처녀막이다. 다른 동물에는 없고 인간의 여성에게만 있는 특유한 것으로 처녀막의 의학적, 생물학적 역할에 대해서는 아직 밝혀지지 않고 있다. 처녀막은 첫 번 성교에 의해 파열되고 분만 후에 그 흔적만이 남게 되지만 성교의 경험이 없어도 스포츠나 생리 때의 삽입식 생리대 사용 등으로 파열되는 수가 있다. 따라서 첫 성교 때 처녀막 파열로 인해 반드시 출혈이 있을 경우나 심한 통증이 따른다는 것도 성급한 단정이다. 사람에 따라 출혈량이 차이가 있고 첫 경험이면서도 전혀 출혈이 없는 경우도 드물지 않다. 그뿐 아니라 의술의 발달로 처녀막 재생이 손쉽게 이루어질 수도 있으므로 외견상 처녀막 유무로 첫 경험자냐 아니냐를 가린다는 것은 올바르지 못한 결정이다. 고통 수반은 성지식의 무지로 나타나는 경우가 있

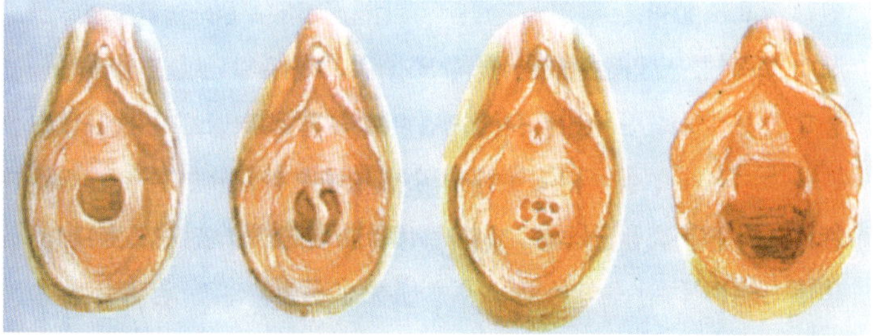

그림 3-23 처녀막.

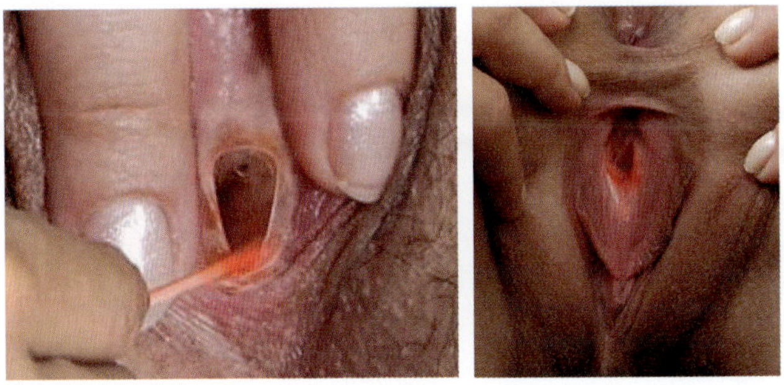

그림 3-24 처녀막의 형태.

으며 여성에 대하여 잘 알지 못하여 성행위의 성급함 때문에 나타난다. 여성에 있어서 첫 번째 성교가 그 후의 성생활에 적지 않은 영향을 미치므로 남성의 세심한 배려가 필요하다.

과거의 여성들은 활동이 적어 상식적인 파열이 용이하게 일어나지 않았지만 현대여성의 과격성은 파열이 일어날 수도 있게 되었다. 따라서 처녀성의 상징은 잘못된 생각이다. 처녀막의 형태는 매우 다양하며 종류도 많다(**그림 3-23**). 윤상 처녀막은 질 입구 주위에 분포하며 중격 처녀막은 질 입구를 횡단하여 분포한다(**그림 3-24**). ***사상판 처녀막은 망상구조로 되어 있어 파열이 용이***하게 일어난다.

4 생명현상

1. 임신의 성립 2. 피임 3. 임신(pregnancy) 4. 출산(분만, birth, delivery)
5. 산욕기와 모유 6. 불임증세 7. 유산(ABORTION)

임신이란 여성이 일생동안 겪는 여러 가지 경험 중 매우 의미 있고, 창조적인 업적이라고 말할 수 있다. 여성이 임신을 하게 되면 감정이 다양화되고 그 변화가 심해져서 아주 황홀한 기쁨이 나타나거나 더러는 심각한 우울증세까지도 나타날 수가 있다. 임신은 여성 자신뿐만 아니라 남편과 기타 가족 간의 관계를 더욱 긴밀하고 돈독하게 하는 계기가 된다. 그러나 간혹 신혼부부나 원만치 않는 결혼 생활을 하는 부부사이에서는 임신이나 아이의 출생이 귀찮은 존재의 출현이나 결혼생활의 방해물로 여겨지기도 한다. 피임이란 이러한 임신과정을 방어함으로써 성립된다. 생명현상과 관련된 출산 및 불임현상, 그리고 유산은 매우 중요한 과정이다. 사회에 만연되고 있는 미혼모의 출산 등이 나타남에 우리는 이들을 교육하고자하는 차원에서 임신과 피임에 대해 보다 정확히 알아 둘 필요가 있다.

1절 임신의 성립

임신이라는 것은 종족의 보존과 자손의 번식을 위한 첫 번째 과정이라고 말할 수 있으며 남성과 여성에게서 가장 중요한 기능이기도 한다. 임신은 수정과 착상의 과정을 거쳐 태아가 10개월 동안 자궁에 머물러 있게 되는 긴 세월과 복잡한 과정을 거치게 된다. 임신이 성립되려면 ***난자(卵子), 정자(精子), 나팔관(喇叭管), 자궁내막(子宮內膜)***의 네 가지 요소가 준비되어야 한다. 이 네 요소에 나타나는 다섯 가지의 현상으로 성립된다. 임신은 난자가 난소에서 떨어져 나오고***(배란, 排卵)*** 정자가 진입하는 것***(사정, 射精)***이 ***동시성(同時性)***을 이루어 난자와 정자가 만남이 나팔관에서 일어나며***(수정, 受精)*** 이 수정된 난자는 운동성이 없기 때문에 ***나팔관 운동(喇叭管 運動)***에 의해 자궁으로 이동되며 자궁의 내막이 부풀려있는 자궁내막의 요소가 성립되면 수정란이 뿌리를 내리는 것***(착상, 着床)*** 이라는 다섯 가지의 현상이 막힘없이 일어날 때 비로소 성립된다.

1-1 수정과 나팔관 이동

수정이란 생식세포인 정자와 난자가 만나서 합쳐지는 현상을 말한다. 정자는 질과 자궁을 거쳐 나팔관에 이르는데 15분 정도의 시간이 소요된다. 정액에 포함된 수억 개의 정자 중 난자까지 도달하는 정자의 수는 수백 개에 불과하다. 그 중 하나만이 여성의 난포에서 배란된 난자와 만나서 수정을 이룬다. 수정은 대개 나팔관에서 이루어지며 정자와 난자가 만나 이루어진 수정란은 나팔관을 따라 자궁으로 흘러 들어오는데 나팔관의 ***연동운동(蠕動運動)***과 나팔관내벽에 있는 ***섬모운동(纖毛運動)***에 의해 자궁으로 이동하게 된다. 수정란은 2, 4, 8, 16, 32 세포기로 계속해서 분열하여 세포의 수가 늘어난다. 수정 후 6 일이 지난 배아는 수많은 세포로 이루어진 배반포시기에 이르며 자궁에 다다르게 된다(**그림 4-1**).

1-2 착상

자궁은 난포자극호르몬과 황체호르몬의 작용에 의해 자궁내막 세포가 증식하여 두꺼워져서 10-12 mm정도의 층을 이루게 된다. 따라서 자궁은 배반포를 받아들일 준비를 해 놓은 상태가 되고 이러한 배반포가 자궁벽에 붙어서 묻히는 현상을 착상이라고 한다. 난자와 정자가 만난 후 여기까지 걸리는 시간은 ***약 1주***이다. 착상이 이루어졌을 때, 비로소 임신이 성립했다고 말할 수 있다. 임신이 이루어지면 황체로부터 ***프로게스테론(progesterone)***의 분비가 활발해지면서 임신을 유지할 수 있도록 한다. 그리고 며칠이 더 지나면 배반포의 일부와 모체의 자궁 내 조직 일부가 합쳐져서 ***태반***이 형성된다. 태반은 태아를 위해 모체로부터 받은 영양분을 공급해 주며 태아로부터 나오는 노폐물을 모체의 혈관계로 전달해주는 역할을 한다. 착상 이후에 태반조직에서 분비되는 융모성선자극호르몬은 황체를 존속 유지시켜 에스트로겐과 프로게스테론을 분비하도록 유도한다(그림 4-1).

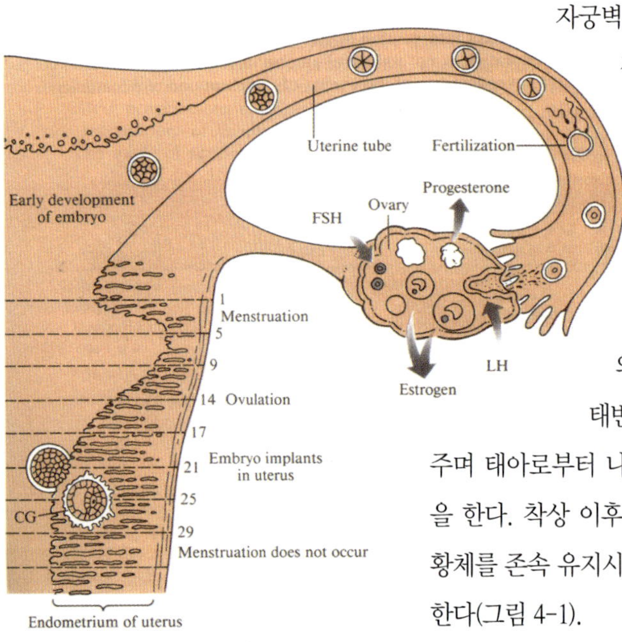

그림 4-1 배란, 수정 및 착상.

2절 피임

피임(contraception)이란 앞에서 언급한 임신의 성립과정을 정상적으로 일어나지 않도록 하여 임신을 피하는 방법이다. 여기에는 난자의 배란을 억제하거나 정자의 진입을 막기 위한 성교중단법, 질외사정법 등이 포함되어야 한다. 또 다른 방법은 정자와 난자가 합쳐지는 과정인 수정현상을 막는 것으로 배란과 사정의 동시성을 배제하게 된다. 호르몬에 의한 나팔관의 운동 억제도 중요한 과정이다. 난관은 수정란이 통과할 정도의 직경을 갖고 있다 따라서 난관의 운동이 저해된다면 정상적인 자궁으로의 이동이 안된다. 자궁내벽의 준비도 중요한 임신 성립과정인데 자궁 내 삽입 장치나 프로게스테론의 분비 저하로 인한 내막의 탈락현상 등으로 임신을 저해할 수 있다.

최근에는 여러 가지 방법에 의해 피임법이 개발되어 사용되고 있으며 피임법은 아주 오래 전 고대 이집트의 유적에서도 발견될 만큼 오랜 역사를 가지고 있고 방법도 다양하다. 현대사회 구조에서는 인구증가와 식량문제 등의 해결을 위해 피임을 통한 산하제한의 필요성이 강조되고 있다. 특히 여성들의 사회활동이 활발해져서 피임은 중요한

그림 4-2 각 피임의 실패율 비교.

pearl index: 피임 방법에 대한 신뢰성을 나타내는 지표로서 100명의 여성이 1년간 특정 피임방법을 사용할 경우 원하지 않는 임신이 일어나는 횟수

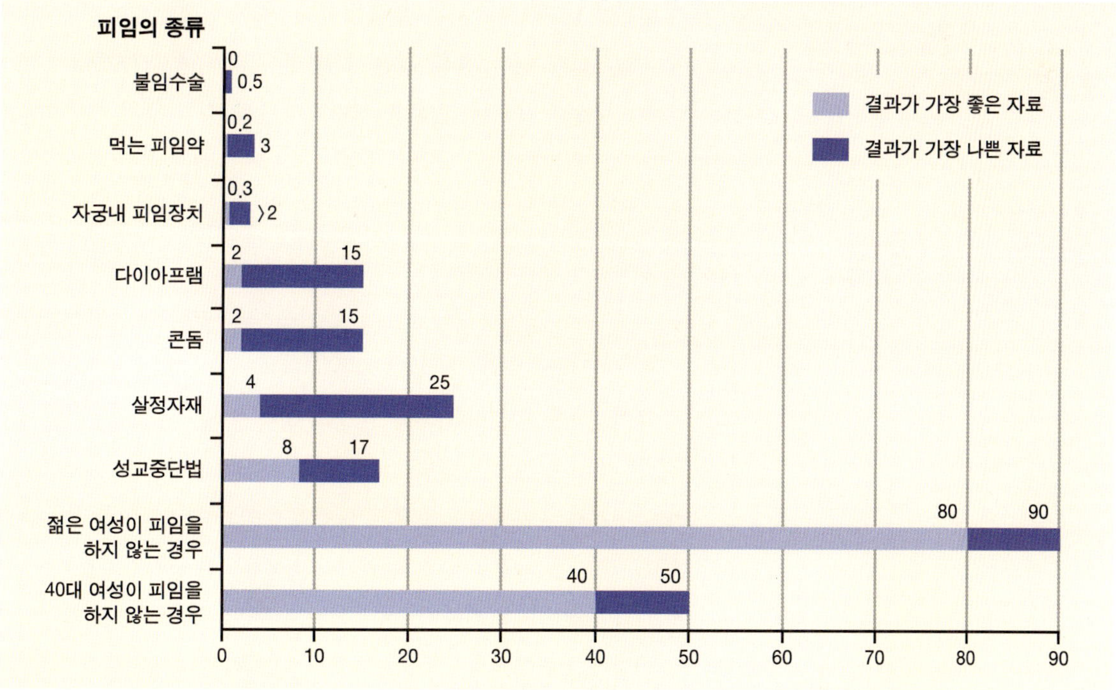

사회적인 문제가 되었다. 또한 무분별하고 책임 없는 성행위에 의해 생기는 임신 등은 사생아를 비롯하여 낙태를 유발하게 되므로 피임은 여성들에게 있어서 일생동안 해결해야 할 과제라 할 수 있다. 피임의 실패율은 ▮ **그림 4-2**에 도시하였다.

2-1 자연피임법

자연피임법이란 남성의 사정을 제한하거나 여성의 생리주기를 이용하여 배란기간을 적절히 피하는 방법이다. 일반적으로 여성들은 규칙적인 생리를 하기 때문에 이러한 방법을 쓰게 되는데 만약 불규칙적으로 생리를 하는 여성은 피임에 실패할 확률이 높기 때문에 자연피임법은 가능하면 이용하지 않는 것이 좋다.

2-1-1 성교중단법(coitus interruptus)

성교중단법(性交中斷法)은 정상적인 성교를 하다가 남성이 사정 직전에 질에서부터 음경을 이탈 시켜 사정을 하지 않는 방법이다. 이 방법의 피임성패는 완전히 남녀의 자제력에 달려있기 때문에 부부관계에서 얻을 수 있는 성적인 만족을 잃어버릴 수 있고 정신적으로 많은 부담을 안고 성교를 진행하게 되어 심리적인 문제를 가지게 되기도 하기 때문에 남자들에게 많은 부담을 준다. 또한 실패할 경우 임신에 대한 위험부담이 있다. 이와 같은 방법으로 ***질외사정법(膣外射精法)***이 있는데 남성이 음경을 질 외부로 이탈시킨 후 다른 부위에 사정하는 방법이다. 완전한 질외사정인 경우는 정자의 존재가 부정되므로 원칙적으로 임신이 될 수 없다. 그러나 사정한 정자의 운동성을 도와주는 질 입구의 사정은 실패할 수도 있다.

2-1-2 리듬조절법(rhythm control)

주기법 - 오기노(ogino)법 여성의 생리주기를 이용하여 배란기간 동안은 성교를 피하는 방법으로서 로마 가톨릭교가 공식적으로 유일하게 인정하는 자연피임법이다. 생리의 주기가 규칙적인 여성에게는 비교적 효과를 거둘 수 있는 방법이지만 불규칙한 생리주기를 가진 여성은 피임에 실패할 확률이 높다. 배란의 시기는 다음 생리일의 12-14일 이전이기 때문에 이 시기를 피해서 성교를 하는 방법이다. 대체로 배란일 전후 2-3일은 성교를 피해야 한다.

오기노법을 요약하면 첫째는 배란된 난자의 수정 능력은 24시간을 넘지 않는다는 것이고 둘째는 여성생식기내에서의 정자의 생존기간은 4일을 넘지 않는다는 것과 배란은 차기 생리 초기일부터 14일 전이 되는 날에 일어난다는 사실이다. 최근에 와서 난자의 수정 능력이 48시간 정도로 늘어나고 정자의 수명 또한 길게는 7일까지도 보고하고 있는 것으로 보아 임신가능 기간이 조금 더 늘어났다고 생각된다. 따라서 이러한 방법도 완전한 피임법이라고는 말할 수 없다(▮ **그림 4-3**).

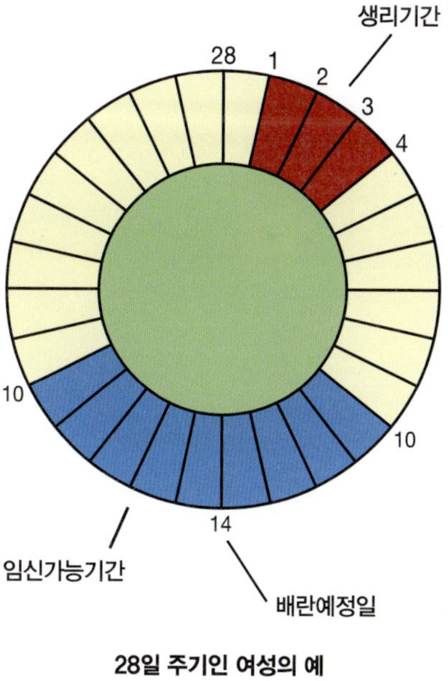

그림 4-3 오기노식 피임법피임법에서 사용하는 여성의 주기표.

기초체온법(basal body temperature : BBT) 배란이 시작되면 체온이 약간 떨어졌다가 상승하기 시작하여 배란이 끝나면 정상체온으로 돌아오고 임신이 되면 일정한 체온을 유지하는 현상을 이용하는 방법이다. 즉 여성이 기초체온을 매일 아침에 측정하여 그라프용지에 기록하여 배란이 되는 날을 알아내고 이날을 피하여 성교를 하는 방법이다. 일반적으로 이 방법은 불임환자에게 임신을 시키기 위한 방법 중 배란 날을 정하기 위해서 이용되는 방법이기도 하다. 여성이 아침마다 일정시간에 기초체온을 측정해야 하기 때문에 번거로움이 있고 잊어버릴 수가 있기 때문에 여성들의 노력이 필요하다(▮ **그림 4-4**). 측정하는 온도는 화씨를 사용한다(기초체온 97~98 도).

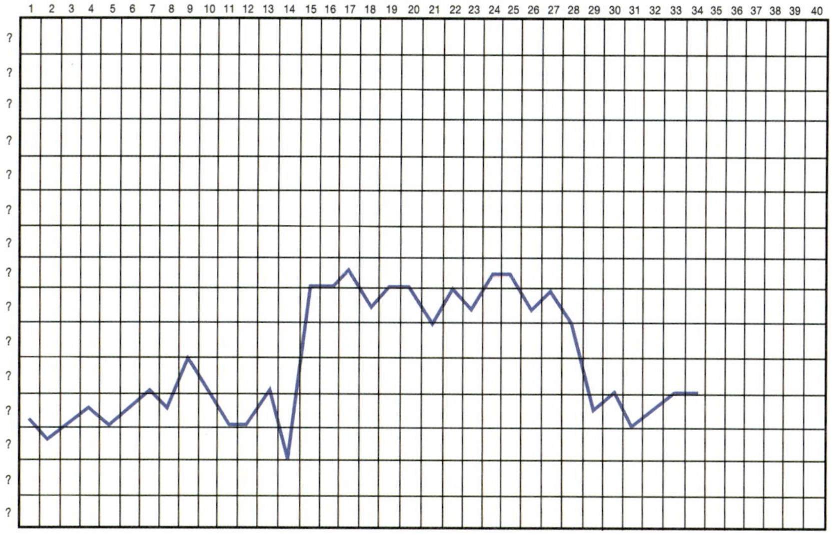

그림 4-4 기초체온표

V자 형태가 배란일이다.

경부점액법 배란주기에 따라 자궁경부에서 분비되는 점액의 탁도와 점도에 의하여 배란일을 측정하는 방법이다. 빌링스박사의 ***점액관찰 피임법(粘液觀察 避妊法)***으로 알려진 이 방법은 모든 여성은 생리가 끝나면 며칠 동안은 점액이 전혀 분비되지 않아 질 내부가 비교적 건조한 상태를 유지한다. 그러나 배란 수일 전부터 점액이 분비되기 시작하는데 초기의 점액은 흰색을 띤 끈끈한 접착성의 물질이나 점차 색깔이 엷어지다가 배란 24시간 전에는 달걀흰자와 같이 거의 투명하고 미끈거리는 점액으로 변한다. 그리고 배란 후에 흰색으로 되돌아가거나 혹은 점액이 더 이상 분비되지 않는다. 따라서 점액이 분비되기 시작하는 날부터 투명한 점액이 분비되는 날 다음의 3일간 정도를 피하면 만족할 만한 피임을 할 수 있다. 이 방법은 본인이 할 수 있는 것이 아니라 산부인과 전문의가 진찰을 통해 확인하여 알려주기 때문에 정상적으로 보편하게 사용할 수 있는 방법은 아니다.

2-2 기구이용 피임법

자연피임법은 종교적이나 사회적으로 보수적인 여성들 사이에서 많이 이용되고 있으며 이들 대부분은 성에 대하여 부정적인 시각을 갖거나 여성의 성이 남자에 대한 의무라고 생각하기도 한다. 대체로 최근에는 자연피임법보다 기구를 이용한 피임법과 경구피임약을 많이 사용하고 있다. 기구를 이용한 피임의 역사를 살펴보면 기원전 고대 이집트인들은 정자를 죽이기 위해서 악어 똥을 비롯한 살정제를 개발하여 사용하였고 여성의 질속에 여러 가지 소재를 집어넣어 정자가 죽거나 자궁으로 가는 통로를 차단하기도 하였다. 또한 양의 창자를 이용하여 남성의 성기를 싸는 기구를 개발하였고 계속해서 여러 가지 기구를 이용한 피임기구가 개발되었다.

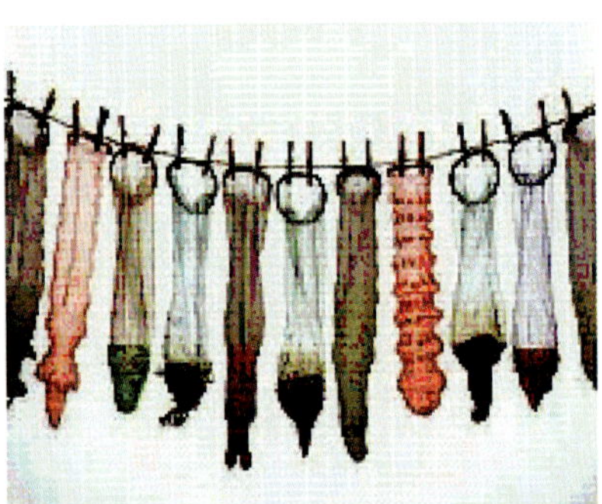

그림 4-5 다양한 콘돔.

2-2-1 남성용 콘돔(male condom)

남성들이 사용하는 피임법 중 제일 흔하게 사용되는 콘돔은 17 세기 영국에서 찰스 2세의 궁정의사로 있었던 콘돔에 의해 양의 창자에 향수를 뿌려서 만들어 사용하였다. 콘돔은 정자가 사정되어 질속으로 들어가지 못하도록 막기 위해서 남성 성기를 씌우는 기구이다. 원래의 목적은 성병을 방지하기 위해 사용되었으며 처음에는 어피나 양의 창자로 만들었으나 현재 사용되는 것은 ***라텍스고무***로 만들어진 것이다. 최근에는 콘돔이 자연적인 성교에서 느끼는 성적인 만족을 느끼게 하기 위해 감촉이 좋은 폴리우레탄을 이용해서 만든 제품도 있다(**그림 4-5**).

콘돔은 구조적으로 맨 끝에 정액받이라고 하는 작은 공간이 있는데 성교 시 사정된 정자가 이곳에 고이게 한다. 최근에는 콘돔내부에 살정제를 바른 것도 나오고 있으며 색깔을 다양하게 하거나 독특한 형태를 한 콘돔도 생산되고 있다. 콘돔은 착용법이 있는데 올바른 착용법은 먼저 정액받이내 공기압력이 있다면 사정력과 결부되어 찢어지기 쉽기 때문에 정액받이를 비틀어 ***공기압력을 제거(空氣壓力 除去)*** 한 다음 착용하여야한다. 또한 성행위하기 전부터 착용해야하는데 중간에 사용하면 질 액이 음경에 묻어있는 상태이기 때문에 쉽게 벗겨진다. 이를 지키지 않는다면 피임 실패율은 15%나 되는데 잘 지킨다면 2% 정도로 낮출 수 있다(**그림 4-6**). 좋은 방법이긴 하지만 콘돔은 완전한 피임법은 될 수 없다. 그러나 AIDS를 비롯한 전염성 성병의 확산을 예방할 수 있기 때문에 최근 들어 널리 권장되고 있다.

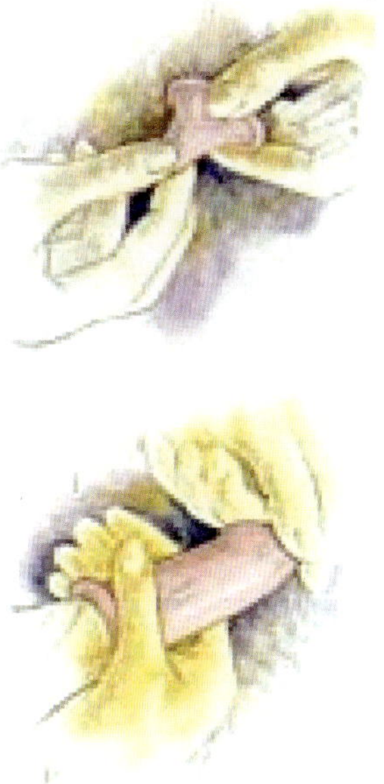

그림 4-6 콘돔의 착용법.
정액박이를 비틀어 공기압을 제거한 후 착용한다.

2-2-2 여성용 콘돔(femidom)

성병의 확산과 특히 AIDS의 전염을 예방하기 위해서 여성들이 사용할 수 있는 콘돔이 개발되어 왔다. 여성용 콘돔은 질 안 깊숙이 삽입할 수 있도록 내부에 링이 있는데 이것을 자궁경부에 끼고 질 밖까지 느슨하게 생긴 주머니모양의 여성용 콘돔은 성교직전에 삽입할 수도 있고 미리 넣어 줄 수도 있다(**그림 4-7**). 성교 시 주머니 모양의 열려진 끝이 질 밖으로 나와 있기 때문에 여기에 남성이 성기를 넣고 질 안에 삽입하면 정상적인 성관계를 가질 수 있다. 사정하게 되면 정자는 여성용 콘돔 내에 저장되게 된다. 여성이 능동적으로 피임에 참여할 수 있다는 의의성은 있으나 실용성이 떨어져 최근에 절판되었다.

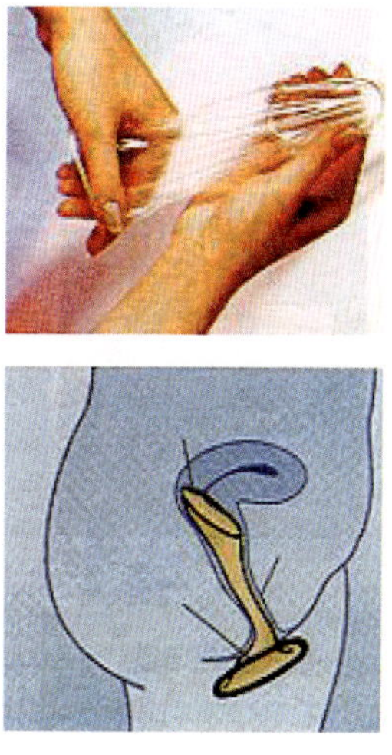

그림 4-7 여성용 콘돔.

2-2-3 피임용 질 격막(diaphragm)과 자궁경부 캡(cervix cap)

피임용 질 격막은 유연성이 강한 금속테에 얇은 고무막을 둘러놓은 돔 모양의 구조로 크기는 사람마다 차이가 나는데 보통 60 ~ 80 mm를 이용하며 자궁경부의 입구에서부터 질 내부 전체를 막아 정자가 들어

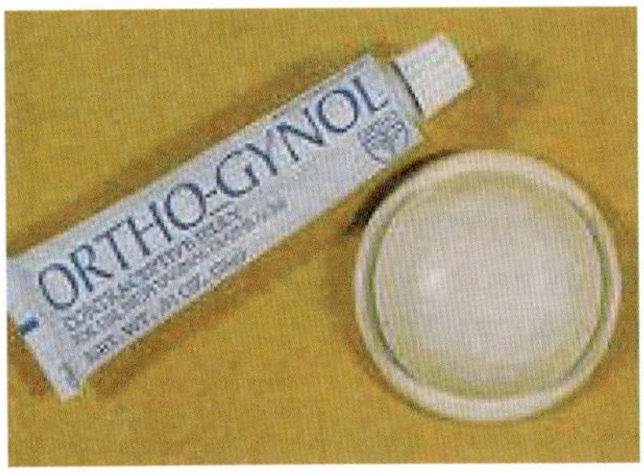

그림 4-8 캡.

가는 것을 방지한다(**그림 4-8**). 완전하게 정자를 죽이기 위해서 피임용 질 격막 내에 살정제 크림이나 젤리를 함께 사용할 것을 권하고 있다. 자궁경부 캡은 피임용 질 격막과 같은 기능을 하지만 모양이 다르다. 캡이 작고 자궁경부에 꼭 맞게 되어 있기 때문에 정자가 자궁경부 입구를 통과하지 못한다(**그림 4-9**).

피임용 질 격막과 자궁경부 캡은 생리기간에는 사용할 수 없고 사용 시 몸에 꼭 맞아야 하기 때문에 반드시 의사를 찾아가 자신의 크기를 알고 사용하는 것이 중요하다. 경구 피임약을 사용할 수 없는 여성의 경우에는 피임용 질 격막도 좋은 피임방법이다.

2-2-4 자궁내 삽입장치(IUD: intrauterine device)

자궁내 삽입장치(子宮內 插入裝置)는 여성의 자궁 속에 자궁의 양쪽 협부를 막을 수 있는 호르몬이나 구리를 넣은 T자형의 플라스틱 장치를 넣어 배란을 막거나 배란된 난자 또는 수정된 배아가 자궁의 벽에 내려오지 못하게 막는 역할을 하는 것이다. 흔히 ***루프(loop)***라고도 불린다. 종류는 다양하며 대표적으로 비활성인 것(Lippes loop)과 활성화된 것(동, 황체화호르몬제; Cu-T, Cu-7)이 있다. 이물질작용에 의한 국소적인 자궁내막염을 일으켜 수정란의 착상을 방해하고 또한 자궁수축을 일으켜 자궁자체가 불안정한 상태를 유지하게끔 하는 것이다(**그림 4-10**).

부작용은 삽입 시 자궁천공이 생길 수 있고 초기 임신을 알지 못하고 삽입하여 유산과 염증을 일으킬 수 있다. 자궁내 삽입장치엔 실이 달려 있어 이것이 자궁경관 밖으로 약 2 cm 돌출되어 있다. 이것이 자궁내 삽입장치가 자궁강 내에 잘 위치하고 있다는 것을 알 수 있는 지표가 된다. 그러나 병원성 세균의 침입경로가 되어 감염을 일으키기도

그림 4-9 캡의 착용법.

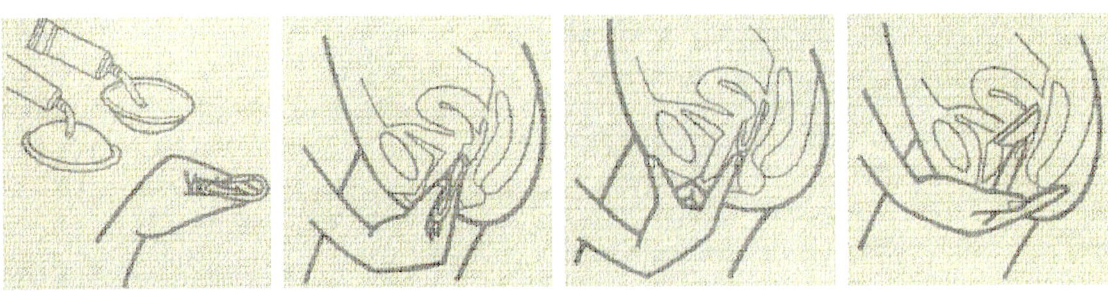

한다. 피임장치를 사용하는 여성에서 골반염증의 빈도가 비사용자에 비하여 높다. 이 장치는 반드시 전문의에 의해 행해야 하며 장기적으로는 8년까지 사용할 수 있고 어떤 것은 1년에 한 번씩 갈아줘야한다.

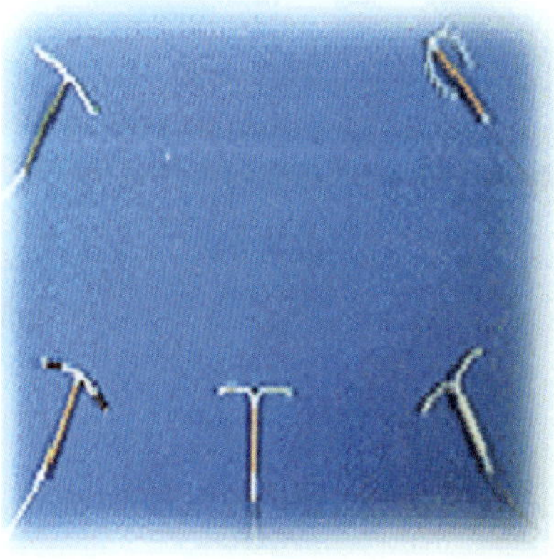

그림 4-10 자궁내 삽입 장치.

2-3 화학적 피임법

2-3-1 경구피임약(oral pill)

기구나 수술적 방법을 피해 최근 여성들이 쉽게 이용할 수 있는 방법이다. 1959년 미국 식품의약관리국(FDA)으로부터 공인을 받으면서 여성들이 임신에 대한 공포로부터 벗어나기 시작했다. 초창기에는 과다한 호르몬의 양에 의하여 여러 가지 부작용도 많았지만 지금은 상당히 줄어들어서 미국여성의 피임여성 중 60%가 사용하고 있다. 서구의 선진국에 비해 우리나라의 경구피임약 사용률은 3% 정도의 여성들만이 복용하는데 그치고 있어 크게 떨어진다. 이러한 낮은 복용률의 주된 요인은 과거로부터 전해 내려오던 먹는 피임약에 대한 잘못된 인식이나 편견 즉 부작용에 대한 우려 때문이라고 생각된다(**그림 4-11**).

경구피임약의 작용기전 경구피임약은 일반적으로 4중작용으로 임신을 막는다. 즉 배란을 ***억제(排卵抑制)***하며, ***경부점액(頸部粘液)의 농도(濃度)를 단단하게*** 하여 정자의 진입을 막는다. 이 같은 방법으로 난자의 존재와 정자의 존재를 방해하는 것이다. 또한 ***나팔관(喇叭管)의 운동성(運動成)을 둔화(鈍化)***시켜 수정란의 이동을 막기도 하며 ***자궁내막(子宮內膜)을 유지(維持)하기 어렵게***하여 착상을 막기도 한다. 임신의 성립요건을 막음으로 임신의 확률을 줄이는 것이다. 따라서 피임의 성공률은 매우 높다.

복합스테로이드제제(combined steroid therapy) 에스트로겐과 프로게스테론을 같이 함유하고 있는 제제로 이 약을 복용하면 난소에서 난자가 배란되지 못한다. 따라서 수정될 수 있는 난자가 없으므로 임신이 원천적으로 막아진다. 이외에도 자궁경부점액을 건조하게 하여 정자가 통과하기 어렵게 할 뿐 아니라, 자궁내막에도 영향을 주어 수정란이 착상하기 어려운 상태를 만드는 등 복합적인 세 가지 작용에 의해 피임이 된다. 따라서 가역적 피임법 중에서 피임효과가 가장 뛰어나다. 생리 시작일 째부터 먹기 시작하여 매달 21일간 복용한다.

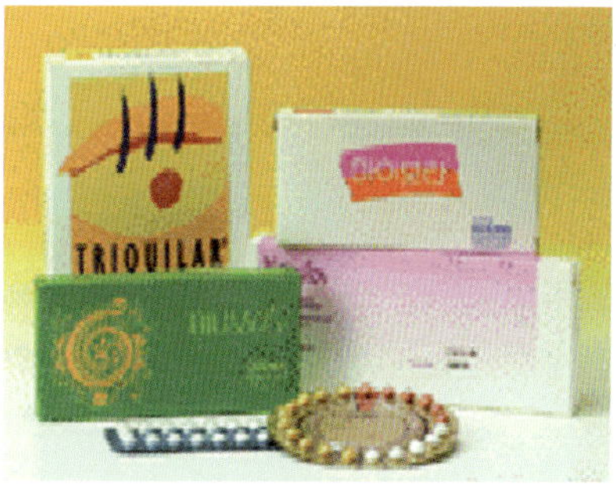

그림 4-11 경구피임약.

투여 방법을 보면 복합스테로이드제제는 호르몬이 활발한 매일 아침 복용하는 것이 좋고 매일 같은 시간에 복용하는 것을 원칙으로 한다. 투여방법은 생리주기 제 1 일째에 시작하여 21일간 복용을 계속하고 휴약 후 3-4일째에 생리와 비슷한 출혈이 나타난다. 휴약한 지 8일째 되는 날부터 다른 포장의 피임약 복용을 시작한다. 만일 제때에 호르몬에 의한 억압요법을 재개하지 않으면 시상하부의 통제이탈이 뇌하수체의 자극과 배란이 일어나도록 할 것이다.

합병증이 올 수 있는데 그 종류를 보면 혈전색성 질환(thromboembolic disease), 본태성 고혈압(흡연자와 40세 이상의 고령자는 사용하지 않는 것이 좋다.), 탄수화물 대사와 관련된 장애(당뇨증세의 여성에게서 당뇨병을 유발할 수 있다.), 간선종(hepatic adenoma), 질염(진균성 질염과 trichomonas 질염), 그리고 무생리(경구피임약을 중단한 후에 대다수는 4~6주 이내에 배란주기가 재개된다. 그러나 첫 생리 전에 1~2개월의 무생리가 있는 경우도 많다.)등의 질환이 나타날 수 있다.

대체로 나타나는 이상 현상으로는 생리이상, 체액저류, 위장장애, 정맥류의 증가, 흥분이나 우울증, 성욕의 변화, 기미 두통과 편두통 등을 동반하는 경우가 있다.

미량의 황체호르몬제제(microprogestational therapy, mini pill) 낮은 용량의 황체호르몬제제를 계속적으로 복용하는데, 용량이 낮아 배란이 일어날 수 있다. 따라서 피임효과는 주로 자궁내막과 경부점액에 대한 작용에 의한다.

노플란트(Norplant) 복합스테로이드제제는 매일 복용해야하는 번거로움이 있고 먹는 것을 잊어버리기 쉽기 때문에 오랫동안 장기간에 걸쳐 피임을 할 수 있는 방법이다. 노플란트는 저 농도의 프로게스틴을 이용하여 계속해서 몸속으로 배출되어 난소의 배란을 억제하는 방법이다. 이러한 호르몬 제재는 캡슐에 들어 있어 숙련된 의사에 의해 여성의 팔뚝 밑 부분에 주입해두면 이 캡슐에서 계속해서 호르몬이 배출되어 배란을 못하게 한다. 노플란트는 캡슐 주입 후 5년 동안은 임신에서 벗어날 수 있으며 중간에 다시 임신을 하고 싶을 때에는 캡슐을 제거하면 된다.

데포프로베라(Depo-Provera;medroxyprogestrone acetate) 노플란트와 같은 효과를 나타내는 피임방법인데 이것은 3개월(12주)에 한번 근육주사를 맞으면 된다. 약효는 3개월간 지속되므로 주사를 맞게 되면 3개월간은 피임이 된다.

경구피임약의 복용시 잇점 경구피임약은 스테로이드제제라는 이유로 많은 여성들이 꺼리고 있지만 실질적인 이점도 많이 나타난다. 첫째는 불규칙한 생리주기를 갖는 여성에게 규칙적인 주기를 갖게 한다. 순차적인 호르몬의 투여로 일종의 치료효과를 기대할 수 있다. 둘째로는 일반적인 생리통이 경감된다. 호르몬제이므로 생리 시 나타나는 통증을 완화시킨다는 것이다. 셋째로는 호르몬의 분비로 인하여 나타나는 생리 전 증후군이 개선된다. 네 번째로 철이 결핍되어 나타나는 철 결핍성 빈혈도 완화된다. 장기복용을 하면 난소암, 자궁내막암, 난소 낭종의 위험이 감소하며 골반염 질환. 자궁외임신, 양성 유방질환의 위험도 감소된다.

2-3-2 좌약식 피임약

좌약식 피임약은 보통 그 성분이 살정제(정자를 죽이는 성분)로서 성관계 전에 질 내로 삽입하여 작용을 나타낸다. 즉 사정된 정자가 질 내로 사정되었을 때 정자를 죽이는 역할을 하게 된다. 살정제 외에도 거품 같은 단순한 막을 형성하여 작용하는 것도 있는데 이의 피임효과는 떨어지는 편이나 앞서 언급한 다른 피임법과 병용하면 그 효과를 높일 수 있다.

2-4 수술에 의한 피임법

수술에 의한 피임법은 주로 영구피임을 그 목적으로 하는 경우가 대부분이기 때문에 결혼하여 자식을 가지고 있는 사람들에게 이용되는 방법이다.

2-4-1 정관수술(vasectomy)

남성은 일반적으로 정관수술을 시행하게 되는데 ***정관수술(精管手術, vasectomy)***은 정자의 통로인 수정관의 일부를 자르거나 묶어 정자가 밖으로 나오는 길을 차단한다(**그림 4-12**). 복원이 가능하며 정관절제 후 즉시 피임효과가 있는 것이 아니고 13~16회 남아 있는 정충을 완전히 사출 후 피임효과가 나타나므로 이 기간 동안은 다른 피임방법을

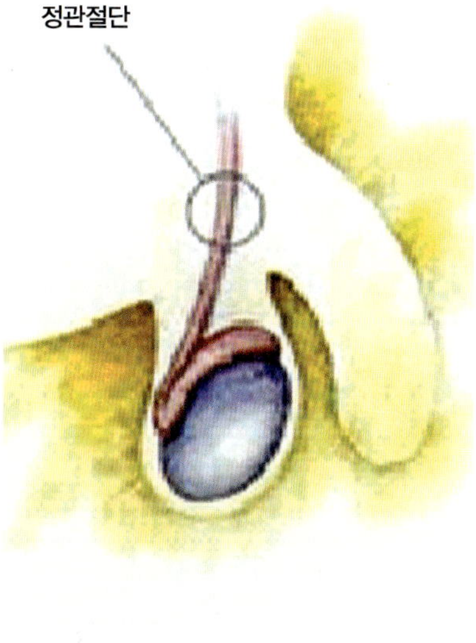

그림 4-12 정관수술.

사용하여 임신을 피하는 것이 좋다. 이 방법은 인체에 영향을 주므로 숙고해야하며 부부간의 충분한 상의 후 실시하는 것이 좋다. 수술 후 연속적으로 2회 정충검사를 실시했을 때 발견되지 않아야 한다.

2-4-2 난관결찰술(tubal ligation)

여성은 ***난관결찰술(卵管結紮術, tubal ligation)***을 시행하게 된다. 난관결찰술은 배란된 난자의 통로인 난관을 절단하여 난자와 정자의 만남을 차단시키는 방법으로 난관불임시술이라고 명하며 일반적으로 복강경으로 시술하지만 제왕절개 시에 시술하기도 한다(**그림 4-13**).

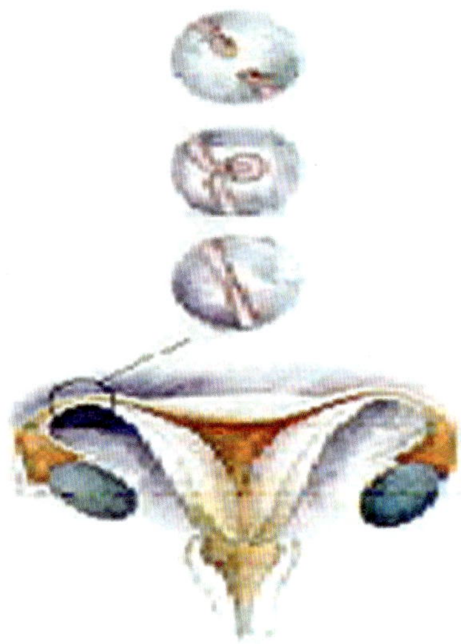

그림 4-13 난관결찰술.

2-5 사후 피임제

사후피임제란, 성관계후 보통 쓰이는 피임제의 용량을 높여 복용함으로써 임신이 되지 않도록 하는 방법을 말한다. 성관계후 일정시간 이내에 에스트로겐과 프로게스테론의 두 가지 여성 호르몬이 들어있는 경구피임약을 일정과량 복용하거나 자궁내 장치를 시술하여 수정 혹은 착상을 막는 방법이 있다. 그러나 이런 방법은 말 그대로 비상 피임(emergency contraception)이므로 함부로 사용하지 말고 자신에게 맞는 피임방법을 계속적으로 사용하는 것이 중요하다.

2-5-1 호르몬제(the Yupze method)

원래의 경구 피임약은 하루 1정씩 21일간 복용하여 배란을 억제하고 기타의 작용을 통해 임신이 되지 않도록 해준다. 그런데, 이러한 경구피임약을 성관계 후 일정 시간 이내에 과량 복용하게 되면, 그 시기에 따라 배란이 일어나기 전이라면 배란을 지연, 방지시키고, 배란이 일어난 후라도 착상을 방해하여 임신이 되지 않도록 한다.

2-5-2 자궁내 장치(IUD; intrauterine device)

본래 자궁내 장치는 자궁내에 삽입하여 난자나 수정란의 이동을 막아 수정, 착상을 막아주는 장치인데, 성관계 후 일정시간 이내에 삽입하여 피임이 될 수 있다. 이때, 자궁내 장치는 주로 착상을 방해하지만, 주기 상 이른 시기에 삽입할 경우 난자와 정자가 만나는 수정 자체를 막아줄 수도 있다.

2-5-3 고려할 점

사후 피임약을 복용하게 되면 대부분의 여성에게 보통의 생리와 비슷한 정도의 소퇴성 출혈(withdrawal bleeding)이 나타나고, 이후의 생리는 많은 경우 본래 주기와 같거나 며칠 짧아질 수 있다. 그러나 주기 중 이른 시기에 복용한 경우에는 배란을 지연시켜 피임이 되므로, 이런 때는 주기가 길어지게 된다. 중요한 것은 사후 피임 후에는 반드시 임신 여부를 확인해야 한다는 것이다.

사후 피임약은 피임을 하지 않은 상태에서 성관계에 노출되어 임신의 위험이 높은 상황에서의 원치 않는 임신을 막아줄 수 있고 상대적으로 건강에 미치는 위험성이 적다는 장점은 있지만, 반면에 호르몬의 양이 과다하여 오심이나 구토 증세가 나타날 수 있다. 또, 사후 피임약을 복용했을 때, 원치 않는 임신의 위험률을 75%정도 낮출 수 있으나, 피임이 실패하는 경우 난관의 운동성을 낮추는 본래의 작용 때문에 간혹 자궁외임신이 될 수 있다. 사후 피임약은 혈전증 등의 병력을 가진 에스트로겐 금기 환자에게는 사용하지 않아야 한다. 따라서 여성 임의로 복용하지 말고 산부인과 의사의 상담이 필요하며 사후 피임을 한 경우 반드시 임신 여부를 확인해야 한다.

3절 임신(pregnancy)

모체의 자궁에 착상된 태아가 호르몬의 지속적인 분비를 받고 태반을 통한 영양분의 공급과 배설로 정상적인 발생이 이루어져 심장박동(heart beat)이 시작되면 임상적인 임신(clinical pregnancy)이 되었다고 말한다. 사람의 임신 기간은 개인에 따라 약간의 차이가 있기는 해도 대개 약 40주가 되는데 임신기간을 계산할 때 주의할 것은 여성이 임신하기 이전에 마지막으로 시작한 생리의 첫날부터 280일에 해당되는 기간을 따져서 마지막 날이 출산 예정일이 된다는 것이다. 그러나 임신의 성립은 배란시기에 이루어지므로 배란일을 고려한다면 임신 기간은 배란일 평균 15일을 차감한 ***265일***간을 임신 기간으로 한다.

3-1 임신의 징후

규칙적이던 생리가 늦어져 2주일이 지나도 그 조짐이 없을 때는 임신에 따른 ***무생리(無生理)***로써 임신의 가능성이 크다. 그렇지만 생리주기는 시상하부, 뇌하수체, 난소, 자궁 등이 일률적으로 관계하여 일어나는 것이므로 그 중 어딘가가 균형이 무너져도 생리는 늦어질 수 있다. 특히 시상하부는 과도한 스트레스, 체중감소, 임신공포 등에 의해서 상태가 좋지 않을 수 있다. 반대로 임신을 하고 있는데도 예정 생리시기에 생리와 같이 소량의 출혈이 보이는 경우도 있는데 이를 ***착상시 출혈(着床時 出血)***이라고도 부른다. 이 출혈은 보통 생리보다 양이 적고 날짜도 짧아서 주의 깊게 보면 서로 다름을 알 수 있다.

기초체온은 일반적으로 호르몬에 의해 ***저온상태(低溫狀態)***와 ***고온상태(高溫狀態)***가 2주일씩 배란을 경계로 교대로 나타나기 때문에 이상성(二相性)그래프를 그리게 된다. 그러나 임신하면 고온상태가 2주일을 넘어 20일이상 계속된다. 다시 말하면, 임신에 의해서 황체호르몬의 분비가 지속된다는 것이다. 임신 3개월이 끝나기까지 고온은 계속 유지된다. 예정 생리가 늦어지면 기초체온을 그려보고 ***고온(高溫)***이라면 임신일 가능성이 있다.

임신하게 되면 웬지 모르게 나른하고 열이 있는 듯하고 많이 자는데도 졸리며, ***쉽게 피로(疲勞)***하고, 공부나 일에 끈기가 없어진다든지 감기 기운 같은 것이 아닐까 하고 생각되는 느낌 등이 있다.

그 다음은 ***유방의 변화(乳房, 變化)***이다. 유방은 성기와 함께 성선자극 호르몬의 영향을 많이 받는 민감한 부위이다. 보통 생리를 전후해서 유방이 단단해지거나 커지는 사람이 있는데 이런 증상은 임신을 했을 때에도 나타난다. 유방이 부풀고 젖꼭지가 민감해지며 유방 끝이 아프기도 하며 젖꼭지와 그 주변이 거무스름하게 색이 짙어지면 임신의 징조이다. 이 증상도 임신했을 때만이 아니라 몸의 이상에 의한 호르몬의 작용에서 올 수도 있으므로 유방의 이상만으로 임신이라고 확정할 수는 없으며 위의 증상이 동반된다면 임신의 가능성이 있다.

그 다음의 변화는 ***입덧(嘔吐)***인데 임신을 확신하게 되는 증상의 하나이다. 입덧은 임신한 사람의 80%이상에게서 보여지는 증세로 입덧이 빠른 사람은 생리가 10일 정도 늦어졌을 때부터 시작되기도 한다. 입덧의 증상은 사람에 따라 다르지만 주로 구역질이나 메슥거림, 혹은 식성의 변화 등으로 나타난다. 구역질의 경우도 그것만으로 임신을 단정할 수는 없다. 위의 이상이나 기생충으로 인한 경우도 있기 때문이다. 하지만 생리의 정지와 함께 구역질이 난다면 임신이 거의 분명하므로 의사를 찾아가 확실한 진단을 받도록 한다.

또한 ***빈뇨현상(頻尿現象)***으로 소변이 잦아진다. 금방 화장실에 다녀왔는데도 개운한 느낌이 들지 않고 다시 가고 싶은 것은 자궁이 바로 방광뒤에 있기 때문이다. 임신을 하게 되면 자궁이 커져 방광을 압박하게 된다. 소변을 볼 때 통증이 없다는 것으로 방광염과 구별할 수 있으며, 임신 4개월이 지나면 자궁이 복부쪽으로 올라가 소변회수는 자연히 줄어들게 된다. 이 증상은 다른 증상들에 비해 비교적 늦게 나타나기 때문에 이 증상으로 임신을 알게 될 정도면 이미 임신이 어느 정도 진행이 된 상태일 것이다. 이상과 같은 증상들을 종합해서 임신이라는 생각이 들면 바로 전문의를 찾아가 진단을 받도록 한다. 임신이 확인되더라도 건강하고 정상적인 임신인지 알아야 한다. 임신인 줄 알고 진단해 보니 난소에 질환이 생긴 예도 있기 때문이다. 자신의 증상들을 상세히 살펴서 의사에게 이야기해 주는 것이 빠르고 정확한 진단을 얻는 지름길이다.

3-2 임신의 진단

부부생활을 하는 사람이라면 당연히 나와야 될 예정 생리가 일주일 늦어진다든지, 항상 생리불순이었던 사람도 최종생리에서 6주가 늦어지면 임신 가능성을 부정할 수 없다. 임신이 아닐까 생각되면, 혼자서 생각하며 고민하지 말고 아예 산부인과를 찾아가서 진찰을 받는다. '감기 기운'이라든가 '위가 이상하다'라는 증세뿐이라고 내과에 가면 의사도 임신을 의심하지 않고 감기약이나 위장약만 지어주는 일도 있다. 위의 X선 검사 등을 하면 임신에 나쁜 영향이 있으므로 주의해야 한다. 산부인과에 가는 것이 우선이다. 먼저 접수를 할 때, 임신 가능성이 있다는 뜻을 전하면, 처음에 뇨 검사를 위한 컵을 건네받게 된다. 아주 조금도 괜찮으니까 소변을 받아보라. 의사는 그 소변을 사용하여 임신반응을 실행한다. 계속해서 ***문진(問診, 구두진찰)***이 있다. 여러 가지를 묻기 때문에 최종생리가 시작된 월일, 생리주기, 기초체온표, 그리고 병력으로 이전에 걸렸던 질병과 걸렸을 당시의 나이, 이전에 임신한 적이

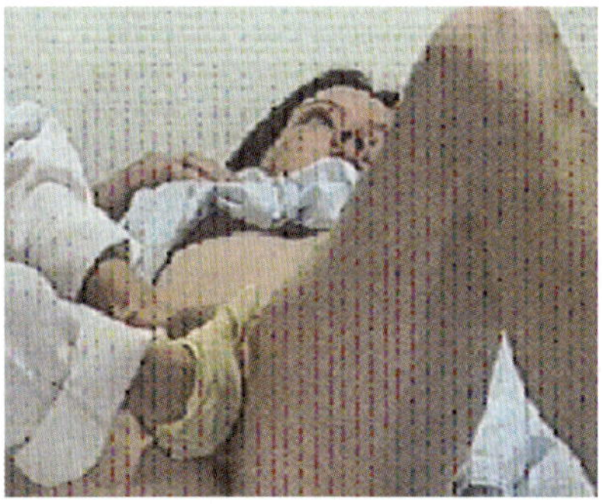

그림 4-14 임신의 진단.

있는지 여부와 당시의 연령, 가족의 병력, 알레르기 유무, 혈액병 등에 관하여 메모해 두면 좋다.

그 다음에는 ***내진(內診)***이다. 질 안으로 넣은 손가락과 복부위에 놓인 손에 자궁과 난소를 사이에 두고 크기와 형태를 검사한다. 임신하면, 질과 자궁질부와 점막도 축축해지고 부드러워지며, 충혈로 인해 암자색으로 된다. 자궁도 부드러지게 된다. 이상의 종합적 판단에 근거해서 임신 진단을 받는다. 임신 몇 주일에 들어선 것인지, 임신은 정상임신인지 아닌지 등도 알 수 있다(**그림 4-14**).

3-3 태아의 발생

난세포기(卵細胞期)는 수정 후 첫 2주까지를 말하며 수정란이 나팔관을 따라 자궁에 도착하여 착상하는 시기이다. 배반포가 세포분열과 분화를 하여 양막과 융모막이 형성되는 시기를 말한다.

배아기(胚兒期)는 뇌, 심장, 콩팥, 간, 소화기관, 탯줄 등이 형성되는 그 다음 6주를 가리킨다. 한 달 정도 자란 배아는 약 0.5 cm에 달하며 다른 동물과 큰 차이를 보이지 않는다. 양막은 발달하여 양수로 차게 되는데 양수는 외부의 충격과 일정한 온도를 유지하는 기능을 담당한다. 그 후 태반이 발달하며 탯줄이 생겨 배아와 모체 간에 영양분과 노폐물을 주고받게 된다. 따라서 이 시기에 모체가 흡수한 약물이나 술, 니코틴 등이 배아에 직접적인 영향을 주어 신체적, 지능적으로 비정상적인 아이를 출산할 수도 있게 된다. 배아기가 끝날 무렵이면 팔, 다리, 손가락, 발가락 등 모든 기관이 형성되어 완전한 사람의 형상을 갖추게 되는데 이때 배아의 크기는 약 2.5 cm이고 성구별은 어렵다(**그림 4-15**).

그림 4-15 태아의 발생.

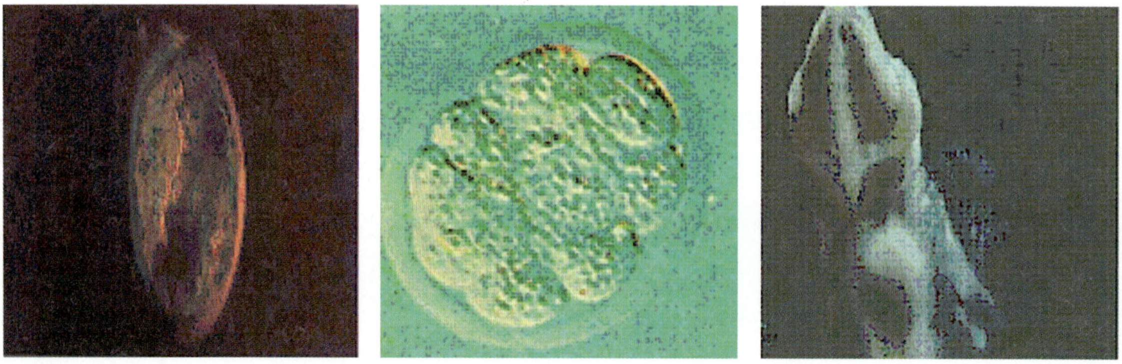

태아기(胎兒期)는 수태 후 9주에서 출생 때까지를 일컫는다. 외부생식기가 발달하여 성구별이 가능해지고 태아는 모체 내에서 활발히 움직여 태동을 전해준다. 약 5개월째부터는 신생아처럼 자궁내에서 잠도 자고 깨어있기도 한다. 7개월이 지나면 태아의 크기는 약 35 cm이고 몸무게는 1-1.2 kg정도에 이르며 신경계, 혈관계 등이 모두 발달하여 거의 신생아의 모습에 가까우나 외부의 감염에 대한 저항력이 아주 약하다. 태아기의 마지막 두 달 반 동안에는 태아의 발생과 성장이 급속히 진행되어 체중이 2배 이상으로 늘어나 출산 시는 태아의 체중이 2.8-3.7 kg에 이르며 신장은 약 50 cm 정도가 된다.

3-4 자궁외임신, 이소임신(Ectopic pregnancy)

정상적인 착상은 자궁 저부에 하며, 이곳 이외의 곳에 착상이 일어나는 것을 이소임신이라 한다. 흔히 ***자궁외임신(子宮外姙娠, extrauterine pregnancy)***과 같은 뜻으로 사용된다. 이소임신은 수태가 정상 자궁내막 이외의 조직에 착상할 수 있으며, 임신의 중단이 영양장애, 내분비장애, 혹은 모체의 면역반응 등에 의하지 않고 물리적이나 혈관성 사고에 의해 초래된다는 점에서 흥미롭다.

3-4-1 이소임신의 원인(cause of ectopic pregnancy)

이소임신은 난관염, 선천성기형 전에 수술을 한 경우, 종양 및 월경역류 등 수정란이 자궁 강으로 가지 못하는 경우, 난관점막이 수정란에 대해 수용성이 증가될 때 일어날 수 있다. 또한, 피임용의 자궁내장치(intrauterine device)를 사용한 여성에서도 일어날 수가 있다. 자궁내장치는 포낭이 자궁내막에 착상하는 것은 막지만, 난관에서 난자가 수정이 되는 것은 막지 못한다. 따라서 수정란이 자궁에는 착상되지 않으나 난관에는 착상될 수 있다.

3-4-2 난관임신(tubal pregnancy)

난관임신은 총 임신의 1/80~1/250의 빈도로 출현한다. 이것은 자궁외임신의 90% 이상을 차지하며, 이 중 60%는 난관의 팽대부 및 누두에서 일어난다. 난관임신은 점차 난관을 팽창시키며, 어느 정도는 정상적으로 발달하나, 수개월 이상은 살지 못한다. 정상임신에서와 같이 황체는 영양막에서 형성된 성선자극호르몬에 의해 유재되며, 임신 검사에 양성으로 나타난다. 자궁내막은 분배기에 있다. 영양막은 난관 벽의 혈관을 부식시켜 난관의 관강 및 벽에 출혈을 일으킨다. 난관 임신을 한 여자는 정상 임신초기에서와 같은 징후를 나타내다, 약간의 복통 및 압통을 호소한다. 이 징후는 난관의 팽창, 난관 벽 및 근처 조직으로의 울혈로 인한 골반 복막의 자극에 의해 나타난다. 때로는 약간의 질 출혈도 있다. 수태가 퇴행되기 시작하여 영양막에 의한 성선자극호르몬의 생산이 감소되면, 황체의 에스트로겐과 프로게스테론의 생산이 감소되며, 자궁내막의 상피가 탈락된다. 착상부위에서도 출혈이 일어날 수 있으며, 난관을 통해 자궁 강으로 갈 수 있다. 난관의 파열은 어느 때나 일어날 수 있으며, 이때에는 복통이 심하고 대개 파열부위에서 큰 난관 혈관이 터져 심한 복강내출혈이 나타날 수 있다. 난관의 파열은 즉시 치료하지 않으면, 심한 출혈로 인해 치명적일수 있다.

3-4-3 복강, 난소, 자궁경부 임신(abdominal, ovarian, cervical pregnancy)

수정란은 주로 직장 자궁 함요(rectouterine pouch)에, 또한 자궁을 덮는 복막이나 망낭에 착상하기도 한다. 이 경우에는 드물게 배아가 완전히 성숙되며 살아있는 상태의 태아를 출산한다. 복강임신의 경우에는 때로 태반이 복강 내의 주요 기관에 부착되어 상당한 출혈을 일으킬 수 있기에 대개 예후가 좋지 않다. 드물게 복강임신이 인지되지 않고 태아가 사망하여 석회화되기도 한다.

난소임신의 경우에는 접합자가 난소의 지질에 착상하며, 난소조직이 대개 발생 초에 파열된다. 그러나 만삭까지 갔었던 보고도 있다.

자궁경부 임신(cervical pregnancy)은 드물며, 일부의 경우에는 수태가 임신 초에 배출되기에 임신을 알지 못한다. 어떤 경우에는 경부에 단단히 부착되어 임신 중 혹은 출산 시에 출혈을 일으키며, 이 경우에는 자궁을 절제해 내야한다. 전치태반(placenta previa)이 형성되면, 출산 시에 여러 문제를 일으킨다. 드물게 자궁내임신과 자궁외임신이 동시에 일어나며, 자궁외임신은 정상임신에 의해 처음에는 알지 못한다. 자궁외임신은 정상임신에 지장을 주지 않고 진행될 수 있다.

3-5 임신 중 감정의 변화

가장 적극적인 태도로 임신기간을 보내고 있는 사람의 경우라 할지라도 우울증, 불안, 혼란이 순간적으로 일어나거나 그것이 며칠간이나 지속되는 경우가 있다. 이러한 우울증들은 임신 및 출산의 사회적 무지에서 비롯된 의심하는 마음, 경제적 문제, 자기 남편과의 관계 등에서 유래할 경우가 있다.

우리는 임신에 대하여 막연한 두려움을 느낀다. 특히 첫 임신의 경우는 미지의 생명을 두려워 하는 마음이 강하다. 생리학적으로 본 신체의 구조에 대한 지식이 아무리 박식하여도 생명 그 자체에 대한 경외감은 이해하기 힘들다. 또한 임신한다는 것은 어떤 의미에서 위험하기도 한 변화나 합병증, 앞으로 일어날지 모르는 사고와 같은 것에 대하여 몸을 노출시키는 일이 된다.

아이의 신체적 이상에 대한 걱정도 있다. 신생아의 4%가 질병을 안고 태어나며, 1%가 육체적 결함을 안고 태어난다. 그러나 이러한 것은 정상적인 것이며 보편적인 것이고, 어느 나라에서든 일어날 수 있는 일이다. 이러한 불쾌한 일이 일어날 수 있다는 사실을 부정하는 것은, 산다고 하는 경험의 현실성, 전체성을 부정하는 것이 된다. 불행을 인정하는 것은 현실을 긍정하는 것이다.

4절 출산(분만, birth, delivery)

출산이라는 창조적 작업은 여성만이 할 수 있는 신성한 의무다. 어머니가 된다는 신비한 감정, 어린아이를 기르는 희열, 이제 한 사람의 엄연한 성인이 되었다는 성취감, 독립된 생활을 꾸려야 하는 책임감, 종족을 번식시킨다는 본능충족 등이 교차한다. 2세가 탄생함으로 가족간의 유대가 공고해지는가 하면 아이의 출생이 부부 사이에서 귀찮은 존재의 출현이나 방해물로 여겨지는 경우도 있다. 임신이라는 중요한 사건을 계기로 부부관계, 가족관계도 재정립해야 하며 임신과 출산에 대해 보다 정확한 지식으로 신성한 임무를 성실히 수행해야 할 것이다(**그림 4-16**).

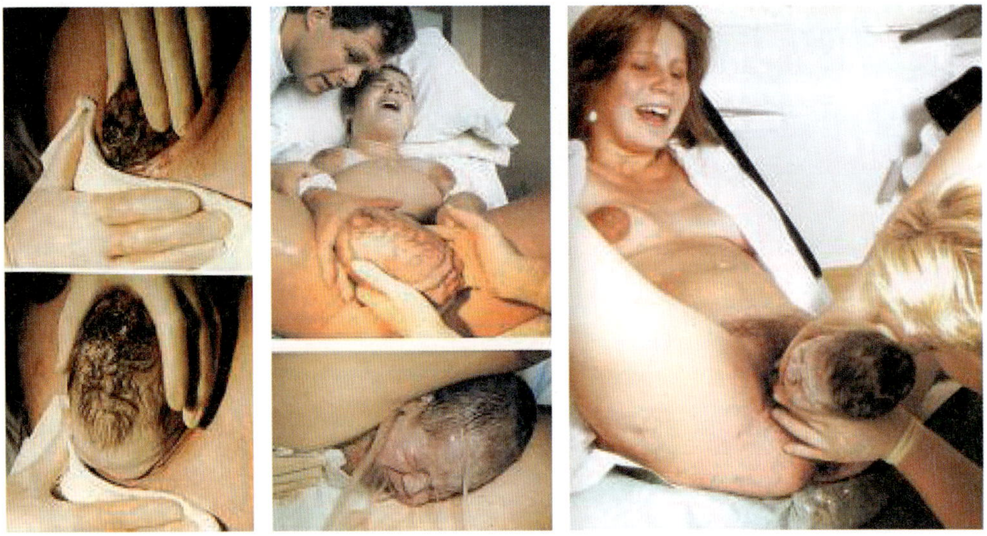

그림 4-16 출산과정.

4-1 출산을 위한 운동

출산을 위한 운동은 근육의 의식적인 이완법이다. 의식적 이완은 의식적인 노력과 연습을 통해 긴장으로부터 몸과 마음을 편하게 해준다. 의식적이고 의도적인 이완능력은 임신과 관련된 불편감 완화, 스트레스 감소로 출산동통 감소, 자기인식, 개인의 반응과 기능을 조절하는 자신의 능력에 대한 믿음을 높이는 것이다. 매일 자신이 처한 상황적 스트레스에 대응해야 하기 때문에 유익하다.

4-2 출산을 위한 호흡법

임산부는 처음의 개구기에 자궁의 수축을 기다리며 안정을 취하고 있어야 한다. 이 무렵부터 소란을 피우는 사람이 있는데, 그렇게 되면 정말 힘이 필요할 때에는 힘이 빠져서 견뎌내지 못하게 된다. 출산은 단거리 경주가 아닌 마라톤과 같은 것이다. 필요한 때에 갑자기 맞는 호흡을 하려고 해서 되는 것은 아니므로 출산이 임박하기 전에 미리 연습해 두는 것이 좋다.

4-2-1 심호흡법

임신 중에 호흡을 연습할 때는 휴식을 겸해 누워서 하는 것이 효과적이다. 베개는 되도록 베지 말고 만약 사용한다면 낮은 것으로 한다.

베개를 벨 때는 위를 보고 눕고, 양 무릎을 세우고 팔은 자연스럽게 곁으로 펴 놓는다. 각종 운동들은 심호흡으로 시작되고 심호흡으로 끝난다. 심호흡이 좋은 이유는 산소를 충분히 공급하고 탄산가스를 배출하기 때문인데, 산소가 조직의 구석구석까지 고루 공급되는 것은 모체에 활력을 주고 태아에게도 좋은 영향을 미친다.

4-2-2 복식호흡법

복식호흡은 횡경막을 아래로 내리고 배가 불룩해지도록 하는 호흡법이다. 숨을 들이마실 때, 배를 내 미는 듯한 느낌으로 들이마시면서 배가 불룩해지도록 한다. 들이마셨으면 그대로 숨을 모으는 것 같은 느낌으로 멈추고, 조금씩 조용히 내뱉으면서 배를 작게 한다. 만출기에 접어들면 태아의 머리로 직장이 압박되기 때문에 저절로 숨을 모아 배에 힘을 주고 싶어지는데, 그때의 호흡법도 연습해 두면 도움이 된다. 숨을 모아 배에 힘을 줄 때는, 우선 약간 급한 심호흡을 2~3회 되풀이 한다. 그러고 나서 마지막 1회를 크게 들이마신 채, 목구멍을 닫는 듯한 기분으로 멈추고 그대로 배에 힘을 준다. 자세는 위를 보고 누워서 무릎을 세운 채로 허벅다리를 벌린다. 출산 시에는 양손에 고리나 끈을 잡고 힘을 주기 쉽도록 하는데, 연습할 때는 자신의 무릎을 잡도록 하면 된다.

4-3 신 출산법

자연출산의 경우 남편도 출산과정에 적극 참여하는 것을 권장한다. 모든 출산과정을 남편이 지켜봄으로써 함께 고통을 겪어 출산을 통해 가족이란 개념을 다시 한 번 생각하도록 기회를 주려고 하는 것이다. 요사이는 점점 더 많은 사람들이 자연출산을 선호하여 특히 병원의 출산실을 기피하는 서구의 몇 나라에서는 병원출산실의 모든 설비를 산모의 집으로 옮겨 출산을 돕는 사례도 증가하고 있다고 한다. 1977년 발표된 탄제르의 보고에 따르면 자연출산을 한 대부분의 산모는 매우 긍정적인 기쁨과 행복감을 흥분과 함께 느낀 반면 유도출산이나 병원에서 진통제 등 의학적인 조치를 통해 출산을 한 여성은 출산이 두려움과 불안감을 가져다준 행복하지 못한 경험이었다고 한다. 최근에 많은 부부들이 출산을 지극히 사적이고 개인적인 경험으로 받아들이고 싶어 하고 병원 측의 비인간적이고 상업적인 처우를 싫어하게 되어 새로운 자연출산법이 인기를 끌기 시작했다.

4-3-1 리드방법

1953년 영국의 의사인 리드에 의해 개발된 방법으로 이에 따르면 진통의 두려움으로부터 벗어나는 것이 출산의 진통을 극소화 한다는 것이다. 즉, 진통에 의한 고통이 바로 출산의 중요한 경험 그 자체이므로 어떤 종류의 의학적인 조치도 필요치 않다는 주장이다. 그는 그의 저서 '자연출산'을 통하여 산모 스스로가 출산에 따른 정신적, 육체적인 변화과정을 아는 것이 중요하다고 역설하고 또한 출산의 고통을 잘 이겨내는데 도움을 준다는 준비운동도 고안해 내었다. 리드 의사는 출산에 관한 이해와, 이완법의 훈련에 의해서 그것이 가능하다고 주장한다. 도대체 자기 몸에 무엇이 일어날 것인가 하는 불안과 공포가 있는 한, 통증은 더할지언정 덜해지지 않는다. 그러므로 출산의 생리를 충분히 이해시켜서 까닭 없는 불안을 제거함과 동시에 통증의 원인이 되는 근육의 긴장을 없애기 위한 이완법에 익숙해지도록 하는 것이다.

4-3-2 라마즈 출산법

러시아 의사인 라마즈에 의해 소개된 '출산의 정신적 예방법'이 있다. 라마즈 방법은 남편을 참여시켜 같이 출산에 임하게 하여 3단계를 같이 하도록 한다. 첫 단계가 ***연상법(聯想法)***으로 아름다운 여행지, 즐거운 추억 등을 연상하여 출산의 동통을 감소시키는 방법으로 출산을 고통으로 보지 않고 자연이 산모에게 베푸는 일종의 혜택으로 인식하도

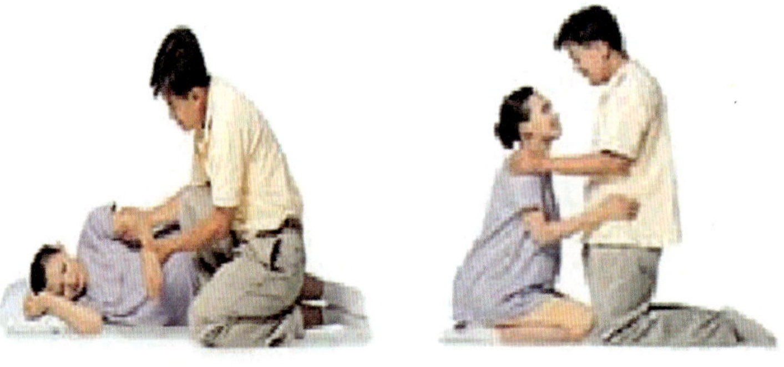

그림 4-17 라마즈 분만의 이완법.

록 유도하는 방법이다. 다음의 단계는 ***근육이완법(筋肉弛緩法)***으로 여러 가지 운동으로 근육을 풀어주는 방법이다. 이 방법은 남편의 도움을 필요로 한다(▮ **그림 4-17**). 마지막으로 ***호흡법(呼吸法)***을 통하여 산모가 직접 의도적으로 출산에 관여하고 참여하도록 돕는 것이다.

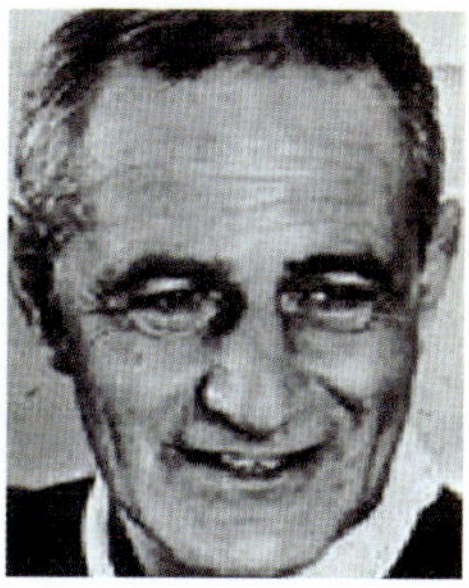

그림 4-18 르봐이에.

4-3-3 르봐이에 출산

르봐이에(▮ **그림 4-18**)는 아이의 입장에서 출산의 문제를 다루었다. 그는 병원출산실이 갖춘 밝은 불빛과 특유의 소독약 냄새, 소음 등이 갓 태어난 신생아에게 자궁과는 너무 판이한 환경을 갑작스레 안겨준다고 보고 먼저 출산실의 조명도 낮추어 아이의 시력을 보호하고, 분만에 임하는 사람들은 소곤소곤하여 천둥소리 같은 소리로 들리지 않도록 해주며, 아이는 엄마의 심장소리를 듣고 자랐기 때문에 바로 엄마위에 올려 놓아야하고, 즉시 탯줄을 절단치 않고 5분 정도 지난 후에 절단하는 것이 좋다고 하였다. 탯줄을 끊고 난 뒤 양수라는 물속에서 생활하였기 때문에 욕조에서 놀도록 하는 것이 바람직하다고 한다.

4-3-4 수중출산

수중 출산은 아이의 양수에서 자란 아이에게 외부환경의 급작스런 변화에 적응할 기회를 주는 것이다. 또한 물이 가져다주는 부력으로 인한 중력의 약화, 편안함, 스트레스의 완화, 물이 갖고 있는 진통효과 등을 고려한다면 이상적인 방법이다. 감염의 위험이나 태아의 감시 소홀 등의 단점이 있으나 장점이 많기 때문에 최근에 수중 출산의 사례가 늘고 있다. 한국에서도 2건의 유명인사 출산이 기록되어 있고 앞으로도 더욱 증가하는 추세를 보이고 있다(▮ **그림 4-19**).

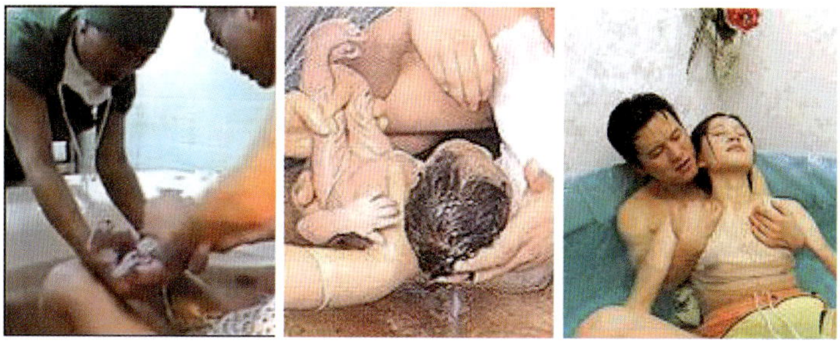

그림 4-19 수중분만.

그림 4-20 그네분만.

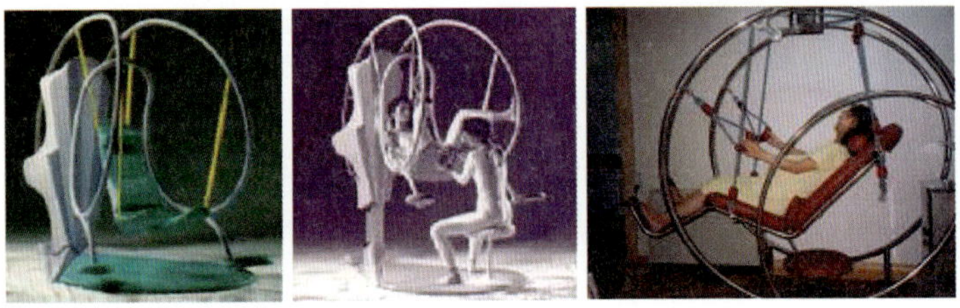

4-3-4 그네분만

그네분만은 한국에서는 낯선 분만이지만 외국에서는 몇 차례 시도되었던 방법이다. 최근에 유명인사의 출산으로 알려졌다(그림 4-20). 중력으로 인한 산모의 통증이 심하게 전해지는 것으로 알려져 있는데 그네의 회전으로 중력의 약화로 인해 통증을 극복한다는 장점이 있다.

4-3-5 마취에 의한 출산

마취에 의존하는 무통출산은 이미 1백년의 역사가 있다. 영국의 의사 심프슨이 출산시에 흡입마취를 사용하였고, 그 후 빅토리아 여왕의 출산에 클로로포륨 마취를 시술함으로써 갑자기 주목을 받게되었다. 교회의 반대 등에도 부딪히기도 했으나, 연구는 계속 진행되어 흡입마취 외에도 복약과 주사, 국소마취 등의 방법이 개발되어 있다. 이러한 구미 각국의 경향에 따라 우리나라에 마취출산이 도입된 것은 해방 후의 일이다. 구미 선진국의 진보된 연구의 성과가 잇달아 도입됨에 따라 요즘은 전국의 병원, 조산원에서 각종의 마취출산이 시행되어 왔다. 현재의 출산은 먼저 산부의 정확한 지식과 마음가짐으로 인한 합리적인 출산을 권장하고, 통증을 최소한으로 줄이며, 그렇게 한 연후에 피할 수 없는 통증은 마취에 의해서 제거한다는 방향으로 출산이 이루어져 왔으나 마취제 사용은 유익보다 손해가 많다는 것 때문에 특수한 경우가 아니면 마취에 의한 출산은 시키지 않는다.

5절 산욕기와 모유

출산 후부터 여성의 생식기관이 모두 임신 전의 위치와 상태로 돌아가는 약 6주 동안의 기간을 산욕기라고 말한다.

5-1 산욕기감염

산욕기 산모는 출산으로 인한 피로, 출산 시 있었던 실혈 등으로 인하여 감염받기 쉬운 상태에 있게 된다. 산욕기 감염이란 출산 후 생식기의 감염을 말한다. 발생빈도 5.9~7.2%로 산욕열, 산욕기 패혈증 또는 출산열이라고도 한다. 산후의 체온상승은 대부분 산욕기 감염이 원인이기 때문에 출산 후의 체온상승은 산욕기 감염의 중요한 지표가 된다. 미국 모성보건 협의회의 결정에 의하면 출산 후 첫 24시간을 제외한 10일 이내에 2일간 계속해서 1일 4번 구강으로 측정해서 38℃(100.4℉)이상의 체온상승이 있을 때 산욕열이라고 정의하였다. 산욕감염의 침범부위는 주로 자궁내막이며 림프관, 혈류 등을 따라 주위 조직과 신체 여러 부분으로 확산되어 국소 및 전신성의 각종 임상적 양상을 나타낸다. 증상의 정도는 침범된 세균의 종류와 수, 독성, 침범 장소, 국소조직의 반응, 산모의 저항력, 치료의 속도 등에 따라 다르게 나타난다. 산모 사망률의 가장 중요한 원인 중의 하나가 산욕기감염이다.

5-1-1 유발인자

출산 전 조기 양막파수가 된 후 시간이 경과될수록, 내진한 횟수가 많을수록, 태반과 태아의 출산을 위해 자궁내로 조작한 횟수가 많을수록, 출산 시 절개와 열상의 정도가 심할수록 잘 나타나고 또한 하류계층에서 잘 나타난다. 산욕기 감염의 발생에는 임신 및 출산과 관련된 다음의 여러 인자가 관여한다. 산전요인으로는 임부가 빈혈이나 영양실조, 전신적인 저항력이 약화된 상태이거나 성교 도중 또는 성교 후 즉시 양막이 파손되었을 때 감염이 쉽게 일어난다. 출산 중 요인은 자해조작, 파수 후의 지연출산, 조직을 파괴시키는 외상, 회음절개술, 내부 태아 감시 장치 등이다. 산후요인은 산후출혈, 태반조직의 자궁내 잔연 등이 있다.

5-1-2 원인

산후 감염의 직접적인 원인은 세균 오염으로 2가지 경로를 통해서 자궁에 염증을 유발시킨다. 첫째는 내진이나 출산 개조 중 또는 수술 중에 질 내에 세균이 이동하는 것이고, 둘째는 장갑이나 기구의 내발 감염 혹은 화농된 피부염에 의해 오염되었을 때이다. 원인균으로는 연쇄상 구균, 포도상 구균, 대장균, 웰치균 등이며 가장 대표적인 원인균은 연쇄상 구균이다. 염기성 연쇄상 구균은 질에 상주하는 균으로 건강한 상태에서는 염증성 병변을 일으키지 않으나 상처나 조직의 변이가 나타날 때 병변을 일으키게 된다. 특히 출산중이나 산후 출혈이 있을 때는 조직의 탄력성이나 저항력의 상실로 병변을 쉽게 일으키게 된다. 용혈성 연쇄상 구균은 상기도 감염이 혈행으로 전파되거나 비말감염을 일으키며 증상도 심하다. 청색포도상 구균은 피부상처, 비말감염으로 온다.

5-1-3 예방

임신과 출산기간을 통하여 염증을 예방하는 것은 대단히 중요하다. 임신 중에 빈혈과 영양실조를 조기에 예방, 치료하고 잘 교정하는 것이 임부와 아기의 건강뿐 아니라 산욕열의 예방에 중요하다. 임신 중에는 모든 염증성 질환에 걸리지 않도록 임부의 일반 위생관리와 건강유지에 유의해야 한다. 특히 파막 후 통목욕은 금한다. 임신 마지막 2주 동안의 성교는 절대적으로 피해야 하며 질 세척도 임신 5개월 이후에는 금한다. 상기도 감염이 있는 환자와의 접촉은 피한다. 출산 중에 시술자는 무균법을 철저히 지켜 균의 침입을 방지한다. 내진은 꼭 필요시만 하고 산모에게 필요한 물품은 개별 사용도록 하여 교차 감염이 되지 않도록 한다. 상기도 감염이나 피부질환이 있는 사람의 출산실 출입을 금하고 반드시 마스크를 착용해야 한다. 되도록 출산이 지연되지 않도록 하고 탈수를 방지한다. 만약 출혈이 많을 때는 실혈량을 보충하며 연산도에 열상을 입지 않도록 한다. 열상지 즉시 봉합한다. 자궁내 태반조직이 남아 있지 않도록 한다. 출산 후에는 회음부를 깨끗이 하고 좌욕을 해주며 멸균된 회음패드를 자주 교환해 준다. 성교와 질세척은 산욕기 동안에는 절대 금지시킨다. 가능한 방문객을 제한하고 출산 후 이상이 없는 산모는 조기 이상 시켜 혈액순환을 촉진시킨다.

5-1-4 치료 및 간호

산욕기 감염의 일반적인 치료는 약물요법으로 항생제나 설파제를 쓰는 것이 효과적이다. 화농부위는 외과적으로 절개하여 배농시키고 환자의 체위는 fowler-position을 취하여 배액을 증진시킨다. 증상이 심한 경우 일시적으로 수유를 중단하고 자주 혈색소치를 측정하여 필요시 수혈하고 수분과 전해질의 균형을 유지시킨다. 산욕감염 환자의 모든 처치와 간호는 무균술을 철저히 지켜 다른 환자에게도 교차감염되는 것을 막아야 한다. 특히 자궁내막염일 때는 자궁수축제를 투여하여 자궁수축을 증진시킨다.

5-2 모유수유

일반적으로 출산 후 3일 이내에 모유의 분비가 시작되는데 프로락틴과 옥시토신이라는 두 호르몬이 유선을 통해 모유의 분비를 촉진시킨다. 모유수유의 이점은 산모에 대한 이점이 있는데 첫 번째는 모유를 먹는 아이가 모체에게 주는 적절한 자극이 오히려 ***유방미용(乳房美容)***에 도움을 주고 두 번째는 모유가 흐르는 동안 ***유방암 방지(乳房癌防止)***에 효과가 있다고 알려졌다. 최근에는 모유에 포함된 여러 가지 성분들이 우유에 비해 아기에게 좋다고 하여 모유를 수유하는 비율이 늘어나고 있다고 한다. 모유를 수유하는 동안은 뇌하수체의 호르몬의 분비가 지연되므로 배란이 일어나자 않아 자녀의 ***터울***을 둘 수 있다는 이점도 있다. 아이의 입장에서 본 이점은 ***면역기능의 부여(免疫技能 附與)***로 모체의 면역 성분이 모유에 포함되어 있다고 한다. 심장의 고동 소리에 반응을 보이기도하며 정서적이나 안정감을 아이에게 준다.

6절 불임증세

불임증이란 건강한 부부가 정상적인 성생활을 영위함에도 불구하고 일정기간 이상 임신이 되지 않는 것을 말한다. 결혼한 부부가 피임을 하지 않고 부부생활을 할 경우 1년 이내에 80% 정도가 임신을 하기 때문에 결혼 후 1년 이내에 임신이 되지 않으면 불임증이 아닌가 생각해 보아야 한다. 가정생활의 비극 중에서 불임으로 오는 부부간의 미묘한 관계는 매우 중대하고 중요하다. 그러므로 "임신도 때가 있다" "임신을 늦게 하는 유전이 있으니까" "언젠가는 되겠지"하는 막연한 생각으로 무작정 기다리기만 하는 것은 무모한 일이다. 불임증에 대한 초기반응은 무언가 불완전한 느낌으로 시작되지만 가족의 불만, 친지들의 비난으로 외적 압력을 불러온다. 불임검사의 중요성은 원인을 파악하는 검사로 불임의 원인이 밝혀지면 임신 성공률은 60%이상으로 높아진다.

의학적으로 볼 때, 불임이란 반드시 부부 두 사람을 진찰해야 하는 독특한 현상이다. 불임의 원인이 남편 또는 부인에 있든지 양쪽에 다 있든지 간에 부부는 같이 검사에 협조해야 한다.(불임원인 남성 40%, 여성40%, 부부공동 20%) 그러므로 부부가 같이 불임에 대한 책임이 있다는 것을 알아야 한다. 그리고 불임의 검사와 치료, 다시금 임신에로 나가는 데는 장시간이 걸린다. 부부와 담당의사의 참을성 있는 노력 없이는 결실을 맺지 못한다. 여기에 부부간의 일치단결도 필요하며 큰 결실을 맺기 위해서는 초조해 하지 말고 서로 위해주고 신뢰하는 것이 좋은 결과를 가져온다.

6-1 불임의 진단

불임검사를 위한 진찰은 부부가 함께 받는다. 구두진찰에서는 성생활의 내용, 과거의 병증세, 생리력 등이 중요하다.

6-1-1 여성의 검사

배란검사 : 배란검사는 매일매일 프로게스테론 배양에 의한 소변침전물 도말이나 질도말의 각질화로 경관 점액량의 증가조사, 기초체온 변화에 있어서 이상성의 유무, 자궁내막의 분비변화 등이다.

자궁경관의 점액검사 : 경관 점액의 양과 질, 그리고 염증성 질환의 유무를 관찰한다.

성교 후 검사(sims-Huhner) : 성교 후에 질강 내의 정자를 검사하는 간접 정자 검사법으로서 배란기에 부부가 성관계를 하고 12~24 시간 내에 병원에 와서 자궁경관점액을 검사하는 방법이다, 정자가 활동성이 있는지를 검사하는 것이다.

난관의 기능검사 : 난관검사를 하는 것은 진단의 목적을 위해서만이 아니라 난관이 국소적으로 폐쇄된 경우는 동시에 치료가 되는 수도 있다는 데 가치가 있다. 난관의 폐쇄여부를 검사하는 방법은 가스를 난관에 삽입하여 검사, 자궁난관 조명법, 맹낭경 검사 등 세 가지가 있다.

자궁내막 이상검사 : 생리 전의 자궁내막 검사는 수정란의 착상 부위를 알아 볼 수 있으며, 난소의 황체기능과 동시에 배란이 이루어졌

는지를 알 수 있다. 자궁내막 조직검사는 Novak큐렛으로 기초 체온곡선에 준하여 생리예정일 2일전에 시행하는 것이 가장 좋다.

황체기 장애검사 : 자궁내막 변화의 조직학적 날짜계산이 두 번 이상의 생리주기에서 생리예정일보다 2일 이상 지연이 된다면 황체기에 이상이 있다는 진단을 내릴 수 있다. 부적당한 자궁내막은 자궁내막에 경화증이 있을 때와 같이 호르몬 자극에 대해 무능력해지거나 또는 난소에서 생성되는 프로게스테론양의 불충분한 현상을 초래하기도 한다.

6-1-2 남성의 검사

남성의 불임검사는 정자검사가 주류를 이룬다. 대개 부인들은 의학적 검사에 적극적이나 남편들은 적극적인 협조자가 많지 않다고 한다. 가임을 원하면 남편들도 적극적으로 협조하고 검사에 응해야 한다. 정자검사는 적어도 2회를 검사해야 한다. 그러나 만약 만족할만한 결과를 얻지 못하면 임신능력의 정당한 평가를 얻을 때까지 정액의 채취에 응해야 한다. 정액의 질은 정자의 운동력 ㎖당 정자 수(정자수가 6천만 이상이면 정상, 2천 ~ 6천만 준 정상, 2천만이하는 불임) 그리고 기형정자의 여부에 따라 판단된다. 정자의 수가 부족한 경우는 17-케토스테로이드 검산, 요 중의 성선자극호르몬 양의 측정, 또는 고환의 조직검사를 해보아야 한다. 불임환자 중에는 한 번 진찰받고, 원인을 알기 원하는 성급한 환자들이 많다. 또한 불안한 마음으로 이 병원, 저 병원 옮겨 다니다 도중에서 포기하는 환자들이 적지 않다. 정성과 인내를 가지고 한 병원에서 꾸준히 검사를 받는 것이 원인규명의 지름길이다.

6-2 불임의 원인과 치료

불임증의 원인을 알고 제거함으로써 정상적 수태를 할 수 있고, 기본적인 상태를 유지할 수 있으므로 치료적인 계획을 세우기 전에 원인이 되는 요소들을 조사해 보는 것은 가치 있는 일이다. 여성에 있어서 난자의 생산이 방해되는 상태는 난소종양과 다낭포성 질환과 같은 난소병리, 뇌하수체 . 갑상선 기능부전과 같은 내분비장애, 무생리와 불임증을 일으키기에 충분한 영양실조, 인공적 방사선조사의 자극으로 인한 난소의 기능부전 등이 포함된다.

6-2-1 여성불임의 원인과 치료

중추신경 요소 등으로 나타나는 배란장애, 자궁경관 점액의 이상, 난관폐쇄, 자궁내막 이상, 선천성 기형, 황체기의 장애, 정상 사정의 장애, 정자알레르기 등의 이유로 여성의 불임 경우이다. 불임의 원인을 알고 나면 치료에 들어가지만 원인에 따라 호르몬 요법에서부터 외과 수술까지도 행해진다. 처음의 처치는 배란일에 성관계를 하는 방법을 우선 몇 차례 시도 해 보아야 한다. 그 다음에 불임의 원인 별로 치료를 해야 한다.

무배란의 치료는 영양, 갑상선 및 부신호르몬을 포함한 특수한 치료를 한다. 그러나 난소의 기능부전은 뚜렷한 치료법이 없다. 자궁경관 점액 이상의 치료는 스틸베스테롤을 0.1㎎씩 경구투여 하거나 0.5㎎씩 절정으로 삽입하되 생리시작 5일째부터 매일 투여한다. 그리고 28일 생리주기형의 경우 배란 예정일 12일째에는 중단해야 한다. 그러나 환자들의 대다수는 매일 스틸베스테롤을 1.0㎎씩 투여해도 생리주기에 별 지장이 없으므로 계속해서 투여해도 괜찮다. 난관의 유착이나 폐쇄의 치료는 외과적 치료법이 좋지만 때로 진단적 검사가 치료 상 도움이 될 수 있다. 또한 골반에 전기투여요법을 해 주거나 또는 골반장기 염증에 코티손요법을 하는 수도 있다. 자궁내막 이상 중 평활근종인 경우는 근종절제술(myomectomy)이나 국소절제술이 적합한 치료인데, 이 치료법은 수정과 난자착상의 기계적인 장애를 방지할 수 있다. 선천성 기형의 치료는 소형 모자(plastic cap)형태로 된 인공난관채를 난관의 말단 상부에 맞추는 것은 임신의 가능성을 더하게 하고, 또한 선천성 기행을 교정하기도 한다. 정상 사정장애의 치료는 정신적인 원인에 의해 흔히 초래되기 때문에 부부 중 한 사람 혹은 두 사람 모두에 대한 정신적 치료가 도움이 된다. 황체기장애의 치료는 부적당한 황체기를 만드는 원인을 분석하여 특별한 원인이 종합적으로 확실해지거나 또는 발견이 안 된 경우라도 프로게스테론과 같은 약물을 투여해야 한다.

6-2-2 남성불임의 원인과 치료

영양부족, 급만성 질환, 신진대사 장애, 약물중독, 직업병, 시상하부 및 뇌하수체장애, 정관의 염증성 질환 등으로 인한 정관유착, 선천적인 고환의 기형 등이 정자의 수부족을 초래하는 신체적인 요인이 된다. 충분한 양의 정자생산을 방해하는 요인들로는 또한 유행성 이하선염, 고환의 병원균 침입, 알코올 중독, 결핵, 요도염, 부고환염과 같은 질환 등이 요인으로 나타난다. 무정자증은 정관이나 요도가 막혀있다든지, 좁아지거나 하여 정자가 통과할 수 없는 경우이다. 성교장애는 발기불능, 극도의 조루, 지루 등 잘 성교가 이뤄지지 않는 경우이며 탈장성형술과 같은 수술과정에서의 부주의로 인해 정색(情色, spermatic cord)을 분리시킴으로써 불임을 일으킬 수도 있다.

남성의 불임치료는 체질적인 치료를 말하며, 일반적인 개인위생이 대단히 중요하다. 즉 담배와 술을 제한하고, 식사에 관심을 가지고 주의를 기울이며, 적당한 휴식을 취하고 정신적 긴장을 피해야 한다. 또한 어떤 한 종류의 만성질환이 있을 때는 이를 치료해야 하며, 신진대사의 장애가 없도록 한다. 때로는 특별한 호르몬 치료가 효과를 보는 때가 있다. 정관이 폐쇄된 경우에는 때로는 외과적 수술로 회복이 가능한 때도 있다. 그러나 고환에 이상이 있거나 선천적으로 정자발생 요인이 결핍된 경우에는 치료방법이 없으므로 인공수정을 생각해야 한다. 드물게는 음경하면의 요도하혈(hypospadia)로 인하여 자궁경부에 정자를 전달하지 못해 불임이 되는 수도 있는데, 이때는 인공적으로 받아서 자궁경부에 넣어야 한다. 위와 같이 불임증을 치료했다고 하여 모든 부부가 임신이 되는 것은 아니다. 미국여성의 12%가 불임증이요 우리 주변에서도 모든 방법을 동원해도 무자식으로 늙는 부부도 상당하다. 여성의 난관통과 장애의 경우 수술을 해도 임신율은 5~20% 정도로 낮은 경우도 있고, 남성도 정관폐색증인 경우 수술을 해도 임신성공률은 30%정도이다. 이렇게 치료가 불가능할 때, 또는 성공하지 못하고 치료가 끝났을 때는 체외수정이나 인공수정이라는 수단도 있다.

6-2-3 기타 불임증 치료

체외수정 1978년에 에드윈드 박사와 스티븐 박사에 의해 체외수정아가 탄생했다. 우리나라에서도 1985년 10월 12일 서울대학교 장윤식교수팀에 의해 수정아가 탄생했다. 현재는 체외수정이 보편화 되었다고 볼 수 있다. 체외수정은 남편 쪽에서 불임의 원인이 없고, 아내의 난관에 이상이 있는 부부의 경우에만 행한다. 난관염, 난관 결핵 등을 전에 앓던 적이 있는 경우 양쪽 난관이 폐쇄돼, 정자와 난자가 해후 할 수 없으므로, 임신이 불가능하다. 체외 수정을 할 때에는, 부인은 미리 기초 체온을 측정하고, 경관 점액검사. 초음파 검사 등을 해서 난소 속에서 난세포가 충분히 성숙하여, 배란 직전이 되는 시점을 잡는다. 이 시점에 입원하여 마취를 하고 복벽을 1센티 정도 절개하여 배 속을 들여도 보는 복강경 거울을 사용해서, 난자를 1~2개 빼내어, 몸 밖으로 꺼낸다. 이 난자를 시험관에 넣고, 남편의 정액을 채취하여 정자를 분리하여 수정시킨다. 수정란은 알맞게 좋은 온도의 배양액 속에서 배양되어, 16분할에서 32분할 정도의 세포분열까지 발육된다. 여기에서 이 발육 난을 스포이드로 빼내어, 자궁입구에서 살짝 자궁체부로 이식한다. 여기에서 비로소 수정난은 사람의 체내로 들어가, 착상한다. 이후 임신 경과는 정상임신 때와 전혀 변하지 않는다. 무사히 정상 출산이 되며, 정상아와도 똑같다.

인공수정 인공수정이란 초기에는 정액을 인공적으로 직접 질, 자궁내로 주입했으나, 현재는 의학의 발달로 정액에서 정자 한 두 개를 분리하여 수정, 임신되게 하는 의학적 처치라고 할 수 있다. 인공 수정에는 남편의 정액을 사용하는 '배우자간의 인공수정'과 남편이외의 정액을 사용하는 '비 배우자간의 인공수정'이 있다. 부부에게 배우자간의 인공수정이 행해지는 경우는 극단적인 조루나 지루 등의 이유로 질 내 사정이 불가능한 경우에 사용될 수 있다. 남편의 요도 밑이 찢어진 것(요도 하혈), 음경굴곡 또는 아내의 질협착, 경련으로 성교가 불가능한 경우와 정액 중에 정자수가 2000만 ㎖이하인 정자감소증이거나, 운동률이 80%이하이거나, 정액의 전량이 0.3㎖이하로 적을 경우에 시행할 수 있다. 또한 배란기다 되어도 정자가 자궁내에 진입할 수 없는 경우인데 그 원인으로 질의 산성도가 너무 강해서 질 내에서 정자가 사멸하거나, 경관점액에 남편의 정자에 대한 항체가 생겨 정자가 자궁내로 상승할 수 없거나 상승해도 수가 적어 운동성이 나쁠 경우이다.

배우자간의 인공수정은 20~30%의 성공률밖에 안되는 것이 흠이라고 할 수 있다. 남녀 양쪽의 불임검사 결과, 특별히 불임의 원인이 밝혀지지 않고 더구나 다른 모든 방법을 해봐도 임신이 되지 않을 경우 가장 마지막으로 "비 배우자간"인공수정을 하게 된다. 우리나라에서도 94년에 전국에 64개의 정자은행을 종합병원에 지정했으나, 지금은 희미해간다고 한다. 그것은 보수적인 우리풍속으로 또 윤리적인 문제 때문에 정자를 공급하려는 사람도 적고 받으려는 사람도 적기 때문이다. 비 배우자간의 인공수정이 행해지는 경우는 무정자증, 정자사멸증, 절대적 정자 감소증 등에 하는 경우, 남편 쪽에 결정적인 유전적 질환이 있어, 남편의 자손을 남기지 않는 편이 나을 경우, 혈액형 부적합에 의한 습관성 유산이나 불육증, 근친결혼으로 자손에게 장래의 좋지 않는 결과가 예상될 때, 또 아내의 체액에서 남편의 정자가 응집, 사멸해 버릴 때 등의 부부에게 행해진다. 비 배우자간의 인공수정에서 가장 힘들고 중요한 것이 정액을 공급하는 사람의 선정이다. 즉 선천적인 질환이 없어야 하고, 육체적으로 남편과 적당히 어울리는 사람으로서 안정이 되어 있고, 지적인 사람이면 좋다. 그리고 정액이 보통 이상으로 수정 능력이 있어야 하고, 혈액형과 여러 조건이 남편과 어울리는지 조사해 본 후 인공수정을 시도한다. 도덕적 논란은 있으나 인공수정 성공률은 40~50%가 된다.

한방적 치료 양의학으로 정확한 불임원인을 발견할 수 없는 증세들이 있다. 이럴 때 한방약을 투여하여 효과가 있는 경우가 있다. 몇가지 약제를 살펴 보면 허약하고, 냉증, 빈혈, 저혈압에는 당귀작약산(當歸芍藥散)이 효과적이고, 자궁의 허약, 생리불순에는 조경종옥탕(調經種玉湯)이 효과적이며, 빈혈, 불규칙한 생리에는 부익지황환(附益地黃丸)이 효과적이다. 또한 대하가 심하거나, 대하가 깨끗지 못할 때 유련주(毓麟珠)가 효과적이며, 호르몬 밸런스 개선에는 조경산(調經散)이 효과적이다.

7절 유산(ABORTION)

7-1 유산의 정의

유산(낙태)이란 태아의 생존이 가능한 발육시기 이전에 임신이 종결됨을 말한다. 미국에서는 최종 생리 시작일로부터 계산하여 20주 이전에 임신이 종결됨을 유산으로 정의하고 있다. 한국의 모자보건법 시행세칙에 따르면 임신 28주까지를 임신중절로 허용하고 있으나 보통 유산의 기준으로 태아의 체중이 500g 이하인 경우를 유산이라고 한다.

7-2 자연유산(Spontaneous abortion)

발생되는 빈도가 일반적으로 총 임신예의 10%로 보고되고 있다. 그러나 실제로는 산모가 느끼지 못하고 자연적으로 유산되는 경우가 있으므로 약 30% 정도의 실지유산이 있을 것으로 보고 있다. 일반적으로 자궁을 형성하는 기저탈락막(decidua basalis)의 출혈과 출혈부위 주변의 조직의 괴사(죽음)로 유산을 초래한다.

7-2-1 자연유산의 모체적 원인

자연유산의 80% 이상이 임신 12주기 이전에 발생한다. 그 중 반수는 염색체 이상이 원인이며 그 시기가 경과한 후는 자연유산은 급속히 감소한다. 20세 미만여성인 경우 자연유산 율은 12%, 40세이상 여성은 26%로 나타났다. 각종 감염성 질환은 생식기의 mycoplasma, erythromycin, 매독 등에 의해 유산이 초래되며, 만성소모성질환은 결핵 또는 암종증(carcinomatosis) 등의 질환에 의해 유산되는 경우이며 당뇨병에 대해서는 의견이 구구하다. 내분비 이상은 갑상선기능항진증, 당뇨병, 황체호르몬 결핍 등에 의해서 유산이 일어나는 경우이다. 면역학적 요인은 배우자간의 면역학적 원인에 의해 태아가 자궁 기저부로부터 탈락하는 현상으로 계속해서 3번 이상 유산이 될 경우에는 습관성 유산을 의심하여야한다. 이럴 경우에는 산부인과 전문의와 상담하여 치료하는 것이 중요하다. 그 외 노화배우자(aging gametes)인 경우에 유산이 나타난다.

영양실조는 산모의 건강상태가 양호하지 못하여 일어나는 유산을 의미한다. 기호식품과 환경독소는 흡연과 음주, 주변의 환경독성물질에 의해서 일어나는 유산을 의미한다. 특히 흡연과 음주가 여성들에게 보편화 되어가고 있는데 이는 유산의 원인일 뿐만 아니라 저체중아 및 기형아 출산의 위험성도 따른다. 신체적 또는 정서적 손상의 유산은 최근의 추락, 타격 또는 놀란 일 그리고 성격적으로 미완성인 경우와 독립성이 강하고 욕구불만의 여성에서 나타난다. 정상적으로 한 개의 자궁을 갖지 않고 2개의 자궁이 있거나 자궁 가운데 벽이 있거나 등의 자궁의 기형현상에 의해 태아가 정상적으로 자라지 못하는 경우에 유산이 된다.

7-2-2 자연유산의 종류

절박유산(threatenen abortion)의 증상으로는 경미한 동통이 마치 생리통처럼 있거나 하부요통이 있다. 임신초기에 4~5명 중 1명이 이러한 증상을 나타내고 그 중 반수가 유산된다. 출혈은 경미하지만 수일에서 수 주간 계속되며 자궁 크기는 시간이 경과해도 변치 않거나 감소한다면 태아사망을 의심할 수 있고 커진다면 태아는 건전하든가 혹은 포상기태(hydatidiform mole; 비정상태아)인 것이다. 진성 절박유산일 경우 치료와 상관없이 유산된다.

불가피유산(inevitable abortion)의 증상으로는 경관개대와 태막파열의 경우이다. 임신전반기의 태막파열의 경우 임신유지가 불가능하고 파열 후 48시간이 지나도 아무 이상이 없으면 일상 활동을 하지만 출혈, 발열 등이 있으면 불가피유산으로 단정하고 임신산물의 제거가 타당하다.

불완전유산의 주요 증후는 10주이전의 유산에서는 태아와 태반이 모두 배출되는 것이 보통인데 그 이후에 발생한 경우는 따로 분리되어 배출되며 태반의 일부 또는 전체가 자궁 내에 잔류하면 그 후 출혈이 계속된다. 유산 때보다 임신기간이 더 연장된 경우에는 출혈이 심하다.

계류유산(missed abortion)은 임신 전반기에 사망한 태아가 자궁 내에 4~8 주 이상 잔류한 경우에 계류유산이라고 한다. 임상증상은 임신초기에 무생리, 오심, 구토, 유방의 변화, 자궁의 발육 등이 있으나 태아가 사망하면 절박유산증상이 나타난다.

반복자연유산(recurrent spontaneous abortion)의 증상은 3회 이상 계속 반복된 자연유산을 기준으로 한다. 원인은 면역학적인 원인을 찾을 수 있지만 아직 정확하게 알려져 있지 않다. 전문의와 상의하여 병원을 찾으면 일반적으로 70~80% 정상적으로 출산이 가능하므로 크게 걱정할 필요는 없다.

7-3 인공유산(Induced abortion)

인공유산이란 모체의 건강보호 및 기타 합법적인 예외규정에 따라 태아가 생존 가능한 임신기간에 도달하기 이전에 임신중절 함을 뜻한다.

7-3-1 인공유산의 유산방법

외과적 방법에는 경관 개대 및 자궁내용물 제거술로 16주 이전에 실시하며 소파술(curettage)과, 흡인법(suction curettage)이 있다. 개복술에는 자궁절개술(hysterotomy)과 자궁절제술(hysterectomy)이 있다. 약물이용법에는 oxytocin 정맥점주, 양막내 고장액(intraamnionic hyperosmotic fluids), Prostaglandin E2, E2a, 및 rostaglandin 유사체를 양막내 주입법, 양막외 주입법, 질내삽입, 비경구 주사법, 경구투여 등으로 약물을 투여한다.

7-3-2 선택적 유산의 결과

모성사망 선택적 유산으로 합병증과 모성사망이 발생하는 수가 있으나 합법적인 인공유산은 비교적 안전한 것으로 보고되고 있다. 임신 2개월 이전 10만 번에서 0.4~0.6명, 2주일이 가산될 때마다 2배씩 증가하며 임신 16주에서는 10만 번에 18명이 발생한다고 알려져 있다.

차후임신에 대한 영향 인공유산의 차후 임신에 대한 영향에 관해서는 의견이 분분한데 여러 연구자들에 의해 알려져 있는 내용을 살펴보면 자연유산, 조기출산, 저체중아, 자궁경관무력증, 자궁유착증, 유착태반 그리고 자궁경관임신 등의 증상을 일으킬 수 있다고 보고하고 있다.

인공유산 후 증후 자궁에 착상되어 있던 태아를 안전하게 유산시키는 일은 수술적인 방법이기 때문에 여러 가지 위험이 따른다. 불법적인 유산에 의한 처치는 산모에게 항상 위험을 동반하게 된다. 인공유산에 의해 나타나는 증상을 살펴보면 자궁출혈, 자궁천공, 자궁염증 등 자궁에 이상을 일으킬 수가 있다. 특히 자궁이 많이 상할 수 있으므로 조심하여야 한다. 그리고 자궁내 태반이 잔류하여 염증이나 다른 질병을 일으킬 수 있고 복막염과 심지어 모성사망에 이르기도 하며 마치합병증 등을 일으켜 산모에게 많은 위험성을 따르게 한다. 이러한 인공유산은 합법적인 절차에 의해 정확한 진단과 전문의와 상담 하에 이루어져야 하며 시술자의 경험과 병원의 시설, 환자의 영양상태 그리고 임신중절 시기를 잘 선택하여 환자에게 이상이 생기지 않도록 주의하여야 한다.

패혈성 유산 유산의 합병증은 불법적 유산과 관계가 있으며 합법적 유산 시에도 심한 출혈 및 패혈증, 세균성 쇼크와 급성 신부전증 등의 합병증이 동반될 수 있다. 혈관 내피에 광범위한 손상 및 혈관 운동의 이상과 심근기능의 장애를 일으킨다.

배란의 재개 배란은 유산 후 빨리는 2주 후부터 일어날 수 있으며 16일에서 22일 사이에 황체화호르몬(lutenizing hormone)의 급격한 상승을 확인할 수 있다. 따라서 유산 직후부터 적절한 피임을 시작함이 긴요하다.

7-3-3 인공유산의 법적인 규정

인공유산은 형법 27장 269조, 270조에 의해 할 수 없도록 규정되어 있으나 모자보건법에 의하면 다음과 같은 원인일 경우에 인공유산이 합법적으로 병원에서 시술할 수 있는 예외 규정을 적용할 수 있다. 우생학적 또는 유전학적 정신장애 또는 신체질환이 있는 경우, 전염성 질환이 있는 경우, 강간 또는 준강간으로 임신된 경우, 혈족 또는 인척간에 임신된 경우, 모체의 건강을 심히 훼하는 경우로 규정되어 있다. 따라서 위와 같은 원인을 제외하고는 불법적인 의료행위로 간주되기 때문에 생명의 존엄성과 출생의 기쁨을 함께 누릴 수 있는 밝은 사회를 위해 인공유산은 신중하게 이루어져야 한다.

5 성 감염 질환

1. 균 감염에 의한 성 질환 2. 성병의 예방법 3. 여성의 기관 부위별 성 질병
4. 남성 성기관의 질환 5. 후천성면역결핍증후군

성병으로 통칭되는 성 감염 질환은 일반적으로 성과 연관된 행위에 의해 감염 혹은 전염되는 성적 질환이다. 근래에 들어서 성 전염성 질환의 빈도와 종류가 많이 달라지고 있다. 종래에는 성병이라고 하면 매독, 임질, 연성하감, 성병성 림프육아종, 서혜육아종 등을 지칭하였으나 최근에는 주로 성행위로 인하여 전파되는 비임균성 요도염, 트리코모나스증, 음부포진, 첨규성 콘딜로마, 캔디다증, 사면발이 기생충 등도 포함하고 있어 성병이란 용어보다는 성인 질환 혹은 성 감염 질환이란 용어로 사용되고 있다. 더욱이 음부포진 이후 후천성면역결핍증(acquired immunodeficiency syndrome, AIDS)이 성 감염 질환으로 판명된 후 큰 공포의 대상이 되고 있다.

1절 균 감염에 의한 성 질환

1-1 임균성 요도염(gonococcal urethritis, 임질)

임질은 가장 오래 전에 알려진 그리고 가장 흔한 성병의 하나이다. 이 병은 우리 인류에게 이미 고대로부터 알려져서 여러 철학자들의 저서에도 나타나고 있다. 병원균인 나이지리아 고노로헤아(Neiseria gonorrheae)에 의해 발생되고 성행위에 의해 전염이 잘되는 질환이다. 대개 잠복기는 성교 후 3~10일 정도이며 환자와 1회 성교 시 남자는 20~50%, 여자는 50%에서 임질에 감염된다. 무증상 임질은 0.5~1.5% 정도이고 치료하지 않으면 자연 치유되나 후유증이 심각할 수 있다.

그림 5-1 임균성 요도염(임질)
외음부에 고름이 나오며 다른 부위 합병증이 유발된다.

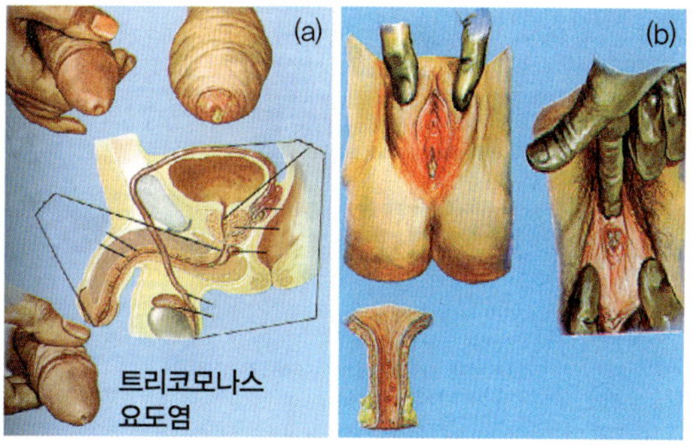

전형적인 증상은 남성의 경우에 배뇨통과 음경의 끝 부분인 요도를 통해 황색농성요도분비물(노란색의 분비물)이 나온다(**그림 5-1, a, b**). 이런 증상은 감염 후 이틀 내지 열흘 정도에 나타나며 드물게는 한달 후에 이런 증세가 나타나기도 한다. 합병증으로는 불임증, 요도협착, 전립선염, 귀포피염, 부고환염, 농루안, 전신성 임질 등이 올 수 있다(**그림 5-2**). 여성의 경우에는 감염된 환자의 절반이상이 아무런

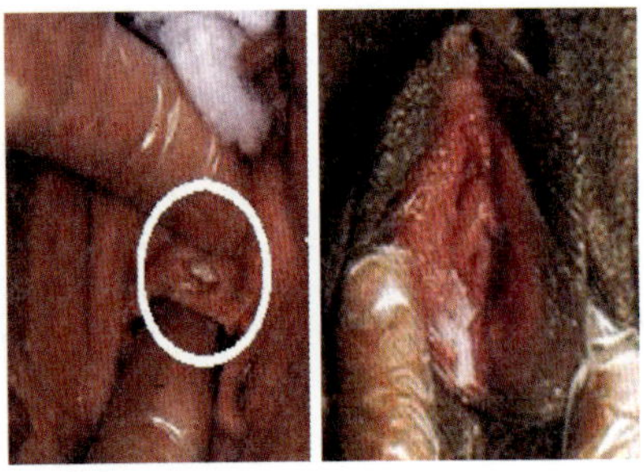

그림 5-2 임균성요도염.

상이 없기 때문에 치료를 받지 않고 지날 때가 많다. 따라서 자신도 모르게 성관계에 의해 타인에게 전염시키게 된다. 증상을 살펴보면 질 분비가 많아지며, 외부성기에 자극을 느끼며, 방뇨 시에 통증이 오고 비정상적인 생리(출혈)등이 나타난다. 합병증으로는 불임증, 난관염, 질주위염, 자궁내막염, 난소염, 골반장기염, 직장항문염 등이 올 수 있다.

1-2 비임균성 요도염(nongonococcal urethritis, NGU)

임질균 이외의 원인균으로 야기되는 모든 요도염은 비임균성 요도염이라고 하여 1951년 영국에서 처음 보고되었다. 이 병은 임질에 특효인 페니실린에 저항하고 전체남성요도염의 20~80%를 접할 정도로 빈도가 높다. 원인균은 클라미디아 트리코마티스(chlamydia trachomatis)와 유레아플라스마 유레아리티컴(Ureaplasma urealyticum)이 주로 발병의 원인이 되며 그 외 몇 가지가 있다. 성행위에 의해 감염되고 요도를 통해 전염되므로 성관계를 한 배우자의 40~50 % 에서 원인균들이 발견되어 요도염을 일으키게 된다.

증상은 무증상이거나 소양감, 배뇨통, 요도분비물 등이 있을 때 검사를 실시해서 알 수 있으며 잠복기는 원인균에 따라 차이가 많아 대개 1~5 주정도 된다. 대부분의 남성의 경우 클라미디아 음성인 요도염에서는 심각한 합병증은 없다. 그러나 클라미디아가 원인균인 경우에는 높은 재발율, 부고환염, 전립선염, 남녀불임증, 라이터(Reiter) 증후군과 여성에서는 자궁경부염 골반장기염, 복막염, 간주위염 등의 합병증이 올 수 있다.

비임균성 요도염은 원인균이 다양하므로 일률적인 치료효과는 기대하기가 어렵다. 그러나 테트라사이크린, 미노사이클린을 비롯한 여러 가지 항생제를 사용하여 환자를 치료할 수 있다. 성적배우자도 증상이 없어도 반드시 치료해야한다. 본 병의 치료에 가장 큰 문제는 재발 혹은 지속감염인데 원 치료 후 6주내 재발율이 30~40%에 달한다.

1-3 경성하감(chancre, syphilis, 매독)

매독은 15세기에 유럽에서 처음으로 알려졌으며 1905년 밝혀진 트레포네마 팔리덤(Treponema pallidum)이라는 나선균에 의한 감염이다. 매독은 성행위로써 전염되는데 질성교, 항문성교, 키스, 구강/외음부

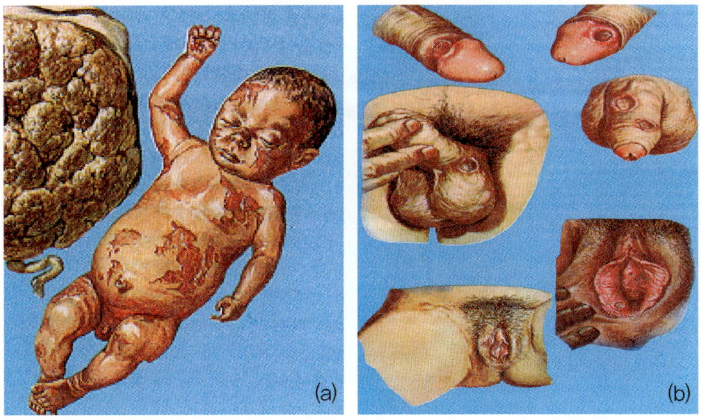

그림 5-3 경성하감(매독).

(a) 태아로의 감염. (b) 일반적인 증상.

접촉과정에 의해 한사람으로부터 다름 사람으로 전염된다. 또한 수혈이나 임산부에서 신생아로 전염되기도 한다(**그림 5-3, a**).

매독의 초기증세는 하감(작은 피부궤양)이다(**그림 5-3, b**). 이 증세는 감염 후 2~4주의시기에 나타난다. 이 궤양이 가장 흔하게 나타나는 곳은 성기나 항문이며 이때 75%의 경우에 통증은 없다. 그러나 이 궤양은 입술, 입 손, 가슴, 기타의 어느 부분에서도 생길 수 있다(**그림 5-4**). 이 궤양은 주위에 붉은 테를 두르게 되며 4~6주 후에 저절로 없어진다. 따라서 환자는 이병이 없어진 걸로 착각하게 된다. 매독 2기 증세는 치료를 받지 않고 방치했을 경우에 궤양이 사라진 후 일주일에서 6달의 기간을 가지고 다시 시작한다. 증상으로는 손바닥과 발바닥에 약간 붉거나 분홍색의 발진이 돋고, 열이 오른다거나, 목의 통증, 두통, 관절의 통증, 식욕감퇴, 체중감소, 두발의 소실 등이 나타난다. 이러한 증상이 사라지면서 이 병은 잠재기에 들어간다. 세균은 계속해서 혈류와 임파선을 따라 계속해서 이동하고 있기 때문에 잠재기 동안에 각 기관을 침투하여 뇌, 척추, 폐를 감염시키게 된다. 치료받지 않고 방치한 환자의 50~70%는 죽을 때까지 이런 잠재기로 지나게 되고, 나머지 50~30%의 감염자는 제 3기로 접어들게 된다. 매독3기는 심각한 심

그림 5-4 경성하감의 다른 부위.

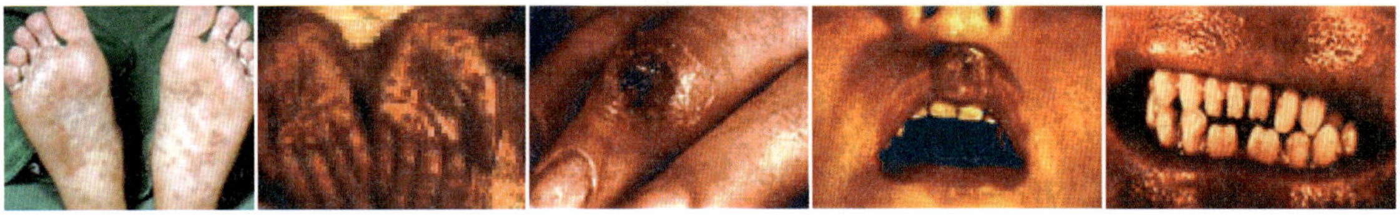

장병, 안과질환, 뇌와 척추의 손상을 가져온다. 결과로써 졸도, 발광, 혹은 정신이상이 되거나, 눈이 멀거나, 생명을 잃게 된다.

매독은 초기에 검사를 통해 알아내면 쉽게 치료할 수 있다. 앞서 언급한 증상들이 나타날 경우에는 혈액검사를 통해 알 수 있다. 치료는 페니실린과 같은 항생제를 이용하면 쉽게 치료된다. 그러나 1기와 2기 그리고 잠복기에서는 이러한 약효가 효과를 볼 수 있지만 3기의 매독에서는 쉽게 치료되지 않기 때문에 증상이 보이면 전문의를 찾아가 초기에 치료받는 것이 중요하다.

1-4 연성하감(chancroid)

성행위에 의해 전염되는 질환으로 원인균은 음성간균인 헤모필루스 듀크레이(Homophilus ducreyi) 이며 우리나라의 경우 최근 증가추세에 있다.

이병에 감염되면 감염 후 0.5~2.0 cm크기의 1개 이상의 궤양이 주로 성기부위에 나타난다. 이 궤양의 특징은 얕고, 아프며, 부드럽고, 더럽다. 또 환자의 1/3~1/2 에서 통증이 있는 림프선염이 동반된다. 잠복기는 4~5일 정도이다. 이병은 종종 고열을 수반하며, 외음부가 부어 올라 보행이 곤란하게 된다. 이 증상은 흔히 여성보다 남성에게 더 고통스러우며 방치해 두었을 때는 음경에 이상을 초래할 수 있다(**그림 5-5**).

진단은 원인균을 찾아야 가능한데 피부반응검사로도 75%정도 가능하며 조직검사도 진단에 유용하다. 치료는 항생제투여를 통하여 효과적이며 치료 시작 2~3일 후, 5~7일 후, 그리고 매주 병변이 소실될 때까지 관찰하며 증상이 치료 시작 2~3일 후에 나빠지거나 5~7일 내에 반응이 없으면 다른 약제의 선택을 고려해야한다. 앞서 언급하였듯이 음경과 관련이 많기 때문에 감염에 의해 에이즈 바이러스에 노출되기 쉽기 때문에 초기에 진단하여 치료하는 것이 중요하다.

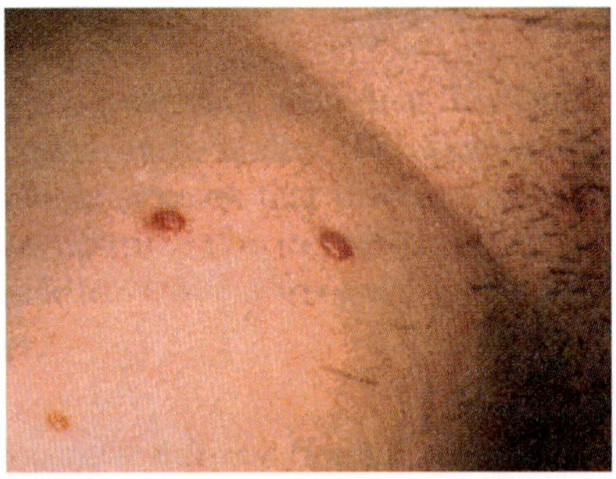

그림 5-5 연성하감.

1-5 성병성 림프육아종(lymphogranuloma venereum)

원인균은 글라미디아 트라코마티스(chlamydia trachomatis) 중 L1, L2, L3이다. 잠복기는 성접촉 후 5~21일 정도이고 일시적인 성기 병변 후 림프선염의 출현이 특징이고 때때로 여성이나 동성애 남자에서는 직장협착이 생기고 남성에서는 림프선염이 화농되어 다발성 누공이 형성된다(**그림 5-6**).

치료는 초기에 항생제를 이용하여 치료하면 된다.

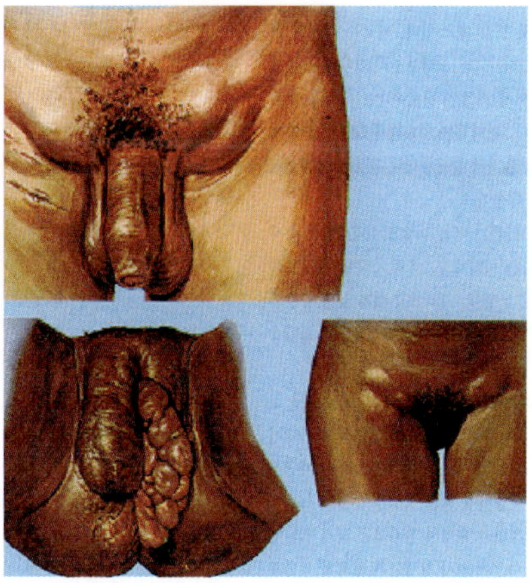

그림 5-6 성병성 육아 림프종.

1-6 서혜육아종(granuloma inguinale)

이 질환의 특징은 성기, 회음부 및 서혜부에 걸친 피부와 피하조직의 만성염증이다. 원인균은 칼리마새박테리움 그라눌로마티스(calymmatobacterium granulomatis)이며 잠복기는 2~3개월 이다. 궤양이 출현하나 전신증세나 림프선염은 동반되지 않고 삼출액의 염색에서 큰 단구내 도노반체 (donovan body)의 검출로 진단이 된다.

치료는 초기에 항생제를 이용하여 치료하면 된다.

1-7 음부포진(Herpes progenitalis)

음부포진(허피스)이라고 하는 이병은 성행위에 의해 높은 감염율을 보이고 있으며 성배우자에게로 전염 위험성이 있고 영아감염 시 높은 이환율이 있으며 자궁경부암과의 관련이 나타나고 조치요법이 아직 없기 때문에 관심들이 집중되고 있는 질환이다. 이 병은 HSV(herpes simplex virus)에 의해 발생되며 DNA virus이며 지속성 혹은 잠복성 감염을 일으키는 것이 특징이다. HSV1형과 2형으로 구분하고 있다. HSV1형은 주로 허리상부 나타나는 증상을 일으키는 원인균으로 주로 입 부위에 나타난다(**그림 5-7**). HSV2형은 허리하부 특히 성기부위에 흔히 감염되는데 1형이나 2형에 관계없이 어느 부위에나 감염될 수 있으며 음부포진중 10~25%는 HSV1형에 의해 발병된다(**그림 5-8**).

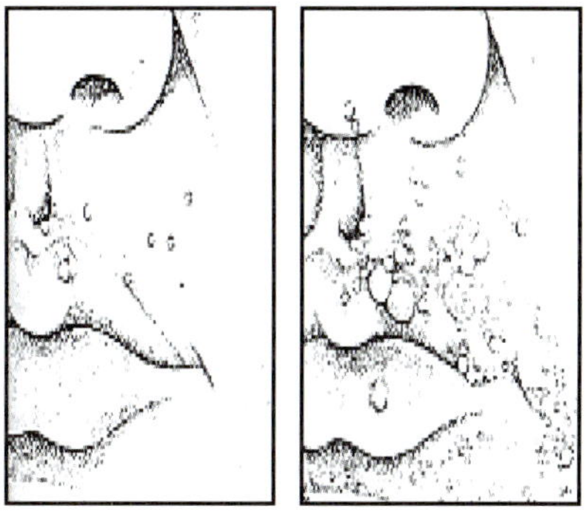

그림 5-7 성병성 육아 림프종.

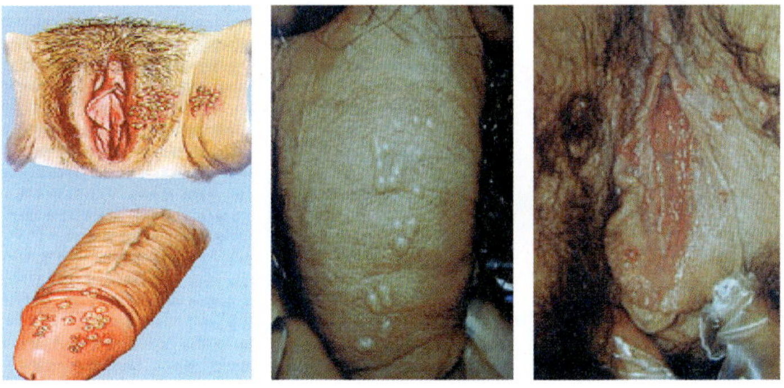

그림 5-8 음부 헤르페스.

가장 흔한 증상은 질, 자궁경부, 음경, 입, 항문 혹은 신체의 다른 부위에 나타나는 백색의 종기 송이를 가진 발진으로부터 시작된다. 일차 감염 시 나타나는 증상은 감염 3~7일 후 수포가 발생하며 일반적으로 재감염시보다 증세가 심하고 발열, 무력감 등의 전신증세가 동반되나 약 3주 후에는 병변이 저절로 소실된다. 임신 중의 이병은 사산이나 유산을 일으킬 수 있으며, 신생아에게 전염될 수 있다.

치료는 증상요법뿐이고 완치방법은 없다. 최근에는 여러 가지 치료방법을 개발하고 있는 실정이다. 외음부의 접촉뿐만 아니라 이미 감염된 신체부위의 접촉에 의해서도 전염되기 때문에 허피스의 전염부위를 만졌다면 손을 철저히 씻고 자신의 신체의 다른 부위를 만져서는 안 된다. 따라서 감염되지 않도록 청결하고 안전한 생활태도가 가장 중요하다.

1-8 첨규성 콘딜로마(condyloma acuminata)

유두종 바이러스에 의해 발병된다. 잠복기는 보통 1~2개월이고 항문이 성기 주위에서 사마귀양 구진을 발견하면 쉽게 진단할 수 있으나 2기 매독, 전염성 연속종, 양성 및 악성 종양 등과 감별해야 한다(**그림 5-9**).

치료는 발생부위에 따라 다르나 전기소작, 냉동요법, 화학적 부식제 등이 사용되고 최근에는 레이저 등을 이용하기도 한다. 전문의를 찾아 상의하는 것이 좋다.

그림 5-9 첨규성 콘딜로마(곤지롬).

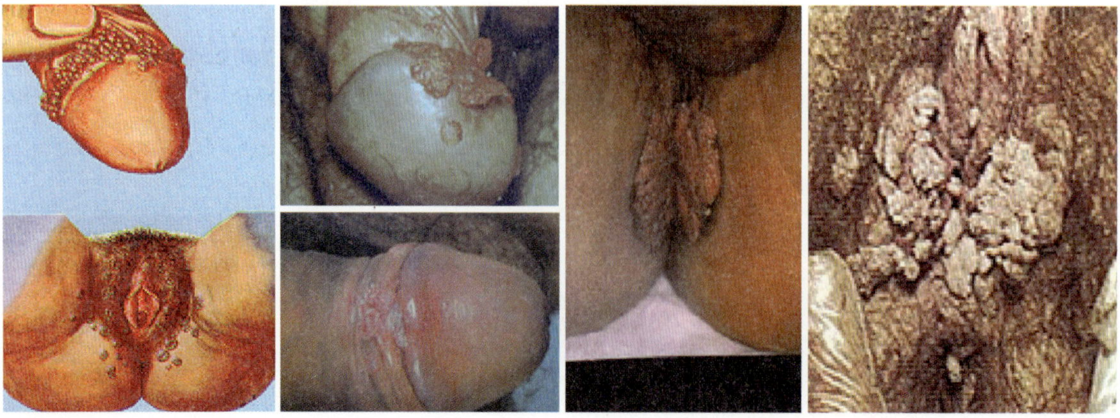

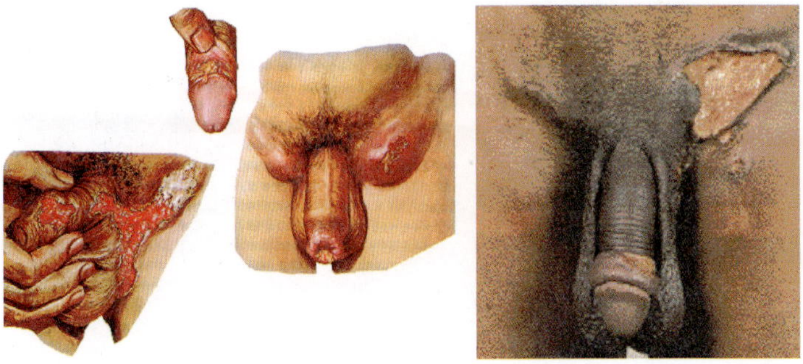

그림 5-10 연속종.

1-9 기타 성 감염 질환

1-9-1 클라미디아감염증(chlamydial infections)

박테리아인 클라미디아(chlamydial trachomatis)에 의해 감염되는데 이 감염된 자는 클라미디아 요도염, 클라미디아 고환염 등의 다른 많은 질병이 동반된다. 여성의 경우 요도염을 비롯하여 자궁경부감염, 난관에 침투하여 난관을 막아버려 자궁외임신의 원인으로도 나타난다. 자궁내막염의 41%는 이 균의 감염에서 비롯된다. 신생아에 대한 이환율도 매우 높아 신생아가 분만 시 이 감염부위를 지나서 나올 때 감염의 위험률이 높아 25%는 안질을 나타내고 18~23%는 폐렴의 감염이 나타난다는 것이다.

1-9-2 연속종(mollusum contagiosum)

성기나 넓적다리, 엉덩이 또는 아랫배에 나는 부풀어 오른 종기 같은 피부염을 가져오는 병으로 이 원인은 폭스 바이러스(pox virus, PV)의 감염으로 나타난다. 분홍색과 오렌지색을 겸한 색깔에 그 꼭대기에는 진주알 같은 모양으로 터트리면 치즈 같은 점액물질이 나오고 후엔 검게 달라붙는다(**그림 5-10**).

큰 괴로움이나 건강문제를 야기하지 않는 것으로 알려져 있으며 6개월 정도가 되면 저절로 사라져 치료가 반드시 필요하지는 않다. 심하면 액체질소나 냉동이산화탄소 등으로 치료한다.

1-9-3 성기의 이(음부슬증)

사면발이 혹은 세면발이라는 이가 음모에 기생하여 심한 가려움을

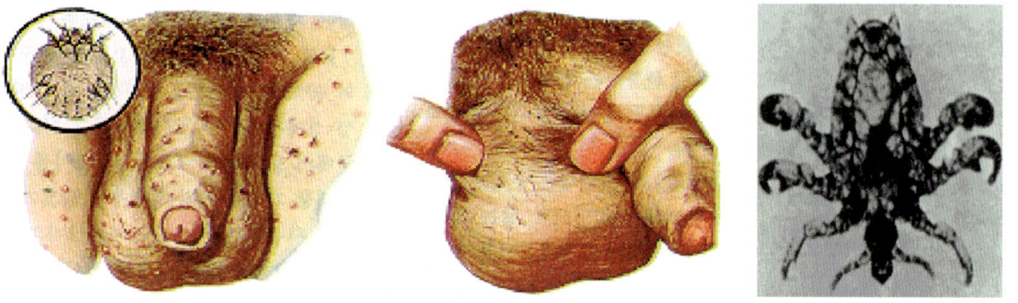

그림 5-11 성기의 이.

동반하는데 밤에 심하게 긁다가 상처가 나서 박테리아의 감염으로 발진이 생긴다. 성기 주변에 기생하여 성행위에 옮기지만 가끔 수건이나, 옷, 침대 등에서 옮겨지기도 한다. 알로 번식하며 하루에 두 번 피를 빨아 먹는다(**그림 5-11**). 이는 하루 밖에 살지 못하지만 알은 침대나 옷에 묻은 채로 6일은 살 수 있다.

이들은 감마벤젠 헥사클로라이드로 죽일 수 있기 때문에 로숀이나 샴푸의 형태로 크웰이란 이름으로 시판되고 있다.

2절 성병의 예방법

완전히 성적인 접촉을 피해도 걸릴 수 있으므로 100 % 효과적이 방법은 없다. 현재의 성문화는 너무나 자유롭고 어느 곳에서나 성병에 대해서 노출되어 있는 것이 현실이며 다른 나라와 비교하여 말할 수는 없지만 성에 대해서는 비슷할 것이라고 생각하고 있다. 성병은 걸리지 않도록 차단하는 것이 가장 중요하며 일단 감염되었을 경우 조기치료와 상대방에게 전염시키지 않도록 해야 한다.

2-1 성병의 차단

2-1-1 콘돔의 사용

콘돔은 성 관계 시 성병의 원인균의 감염을 막는 효율적인 방법으로 감염경로가 되는 정액이나 체액 등이 전달되는 것을 콘돔을 통해 차단함으로써 결과적으로 성병의 감염을 막는 방법이다. 우리나라 남성들은 콘돔을 사용하였을 경우 성적인 만족도가 떨어진다고 하여 잘 사용하지 않는 경향이 있다는 보고가 있으나 만약 성병에 걸릴 확률이 높다라면 자신의 건강을 위해서 꼭 사용하는 것이 일차적으로 성병을 차단하는 지름길임을 알아야 한다.

2-1-2 다이어프램(Diaphragm)

다이어프램은 가능하면 살정제와 함께 사용하는 것이 보다 효과적이며 실제로 살정제는 장시간 효과가 있는 것이 아니기 때문에 결과적으로 성관계를 갖기 수 시간 전에 여성의 경우 장치를 하는 것이 좋다. 그러나 다이어프램은 피임의 효과는 뛰어나나 완전한 성병의 예방법으로는 권할 수 있는 것은 아니지만 자궁경부에 오는 임질 또는 클라미디아증 예방에는 효과적이다.

2-1-3 성기의 세척과 질정제의 사용

성관계 전과 직후에 성기를 세척하고 성교 직후 소변을 보도록 하는 것은 여성에게는 효과가 좋지 않으나 남성에게는 필요하다. 특히 항문 성교 후에 질 또는 구음성교를 하려 할 때에는 음낭과 음경을 깨끗이 세척해야 한다. 그러나 질 세척의 경우에는 대부분의 경우 성병 예방에는 별 도움이 되지 못하며 오히려 정상적인 질 내 분비물을 세척함으로써 감염될 수도 있다는 것을 염두 해 두어야 한다. 페니겐이라는 항생제가 포함된 질 정제를 성병 예방의 일원으로 수년 전부터 이웃 나라 일본에서는 사용하고 있으나 아직 미국에서는 공인을 못 받고 있다.

2-2 성교 후 예방

임질과 매독을 예방을 위한 성교 후 성병예방은 권장하지 않으나 성병에 걸린 사람과 성교를 갖기 전이나 이후 아홉 시간이내에 사용하게 되는 이러한 약제는 임질과 매독을 예방하기 위해 페니실린과 테트라사이클린이 다량 포함되어 있으나 치료용으로는 부적합하다. 이러한 항생제를 남발함으로써 항생제에 대한 알레르기 반응이 나타날 수 있으며, 또한 내성이 생겨 다른 질병에 대한 저항력이 떨어져 사용할 수 없을 경우가 생길 수도 있다. 강간과 같은 응급사태가 일어나지 않는 한은 이러한 방법은 권장하지 않는 것이 좋다.

성병의 원인이 되는 장소인 경우 ***조심***해서 성병의 차단을 생각하여야 한다. 콘돔을 이용하는 방법이 현명한 방법이다.

2-3 성상대자에 대한 관찰

성병에 대한 정확한 지식을 갖고 있어야 한다. 성병에 대한 성지식을 가지고 있게 되면 성상대자에 대한 관찰을 할 수 있게 되어 증상을 인지함으로써 성병으로부터 안전할 수 있다. 그리고 자신의 성기와 성상대자의 ***성기를 잘 관찰하는 습관***을 키워서 항상 성병에 대한 증상을 살펴보는 것이 성병을 예방하는 지름길이다.

성교상대는 항상 정해진 사람과 성관계를 가지며 무질서하게 너무 많은 상대와 성관계를 갖는 것은 결국 성병에 자신이 노출되는 위험성이 있게 되므로 성상대자에 대한 사전지식을 습득하고 오랫동안 관계를 유지하는 사랑하는 사람과의 지속되는 성접촉이 가장 안전하다고 할 수 있다.

2-4 성병감염시의 행동

성병에 감염되었을 경우에는 지체하지 말고 ***정직***하게 성상대자에게 이러한 사실을 알려서 함께 검사를 통해서 앞으로 생길지 모르는 전염에 대비하는 것이 중요하다. 성병은 항상 부부 또는 성상대자와 함께 치료를 받아야 하며 자신과 관계를 맺은 사람들에게 이러한 사실을 알려줌으로써 더 이상의 전염되는 상황을 만들지 말아야 한다. 일순간의 창피함과 걱정으로 성병은 치유될 수 없으며 계속해서 전염될 수 있기 때문에 ***정직***하게 자신의 감염사실을 밝히고 성상대자들에게 이러한 사실을 정확하게 알려주어 함께 치료받도록 하여야 한다.

성병에 감염여부에 의심이 나면 ***서둘러서 검진하고 치료***하여야 한다. 감염증상이 보이고 징후가 나타날 경우에는 어쩌면 상당히 진행된 상태라는 것을 잊지 말아야 하지만 자신의 성형태상 감염의 위험성이 있다면 지체하지 말고 가까운 병원에 방문하여 검진하고 감염이 되었을 경우에는 성상대자와 함께 치료를 받도록 하는 것이 건강하게 생활할 수 있다. 그리고 성병은 항상 재감염의 위험성이 있다는 것을 명심하고 꾸준하게 일정기간 동안 재검사를 받아서 완전히 치유되었다는 것을 확인하는 것 또한 첫 감염에 못지않게 중요한 일이다.

3절 여성의 기관 부위별 성 질병

3-1 외음부의 질병

3-1-1 기생충에 의한 외음염

사면발이는 음모의 뿌리에 기생하는데, 성행위를 할 때 다른 사람에게 옮긴다. 침구나 옷을 통해 감염되기도 한다. 최근에는 특히 해외여행에서 돌아온 사람에게서 자주 발견된다. 음모뿐만 아니라 눈썹이나 겨드랑이 털의 뿌리에도 기생하는데, 비듬과 같은 회백색의 점이 박혀 있다. 요충은 유아나 어린이에게서 자주 발견된다. 직장 속에 기생하는 요충은 하얀 선충(線蟲)으로서 밤중에 항문을 통해 나와서 그 주위에 알을 까놓는다. 이때 대단히 가렵게 되어 손톱으로 긁기 쉽다. 심한 가려움이 특징이며 사면발이의 경우 때로는 임파선이 부어오르기도 한다.

3-1-2 비감염성 외음염

자궁질부미란, 자궁암, 질염, 경관염 등에 의한 분비물이 계속 유출되어 자극을 받는다. 약물(향수, 악취제거), 소독액, 비누, 변, 오줌 등에 의한 피부자극, 속내의의 마찰, 자위나 성행위에 의한 마찰, 자전거나 오토바이에 의한 마찰, 비만에서 오는 마찰 등 온몸에 알레르기경향이 있거나 알레르기성 습진, 접촉성 피부염을 일으키기 쉬운 피부 등이 원인이 되어 비감염성 외음염을 일으킨다. 외음이 빨갛게 부어오르면서 열감(熱感)이 느껴진다. 처음엔 심한 가려움이 느껴지며 긁기 시작하면 가려움이 심해진다. 손톱으로 심하게 긁으면 통증으로 변한다.

3-1-3 감염성 외음염

원래 쉽게 염증을 일으키는 곳에 질, 변, 오줌 피부에 있는 대장균, 연쇄구균, 포도구균, 임균 등이 원인균이 되어 염증을 일으킨다. 외음이 빨갛게 부어오르고 열감이 느껴진다. 동통에 가려움이 따르고, 외음 뿐만 아니라 회음에서 항문까지 확대된다. 때때로 소궤양(小潰瘍)을 만들기도 한다.

3-1-4 임균성 외음염

임균이 원인이 된 외음염으로서, 대개 성행위에 의해 임균에 감염된다. 유아나 소녀 그리고 노인의 외음점막은 저항력이 약하기 때문에 직접 외음부에 닿게 되는 속내의, 타올, 손가락, 목욕탕 등에서 감염되기도 한다. 성행위에 의해 감염된 경우, 염증은 자궁경관 안에서 시작되며, 거슬러 올라가 임균성자궁내막염, 난관염, 골반복막염을 일으키고, 거슬러 내려와 임균성질염, 외음염, 바르티린선염, 요도염, 방광염으로 파급된다. 질 또는 요도에 고름과 같은 분비물이 나오며, 외음부가 가렵고, 배뇨통, 빈뇨 등이 나타난다.

3-1-5 칸디다(Candida) 외음염

칸디다라는 질균이 일으키는 외음염이다. 대개 질(膣)칸디다 증을 동반한다. 칸디다는 감기나 설사처럼 체력의 소모가 심할 때, 또는 질병으로 행생물질을 오랫동안 복용했을 때 나타나기 쉽다. 그리고 임신중, 경구피임약복용중, 당뇨병에 걸렸을 때에도 칸디다에 감염되기 쉽다. 칸디다질염 외음염은 만성화되기 쉽다. 만성화되면 외음부가 만성피부염 때문에 두꺼워지고 백색 또는 회백색으로 변한다. 국소가 빨갛게 되고 심한 가려움증이 따른다. 소음순의 안쪽에 하얀 분비물이 이끼처럼 달라붙기도 한다. 때로는 칸디다성 소궤양이 생겨서 가렵게 되기도 한다.

3-1-6 곤지름

곤지름은 바이러스감염증의 일종으로서, 파포퍼 바이러스라는 바이러스가 원인이 되어 나타난다. 성행위에 의해 전염된다. 피부나 점막에 울퉁불퉁한 돌기가 젖꼭지 모양으로 번식하며 항문 주위, 질입구, 소음순에 많이 나타난다. 국소의 가려움과 함께 이물감, 열감이 느껴진다.

3-1-7 외음가려움증

갱년기를 지나 호르몬의 조화가 깨지기 시작할 때 잘 나타나는 것이 외음가려움증 이다. 젊은 여성에게도 나타난다. 대음순, 소음순, 음핵, 질구 등이 쥐어뜯고 싶을 정도로 가려운 것이 특징이다. 원인은 여러 가지가 있을 수 있지만, 우선 전신적인 질병, 예를 들면 당뇨병, 간기능장애, 신장질환, 백혈병 등이 있을 때 나타난다. 그리고 국소적으로는 외음부가 소변이나 질에서 나온 분비물로 오염됐거나 성적인 자극이 있을 때, 그리고 진균, 기생충, 원충의 자극, 패드, 삽입식 생리대, 거들로 인한 마찰이 있을 때 나타나기 쉽다. 한편 전혀 원인을 알 수 없는 가려움증도 있는데 일종의 신경성으로 추측된다. 예를 들면 자율신경실조증(失調症), 우울증, 결벽증, 욕구불만 등이다. 이불 속에 들어가 잠을 청하려 할 때 몸이 이상하게 따뜻해지거나, 내의와의 마찰이 일어나 심한 가려움이 시작되곤 한다. 그 때문에 심한 불면증에 시달린다.

3-1-8 외음궤양

외음헤르페스, 외음암, 매독, 임질, 칸디다외음염 등이 원인이 되어 발병된다. 대음순, 소음순, 회음 등에 콩알크기부터 은단알 크기까지 다양한 크기의 궤양이 나타난다. 궤양의 중심부가 헐어서 심한 통증이 있으며, 처음에는 내의에 핏자국이 묻어 나오는 정도이지만 증상이 심해지면 많은 출혈이 있게 된다.

3-1-9 급성외음궤양

외음궤양이라면 제일 먼저 생각나는 것이 외음헤르페스인데 이러한 헤르페스바이러스와는 관계없이 발생하는 궤양으로서 원인균은 명확하지 않다. 특히 젊은 여성은 빈혈이 있을 때나 피로할 때, 병을 앓고 난 후, 영양부족, 컨디션이 나쁠 때 등에 발병되기 쉽다. 증상은 대음순이나 소음순의 안쪽, 전정(前庭)점막에 갑자기 격렬한 통증을 일으키며 나타나는 궤양으로서 크기는 5~10㎜정도의 일정치 않은 원형을 하고 있다. 한 개 또는 여러 개가 나타난다. 궤양의 주위가 빨갛게 부어오르며, 속내의에 약간만 스쳐도 참을 수 없이 아프다. 약간의 발열이 있긴 하지만 임파가 부어오르지 않는 한 전신증상이라고 하기 어렵다.

3-1-10 베체트증후군

외음궤양, 구내(口內)궤양, 눈병(홍채염(虹彩炎), 모양체염(毛樣體炎)) 중 두 개 이상이 같이 나타날 때 베체트증후군 이라고 한다. 난치병의 하나로 알려져 있다. 원인은 아직 규명되어 있지 않다. 바이러스설, 알레르기설, 자기면역질환설 등이 주장되고 있으나 결정적인 원인이라고 볼 수는 없는 것들이다. 20세에서 30세에 걸쳐서 잘 나타나며, 초기증상으로 권태감과 미열이 온다. 질전정, 대음순, 소음순, 외음궤양의 통증이 아주 심하여 걷기도 곤란할 정도이다. 구내의 궤양일 때는 식사가 아주 괴롭게 된다.

3-1-11 외음육종

암에 비교하여 대단히 드문 편이지만, 모든 연령층에서 발병된다. 대음순, 음핵, 요도에 잘 발생하며, 피하의 결합직(結合織)에서 생기는 원발성(原發性) 외음육종과 외음선유종이 2차적으로 변화한 속발생(續發生)외음육종이 있다. 발육이 대단히 빨라 혈액이나 임파액 속에 섞이면 순식간에 온몸으로 전이된다. 외음부의 육종은 통증이 없는 종양으로 서서히 커져서 종양표면에 궤양이 생긴다. 궤양의 표면에서 악취가 나는 분비물이 나와 내의를 더럽혀 신경이 쓰인다. 궤양이 커지면 주위의 조직을 압박, 침식하여 통증을 느끼게 된다.

3-1-12 정맥류

온몸에 분포되어 있는 혈관은 크게 동맥과 정맥으로 나뉜다. 동맥은 혈관의 벽이 두껍고 탄력서이 풍부하다. 강한 펌프작용으로 심장에서 뿜어내기 때문에 멈출 틈이 없다. 이에 반해 정맥은 혈관의 벽이 얇고, 탄력성이 빈약하여 긴장력이 떨어지므로 피의 흐름이 완만해지는 것이다. 때문에 울혈을 일으켜 부분적으로 이상하게 팽창되거나 부풀어 오르기도 한다. 이를 정맥류라고 한다. 장시간 서있어야 하는 사람이나 오랫동안 돌아다닌 후, 또는 임신한 자궁이 정맥을 압박할 때 잘 나타난다. 장딴지 윗부분, 복숭아뼈 주위, 외음부 등의 정맥이 긴장하여 시퍼렇게 부어오르고 그 부분에 나른한 느낌이 온다. 증상이 악화되면 정체된 정맥이 혈전을 만들어 정맥을 따라 붉게 나타나며, 통증이 따르는 혈전성정맥염이 된다.

3-1-13 외음암

대부분의 외음암은 60세가 넘은 사람에게 잘 발생되며, 성기암의 3~4%에 해당하는 드문 종류의 질병이다. 대부분 대음순에 발생되지만,

소음순, 요도주위, 전정, 음핵에도 발생되며, 피부암과 유사하다. 초기 징후로서 외음부에 딱딱한 응어리나 종양, 궤양이 나타나며 가려움과 통증이 따른다. 종종 궤양이나 종양에서 고름이나 피가 나오기도 한다. 섣부르게 연고를 바르면 낫지도 않을 뿐만 아니라 점점 심해져 다른 부분에까지 파급된다.

3-2 질의 질병

3-2-1 질염

세균성 질염 여성들 중에서 많은 수가 질에서 생기는 질환으로 고생하고 있다. 질에서 고름이 나오고 질 부위가 가렵거나 통증이 있으면 질염에 걸린 것이다. 일반적으로 병원균은 크리코모나스 바지니알리(Trichomonas vaginialis)라는 기생충과 칸디다알비캔(candida albicans)이라는 곰팡이 이다. 일반적으로 성행위에 의해서 전염되기도 하지만 성행위 외에도 발병하는 경우가 30%정도 된다. 외음부가 가려움증이나 통증이 있고 엷은 녹백색 혹은 황갈색의 냄새 있는 질 분비물과 때로는 피가 배어 나오기도 하며 역겨운 냄새가 나면 일반적으로 질염의 증상이다(**그림 5-12**). 치료는 여러 형태의 질염이 있기 때문에 질환의 원인에 따라 다양하다. 항생제를 비롯하여 질크림이나 좌약등을 사용해서 치료하기도 한다. 다른 성병과 마찬가지로 반드시 남성 성상대자와 함께 치료를 받아야 한다.

비특이성 질염 질염의 원인균으로 특별히 거론되는 트리코모나스, 칸디다, 임균 등이 원인으로 나타나지 않고, 일상적으로 피부, 머리카락, 변속에서 쉽게 볼 수 있는 대장균, 황색포도구균, 연쇄구균, 그 외

그림 5-12 세균성 질염.

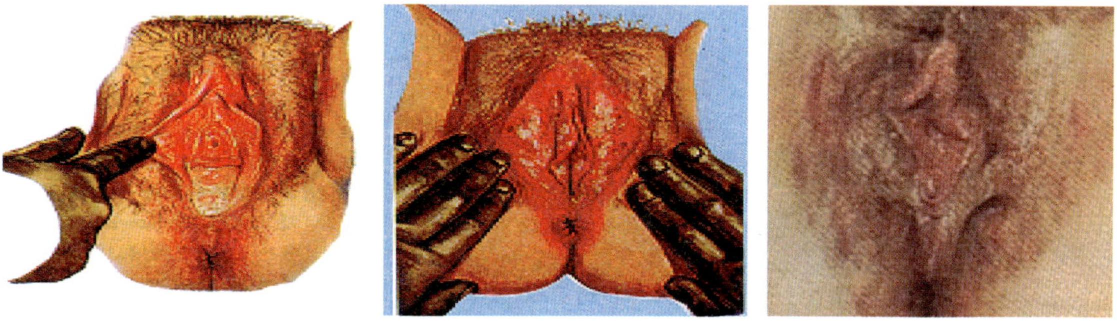

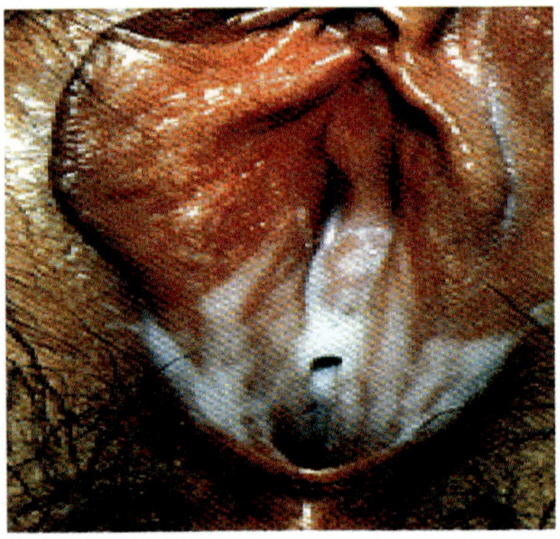

그림 5-13 비특이성 질염.

의 기생충(예를 들면 요충)등이 원인이 되어 일으키는 질염을 비특이성질염 이라고 한다. 건강한 상태라면 이러한 균들이 번식할 수 없도록 질의 자정작용이 활동을 하지만, 편식, 영양실조, 호르몬의 조화가 깨질 때, 몸이 불결할 때에는 자정작용이 떨어져 발병된다. 갈색 또는 녹색의 분비물이 내의를 적시고, 외음부는 진무르게 되어 빨갛게 되며, 소변을 볼 때마다 통증을 느낀다(**그림 5-13**).

이물에 의한 질염 질 속의 이물 중 가장 흔한 것이 삽입식 생리대를 그냥 방치해둔 것이다. 생리가 적을 때 넣어둔 채 깜빡 잊어버리거나, 생리가 많을 때 한꺼번에 두 개를 넣어두고 한 개만 빼낸 경우이다. 생리가 끝나 방심하고 있다가 악취가 나는 갈색 분비물에 놀라기도 한다. 또 자위행위를 위해 넣은 물질이나 다른 사람이 쓸데없이 집어넣은 이물로서 전구, 목각인형, 연필캡, 크레용, 바나나 등 다양하게 있을 수 있다. 성행위 때 사용한 콘돔이 질 속에 남게 되는 일도 있다. 어쨌든 그 이물을 제거한 후 잘 닦아내면 곧 낫는다.

노인성 질염 갱년기에 접어들면 난소가 점차 기능을 잃어간다. 즉 호르몬의 양이 적어진다. 배란이 멈추면 황체호르몬도 생길 수 없다. 그리고 난포호르몬의 분비도 적어져 생리불순이 되고 곧 폐경이 찾아든다. 그러면 지금까지 난포호르몬과 황체호르몬의 작용으로 촉촉한 상태에서 대사를 계속해오던 질 벽의 점막도 위축되어 얇아지고, 여러 잡균에 쉽게 감염되며, 사소한 마찰로도 출혈을 일으키게 된다. 이미 생리가 끝났다고 생각하던 사람이 자전거를 타거나 성행위를 할 때 핑크빛이나 생리혈 색깔의 출혈을 발견하고 놀라기도 한다. 짙은 황색의 미끈미끈한 분비물이 내의에 묻어 나오는데 종종 엷은 핑크빛으로 변하기도 한다. 이러한 경우 단순한 노인성 질염일 수도 있고 무서운 자궁암, 질암일 수도 있으므로 반드시 전문의의 진찰을 받아보아야만 한다.

질염의 예방법 질 내부의 균은 이로운 균들도 있으며 해로운 위의 질염의 주원인이 되는 균도 상존한다. 그러나 이 균들의 상호 견제가 질의 자정작용을 강화하여 깨끗한 부위로 존재한다. 이 균들 중 한 균의 갑작스런 급증으로 균의 균형이 무너진 상태를 질염이라고 하며 한 균의 급증이 발생하는 것이 주원인이 되므로 균의 서식과 관련된 여러 주의로 감염을 예방하여야 한다.

먼저 ***면팬티의 착용으로 균의 이상증식을 막아야*** 한다. 나일론 팬티의 착용은 균의 서식을 용이하게 하므로 질 내부의 이로운 균과 해로운 균의 균형을 해칠 위험이 있는 것이다. 두 번째는 ***너무 자주 질 내부를 세척하지 않아야*** 한다. 이로운 균의 씻어내는 결과를 가져 올 수도 있기 때문에 이로 인한 균의 균형을 해칠 위험이 있기 때문이다. 세 번째 ***대변을 닦을 때 앞에서 뒤로 닦아야*** 대변의 박테리아 등의 비특이성 균이 질 부위로 감염되는 것을 막을 수 있다. 네 번째는 ***항생제의 남용 금지***로 항생제는 항생제에 대항 가능한 균의 이상 증식을 초래할 수도 있기에 피해야 한다. 다섯 번째로 ***부드러운 비누와 물로 외성기와 항문을 규칙적으로 닦는 습관***을 길러야 한다. 외음부에는 균이 서식하기 좋은 장소를 제공하기 때문에 균이 서식하는 경우가 많다. 그러나 피부 자극성인 스프레이의 사용은 피해야한다. 여섯 번째는 ***항문성교 후 질성교를 피하여*** 항문에 서식하는 박테리아의 감염을 피해야 하고 마지막 일곱 번째로 ***질에 불쾌감을 주거나 통증을 유발하는 어떤 형태의 성행위도 피해야 한다.*** 질 내에 상처로 인한 감염의 우려가 있기 때문에 기구의 사용이나 다른 질염의 감염을 예방하여야 한다.

3-2-2 질암

질이 원발소(原發巢)인 암은 비교적 적은 편이어서 여성성기암의 1~2%에 불과하다. 자주 발병하는 연령은 50~60세이지만 때때로 20~30세의 여성에게도 발견된다. 치료법이 아직 확립되어있지 못하나, 증상에 따라 수술법(질, 그 주위의 결합직(結合織), 임파선 및 자궁을 전부 들어낸다), 방사선요법, 항암제 투여 등이 선택된다. 치료율은 자궁경암보다 낮아 60% 전후이다. 삽입식 생리대나 페서리의 사용과 만성 질염의 존재가 원인이 될 수 있다고 본다.

3-3 자궁의 질병

3-3-1 자궁경관염

자궁경내관내막과 자궁질부에 생긴 염증을 모두 자궁경관염이라고 한다. 자궁질부는 여러 겹의 편평상피(扁平上皮)로 덮여 있어 감염에는 비교적 저항력이 강하다. 그러나 경관내막은 원주상피세포로 둘러 싸여 있고 그 속에 분비선을 갖고 있어 감염에 대한 저항력이 약하다. 특히 난폭한 성행위, 불결한 성행위, 분만, 조산, 유산, 인공임신중절 수술 뒤의 안정의 결여, 생리, 피임기구나 삽입식 생리대의 사용으로 인한 세균의 침입 등이 원인이 되어 발병한다. 예전에는 경관염이라면 곧 임균감염이었지만 요즘에는 대장균, 크라미디아 등도 원인균이 된다. 급성기에는 경관점막이 붉게 변하고 분비물이 증가하여 고름같이 짙은 황색 또는 녹황색으로 변한다. 만성기가 되면 다량의 백색 대하가 된다. 이외의 증상은 발견되지 않지만 때때로 가벼운 하복부통, 요통, 서혜부의 임파선종이 나타난다.

3-3-2 자궁내막염

자궁내강에 세균이 침입하여 내막에 염증을 일으킨다. 예를 들면 유산, 인공임신중절, 분만, 기능성 출혈, 성행위, 삽입식 생리대, 피임링 등으로 인하여 감염되어 발병된다. 감염균의 종류에 따라 고열을 동반하는 경우와 미약한 열이 있는 경우가 있다. 심한 하복부통이나 요통이 있거나 걸어갈 때나 배변. 배뇨 시에 허리 전체에 심한 통증을 느낀다. 분비물은 노란 고름처럼 나온다. 때때로 출혈이 섞이기도 한다.

3-3-3 만성 자궁내막염

자궁내막은 생리주기에 따라 헐어져서 떨어져나가는 부분이므로 만성염증이 생겨도 생리가 몇 번 지난 후에는 자연스럽게 치유되는 일이 흔하다. 그러나 내막염에 더하여 난소기능부전 등으로 생리주기가 불규칙하거나 무생리가 계속되면 자궁근층(筋層)으로 염증이 퍼져 들어간다. 급성기와는 달리 증상이 없는 경우가 많고 분비물도 적다. 생리 때 혈액량이 적거나 무생리가 될 수 있다. 자궁내막끼리 맞붙어 불임증의 원인이 되기도 한다.

3-3-4 노인성 자궁내막염

나이가 들어 호르몬의 분비가 줄어들면 자정작용도 떨어져 질에서 대장균을 비롯한 여러 균들이 침입한다. 초기에는 마치 고름과 같은 분비물이 나온다. 나이가 듦에 따라 자궁이 위축되고 축소되어 내자궁구가 폐쇄되므로 염증이 생긴 자궁내강의 분비물이나 고름이 자궁 속에 고이게 된다. 때문에 자궁은 크고 연하게 부풀어 오르게 된다. 내용물이 어느 정도 고이면 압력이 높아져 밖으로 배출시키기 위해 자궁이 수축되기 때문에 경련이나 하복부통이 생기게 된다. 이것을 자궁유농증(溜膿症)이라고 한다. 자궁유농증은 자궁내막염뿐만 아니라 자궁암일수도 있으므로 노인이 악취가 나는 고름 비슷한 분비물을 보이고 하복부통을 호소하면 주의를 해야 한다. 악취가 심한 고름과 같은 분비물과 주기적으로 나타나는 하복부통이 주요한 증상이다.

3-3-5 자궁내막증

난소의 기능이 정상적인 여성은 1난소주기에 맞춰 자궁체부의 내막도 주기적으로 재생, 증식, 분비, 발기(생리)라는 패턴을 반복하고 있다. 때문에 28일~ 30일 주기로 생리가 있는 것이다. 이 자궁내막과 완전히 동일한 조직이 자궁체부의 내강이 아닌 전혀 다른 장소에 확대되어 증식되는 것을 자궁내막증이라고 한다. 다른 장소에 생긴 내막증도 주기적으로 변화되어, 떨어져 나온 조직과 혈액이 주위에 고인다. 이로 인하여 하복부통과 요통과 같은 통증이 나타난다. 생기는 장소로는 자궁벽을 이루고 있는 자궁근 속으로 자궁내막이 직접 진입해 들어가는 것이 가장 흔한데, 이를 내성자궁내막증이라고 한다. 이로 인하여 자궁벽 전체가 두꺼워진다. 그 외 난소, 자궁의 후면, S자결장의 표면, 난관, 자궁의 인대에도 생기는데, 이를 외성자궁내막증이라고 한다. 자궁내막이 왜 자궁강 내 이외의 장소에 생기는가는 아직 확실히 해명되어있지 않다. 외성자궁내막증에 대해서는 샘프슨박사가 제기한 설이 가장 유력하다. 즉, 생리 때에 떨어져 나온 자궁내막조직은 보통 질을 통과하여 밖으로 배출된다. 그 일부가 생리혈과 함께 난관을 역류하여 복강 안으로 빠져나가 그곳에서 증식하게 된다는 설이다. 특히 자궁근종이 있는 사람이나 자궁후전증(後轉症)이 있는 사람은 생리혈이 질에서 밖으로 원활하게 나가지 못하고 역류할 확률이 높다. 그렇다면 삽입식 생리대를 착용한 채 격렬한 운동을 하면 역류하기 쉽다고 추측할 수도 있다. 주의하도록 하자. 발생빈도는 성숙한 여성의 1할 정도에서 발견된다고 한다. 이 질병은 젊었을 때 임신과 출산을 반복한 여성에게 적고 늦게 결혼하거나 나이 들어 첫 출산을 한 사람에게 많다고 한다. 예

외적으로 10세 소녀가 자궁내막증으로 입원하여 수술을 받았던 사례도 있지만, 대개가 생리주기가 확립된 이후에 증상이 나타나므로 20세 후반에서 30대 전체에 걸쳐 가장 많이 발생한다. 갱년기에서 폐경에 이르면 증상은 줄어든다. 자궁내막증의 주요한 증상은 역시 심한 생리통이다. 생리 2,3일 전부터 시작되어 생리 2,3일째에 피크를 보이며 때로는 생리 마지막 날까지 계속된다. 통증이 하복부부터 항문에 이르기까지 느껴지고 항문을 잡아 빼는 듯한 심한 통증으로 발전한다. 초경 이후 수년간 경험해보지 못했던 생리통이 20세에서 30세 걸쳐 나타난다. 그리고 그 통증은 전혀 낫지 않고 세월이 가면 갈수록 심해진다. 과다생리가나 장시간 지속되는 생리가 된다. 그 외 선천적으로 자궁내막이 다른 부위에 존재했었다는 설도 있다.

3-3-6 자궁질부미란

자궁질부미란은 여성의 80~90%에게서 발견되는 흔하디흔한 질병이다. 본래 자궁질부의 표면은 중층의 편평상피로 쌓여 있어 외적인 자극이나 세균감염에 대한 저항력이 강하다. 자궁경관 속에서 원주상피가 뻗어 나와 이 중층 편평상피의 표면을 덮으면 그 부분이 선홍색으로 변하여 마치 곪아 있는 것처럼 보이게 된다. 이로부터 '미란'이란 이름이 생기게 되었다. 난포호르몬이 경관원주상피를 자극하므로 미란은 생리가 있는 연령층에게서 발견되며, 폐경 후 난포호르몬이 감소되면 그때까지 뻗어 나와 있던 원주상피가 경관 속으로 후퇴하므로 미란이 사라지게 된다. 원인은 난포호르몬의 작용으로 알려져 있는데, 그 외에도 분만 등으로 경관내막이 벗겨지게 되어 나타나기도 한다. 특별한 예방법은 없다. 자궁질부미란은 전에도 말했던 것처럼 양성(良性) 질환이지만 외관상 악성 자궁암과 아주 흡사하다. 때문에 산부인과에서는 미란을 발견하면 암검사도 같이 해보는 것이다. 한편 미란이 있는 사람은 일 년에 두 번 정도 자진해서 진찰을 받도록 하자.

주 증상을 보면 점액성질의 황색 또는 백색 대하가 많이 나온다. 배란기에는 물처럼 투명한 분비물이 내의를 적실 정도로 나와 외음부가 진무르는 일도 있다. 미란은 분비물 이외에는 특별한 자각증상이 없어 아무것도 모르고 그냥 지내는 사람도 대단히 많다. 한편 성행위나 삽입식 생리대 등에 의한 자극으로 출혈이 나기도 한다. 이때의 출혈은 화장지나 내의에 아주 조그만 자국을 남길 정도의 소량인 경우도 있고, 패드가 필요할 정도로 많이 나오는 경우도 있다. 미란은 분비물로부터 감염이 되기 쉽고 경관염이 동시에 나타나기도 한다.

3-3-7 자궁근종

자궁근종이란 자궁에 생긴 종양을 말하는데 비교적 많이 발견된다. 자궁근종의 원인은 분명치 않다. 그런데, 지에카이 의대의 호소가와씨의 보고에 의하면 40대가 과반수를 차지하며, 그 다음이 30대, 50대, 20대의 순이다. 60대로 가면 격감하며 19세 이하와 70세 이상에게는 거의 나타나지 않는다. 그리고 40세 이상의 중년층과 40세 이하의 두 집단으로 나누어보면 중년층이 약 70%나 차지한다. 따라서 근종이 성의 성숙기에 나타나기 쉬운 질환이라는 것은 확실하다. 그렇다면 난소호르몬과 뭔가 밀접히 관련된 것은 아닐까 하는 의문이 떠오른다. 난소호르몬 중에서도 특히 난포호르몬은 자궁을 발육시킴과 동시에 근종의 싹도 증식. 비대하게 만드는 것이 아닐까 하는 의문이 떠오른다. 발육은 근종이 조그만 동안은 너무 느려서 1,2년 정도의 검진으로는 거의 변화를 알아낼 수 없지만, 근종이 커져서 독자적으로 굵은 혈관을 갖게 되면 발육은 가속도가 붙게 된다. 근종이 자리 잡는 부위는 자궁체부가 90%, 나머지는 자궁경부, 자궁의 인대속이다. 자궁의 벽은 장막(漿膜), 근층, 점막으로 이루어져 있으므로 근종은 발생하는 양상에 따라 자궁의 표면으로 튀어나오는 장막하근종(자궁근층 속에 생기는 벽내근종(壁內筋腫), 자궁의 내강에 생기는 점막하근종 등으로 구분한다. 장막하근종은 바깥에서 진찰하면 자궁의 표면에서 만져진다. 토란처럼 생긴 여러 개의 울퉁불퉁한 자궁근종이 자주 발견된다. 벽내근종은 커감에 따라 생리가상이 나타난다. 특히 과다생리가 된다. 점막하근종은 근종이 내막 한꺼풀을 사이에 두고 내강에 돌출하기 때문에 진찰로는 알 수 없을 정도로 작은 것이라도 큰 출혈을 일으킨다. 벽내근종과 점막하근종은 불임증이나 유산의 원인이 된다.

자궁근종은 자궁암과 마찬가지로 자궁의 부정출혈의 원인이 된다. 생리혈의 양이 늘어나고 피덩어리가 나오며 기간이 길어진다. 근종으로 인하여 자궁벽의 수축이 나빠지고 지혈이 어려워지며, 자궁내강이 확대되어 자궁내막의 면적이 넓어지므로 출혈량이 늘어나는 것이다.

때로는 생리와 관계없이 출혈이 나타나기도 한다. 출혈 외에도 생리통이 심해진다. 생리 때 생기는 자궁벽내의 울혈이 자궁근종에 의해 심해진다. 생리와 관계없이 요통이 있거나 하복부에 압박감이 느껴진다. 자궁의 뒤쪽에 위치한 직장을 압박하여 변비가 되거나 배변이 시원치 않아 항상 개운치 못한 느낌을 받게 된다. 앞쪽에 위치한 방광을 압박하여 빈뇨증을 일으키며 배뇨가 시원치 않게 되어 배에 힘을 주지 않으면 시원한 배뇨가 어렵게 된다. 게다가 근종이 커지면 골반 속의 신경이나 혈관을 압박하여 혈액순환이 나빠지고 골반에 울혈을 일으켜 다리가 부어오른다. 과다생리, 빈발생리, 과장생리 때문에 몸속의 혈액이 점차 감소되어 만성 빈혈이 된다. 쉬 피로하며 현기증이 나며 약간만 움직여도 숨이 가빠지고 맥박이 빨라진다. 만성빈혈 때문에 심장은 과중노동에 시달려 심근에 변화를 일으킨다. 맥박이 빨라지고 치아노오제(혈액 속에 산소가 부족하여 피부나 점막이 검푸르게 보임)가 나타나기도 한다. 이렇게 몸에 특별한 이상도 없이 빈혈이 있는 여성에게 자궁근종이 의외로 많이 발견된다.

3-3-8 융모상피종

태아에 있는 융모상피가 기초가 되어 이상증식이 되면서 악성화된 것으로서, 임신을 전제로 해서만 발병된다. 분만이나 유산으로 인해 발생하기도 하지만 역시 이상임신에서 발생되는 포상기태(胞狀奇胎)가 제일 많다. 그 발생빈도는 약 5%에 이른다. 포상기태는 젊은 여성에게도 나타나지만 40세 전후의 여성에게 많으며, 특히 폐경기에 가까운 시기에 발생되는 포상기태는 융모상피종이 되기 쉽다.

주 증상은 포상기태, 유산, 또는 정상분만 후에 부정출혈이 멈추지 않고 계속된다. 초기에는 확실한 출혈이 아니라 초콜릿색, 갈색 분비물이 나올 수도 있다. 출혈은, 초기에는 적은 양이 띄엄띄엄 나오다가 점차 증가하면서 지속적으로 나오게 된다. 처음에 이상하다고 느낄 때에는 이미 종양이 자궁의 벽을 파고들기 시작한 것이다. 심해지면 빈혈을 일으키며 숨이 가쁘게 된다. 융모상피종은 때로는 자궁암보다 더 무서운 병일 수 있다. 왜냐하면 이 종양은 자궁내강과 자궁근층을 향해 마치 태아가 자라듯이 무서운 속도로 발육하기 때문이다. 더구나 종양조직은 부드럽고 여리며 혈량이 풍부하여 출혈을 일으키기 쉽다.

또 피가 순환함에 따라 종양세포는 전신으로 퍼져나간다. 그리하여 다른 장소에서도 종양을 만들어 출혈을 일으킨다. 뇌에 퍼지면 뇌내출혈, 폐에 퍼지면 혈담이 나온다. 질에도 쉽게 전이되어 부정출혈이 줄줄 나온다. 신장에 퍼지면 피가 섞인 오줌이 나온다.

3-3-9 자궁경암

다른 암과 마찬가지로 원인은 아직 밝혀지지 않았지만 자궁경암에 걸린 사람의 생활조건, 성생활, 기타 조건을 통계학적으로 조사한 결과 다음과 같은 요인이 밀접히 관계 되어 있는 것으로 나타났다. 먼저 어릴 때부터 성행위를 경험한 여성, 많은 남성과 자유로운 성행위를 즐기는 여성, 분만 경험이 많은 여성, 트로코모나스에 자주 걸렸던 여성, 포경인 남성과 결혼한 여성, 자궁질부미란이나 자궁경관염이 있는 여성에서 주로 나타나며 황인종은 자궁경암, 백인종은 자궁체암이 많다. 연령별로 보면, 35세에서 45세 사이가 80%를 차지한다. 자궁경암은 자궁경관의 원주상피세포와 자궁질부의 중층편평상피의 이행부위가 일정하지 않아 발생하게 된다. 즉 편평상피암이 되면 자궁질부암이고, 원주상피암이 되면 자궁경관암인 것이다.

주 증상을 보면 피가 섞인 분비물 부정출혈로 진행의 정도에 따라 분비물의 형태와 출혈하는 양상이 다르다. 처음에는 물 같은 분비물, 혹은 피가 섞인 분비물, 혹은 생리와 관계없는 출혈이 약간 나온다. 특히 성행위 뒤에 출혈이 나오는 일이 많다. 그러나 조기에는 아무런 변화도 나타나지 않는다. 진행암이 되면 악취가 나는 황갈색 분비물이 나오고 피가 섞여 나온다. 때로는 배변 시 힘을 주거나 자전거를 탈 때 출혈이 나온다. 그러나 이러한 분비물이 나올 때면 이미 늦어버린 경우가 많다. 암일 때는 통증이 거의 없다. 단, 발견이 늦어져 암이 골반벽에까지 침투하면 골반 속의 신경을 압박 자극하므로 요통, 하복부통, 하지통(下肢痛)이 온다. 몸을 움직이건 가만히 있건 간에 몸의 한가운데서 느끼는 혹심한 통증에 고통을 받게 된다.

자궁에서 방광으로 암이 진행되면 방광점막이 항상 염증증상을 보이게 된다. 하루에도 수없이 요의를 느끼지만 화장실에 가도 시원하게 나오지를 않는다. 배뇨를 마쳐도 금방 다시 소변을 보고 싶어진다. 그 과정에서 피 섞인 소변이 나오기 시작한다. 이것은 자궁부터 방광까지

구멍이 뚫린 것으로 보아도 좋을 것이다. 자궁암이 진행되면 앞쪽에 있는 방광으로 진행된 것과 마찬가지로 자궁 뒤에 있는 직장에도 파급된다. 잘 낫지도 않는 설사나 피섞인 대변, 고름이 섞인 점액 같은 대변이 계속된다. 암이 진행되어 자궁과 그 주위의 조직을 파괴하면 그곳에 세균감염이 일어나 자궁방조직염(傍組織炎)이 따르고 고열이 나타난다.

4절 남성 성기관의 질환

4-1 전립선염(Prostatitis)

전립선염은 비뇨기과의사가 임상에서 가장 흔히 접할 수 있는 요로계의 염증성질환 가운데 하나이다. 이 질환의 정확한 유병율은 잘 모르고 있으나 미국 국립건강센타의 통계자료에 의하면 비뇨기과 외래환자의 25%가 전립선염 환자이며 우리나라의 경우 비뇨기과를 개원한 개원의에 의하면 약 15~25%가 전립선염증후군 환자로 추정되고 있다. 이처럼 임상에서 흔히 볼 수 있는 질환임에도 불구하고 많은 의사들이 전립선염 환자를 진료하면서 심한 당혹감과 좌절감을 경험하고 있고, 환자들도 만족스럽지 못한 치료결과에 대한 실망감과 함께 이 질환에 대한 잘못된 인식으로 심한 정신적인 고통을 받고 있는 실정이다. 그 이유는 지난 20여 년간 전립선염에 관한 많은 연구가 이루어졌으나 아직까지도 이병에 대한 정확한 원인이나, 진단, 치료에 있어서 해결되지 않은 점이 많고, 소의 "만성전립선염" 은 다양한 질환의 증후군인데도 단일질환으로 혼동하여 취급하고 있기 때문이다. 현재 전립선염은 4개의 다른 임상형이 있고 이름은 원인, 임상특성 그리고 치료와 예후에 서로 차이가 있음이 알려져 있다.

4-1-1 전립선염의 분류

1978년 Drach등이 전립선염 증후군을 급성세균성 전립선염, 만성세균성 전립선염, 비세균성 전립선염 그리고 전립선통으로 분류하였으며, 이 분류법이 오늘날까지 임상과 연구 분야에서 가장 많이 이용되고 있다. 최근의 조사에 의한 전립선염 증후군중 세균성전립선염은 5

~10%에 불과하면 실제 임상에서 볼 수 있는 전립선염 증후군의 대부분이 비세균성 전립선염과 전립선통임을 알 수 있다.

급성 세균성 전립선염 어떤 세균 감염에 의한 전립선염으로 그 감염경로는 요도를 통한 감염 혹은 감염된 추정 요의 역류로 인해서 림프관이나 혈류를 통한 감염으로 추정 성관계에 의한 직접 감염도 가능하다. 그 증상으로 갑작스런 고열, 오한, 하부 및 회음부통증, 방관자극증상이 있다(**그림 5-14**).

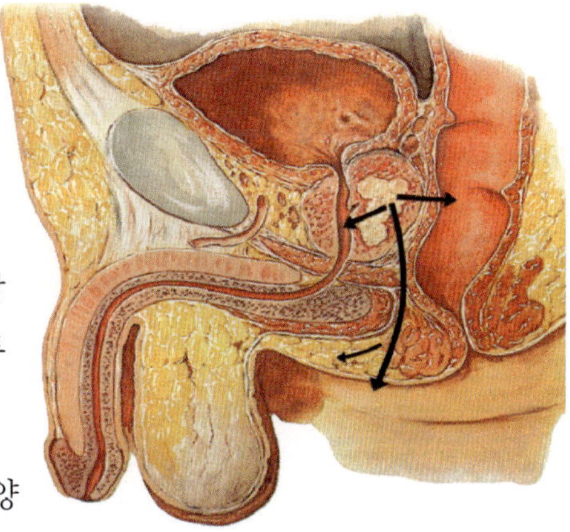

그림 5-14 전립선염.

만성 세균성 전립선염 만성전립선 염에서 그 증상은 매우 다양하여 일부 환자에서 아무런 증상 없이 우연히 발견될 수도 있다. 많은 예에서 빈뇨, 야간뇨, 요급, 배뇨곤란 및 외성기 불쾌감과 통증을 호소한다. 만성전립선염에서 증상이 없는 경우에도 치료를 하여야 하는가에 대하여는 많은 학자들은 치료가 필요하지 않다고 주장한다. 적절한 항생제 사용 및 진통 및 진정제, 안정제, 온수, 좌욕 등을 하며 치료한다.

비세균성 전립선염 비세균성 전립선염의 원인과 발생기전은 불확실하여 미확인세균에 의할 것이라는 설과 비감염성 염증질환이라는 설이 있다. 증상은 만성전립선염과 비슷하다. 전립선염증후군 중 가장 흔한 것으로 세균성 전립선염보다 8배나 많은 것으로 추정되나 요로감염이 생기지는 않는다. 발병기전이 모호한 만큼 치료도 효과적으로 되지 않는다. 일반적으로 증상이 없는 경우는 치료할 필요가 없으며, 항생제 치료는 별다른 도움이 되지 않는다. 결국 주 치료는 대증요법과 심리요법으로 증상을 완하시키고 불안감을 해소시키도록 하는 것인데, 정상적인 성생활을 권장하고, 음식물이나 음료 종류는 특별히 증상을 악화시키지 않는 것이라면 허용된다. 아울러 온수좌욕, 가벼운 전립선 마사지 및 가벼운 진통, 진경제 알파교감신경차단계 등도 사용된다. 무엇보다도 중요한 것은 이 질환은 세균성 감염이 아니며 전염성도 없고, 암으로의 악성화 가능성도 없으며 심각한 휴유증도 생기지 않는다는 것을 환자에게 주지시키는 것이다.

4-1-2 전립선통

전립선통은 전립선염의 증상과 동일하나 요로감염의 병력도 없고 제반검사에서 염증의 증거가 없는 경우이다. 비세균성 전립선염과 유사한 질환이 아닌가 추측되고 있다. 젊은 연령이나 중년층에서 많고, 특히 골반기저근육의 습관성 수축에 의한 긴장성 근육통, 요도괄약근과 방관경부 평활근의 경련으로 인한 기능적 폐쇄가 원인으로 생각되기도 한다. 그리고 정도의 차이는 있으나, 전립선통을 호소하는 많은 환자에서 심한 불안감, 정서적장애 등을 보이기도 한다. 그래서 심리적 요인도 전립선통을 유발하는 중요한 원인 중 하나로 생각된다. 치료는 비세균성 전립선염과 동일하다.

5절 후천성면역결핍증후군(acquired immunodeficiency syndrome, AIDS)

5-1 사람의 면역체계

사람의 병균이나 외부침입자들을 격퇴하기 위한 면역기능을 먼저 논하여 보자. 면역기능을 수행하는 세포는 B세포와 T세포로 분류할 수 있다. B세포 군집이 담당하는 면역기능을 체액성면역(humoral immunity)이라고 하며 이 기능을 수행하는 세포가 B세포이다. 이 기능은 일정한 자극(병원균이나 그 밖의 몸체에 해를 주는 외래 물질, 이하 항원)인 항원이 세포의 표면에 접촉하면 이에 대해 이 항원의 기능을 약화시키거나 무력화시킬 수 있는 항체를 세포의 표면에 만들어서 이 항원과 결합시켜 항원이 해를 주지 못하게 하여 면역의 기능을 수행하는 것이다. T세포군집은 세포성면역(cellular immunity)의 기능을 수행하는데 이는 T세포 역시 표면에 접촉하면 이 자극을 받은 T세포는 살상 T세포로 분화되어 항원을 대식하여 분해할 수 있는 분해효소로 항원을 죽인다. 이렇게 하여 몸체의 면역기능을 수행하는 것이다. 또한 다른 면역기능을 가진 백혈구나 대식세포들도 면역기능의 일부인 항원을 무력화 시켜준다.

면역계에는 정보 분석을 하여 살상 T세포를 출동시키거나 B세포에 항체 제조를 도와주는 세포가 있는데 이는 도움 T 세포라고 불리는 림프구가 있다. 이 세포는 면역기능을 담당하는 가장 중요한 기능을 담당한다.

5-2 에이즈의 기원

언제쯤부터 에이즈가 지구에 존재했는지 확실한 것은 모르지만 에이즈의 개막은 1960년경 아프리카였을 것이라고 한다. 아프리카의 푸른 원숭이(▮ **그림 5-15**)에게 에이즈 바이러스와 유사한 바이러스가 발견되고 있기 때문이다. 이 원숭이를 식용으로 하고 있던 부족에서 생식을 하다가 에이즈가 발생했다고 한다. 때로는 한 촌락이 전멸하는 것 같은 일도 있었다. 그러나 전염병이 많은 아프리카이기 때문에 주목을 끄는 일은 아니었을 것이다. 그것이 카리브해를 건너서 아이티라는 작은 섬나라에 칩입하였고 1981년 미국의 로스엔젤레스 지방에서 카리니 폐렴이라는 치료하기 어려운 병으로 몇 명의 건강했던 백인 남성이 사망했다. 미국 각지에서 같은 증례가 잇따라 보고되었고 이 들의 공통점은 남성동성애자였던 것이다. 따라서 에이즈라는 것은 남성동성애자라는 특수한 세계의 사람들의 병이라고 생각했었다. 이윽고 마약상용자중에서도 같은 병으로 사망하는 사례가 보고되고 혈우병환자, 여성에게서도 비슷한 증상으로 죽는 사람들이 나왔다. 1982년 1,000명 이상의 환자가 발견되었다. 국내에도 에이즈에 감염된 혈액제제에 의해 침입해 왔다.

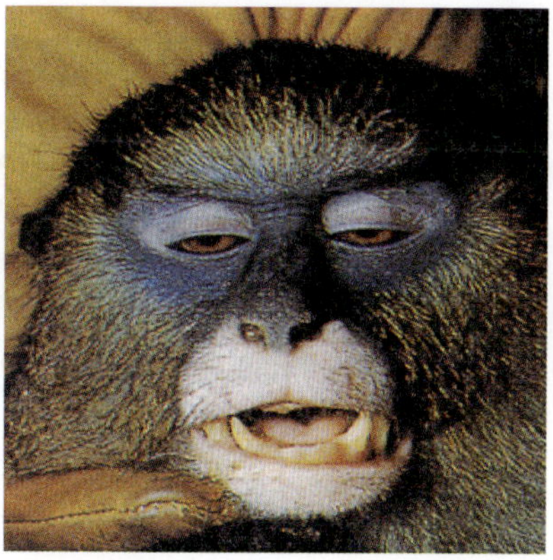

그림 5-15 에이즈의 기원으로 알려진 푸른 원숭이.

5-3 원인균과 작용

후천성 면역결핍 증후군(이하 에이즈)의 원인으로 밝혀진 감염원은 일종의 바이러스인 HIV(human immunodeficiency virus)로 이의 감염에 의해 나타나는 질병이다. 이 바이러스의 종전 이름은 HTLV-III이었다. 그 후 1986년 LAV-II, SBL6669-II도 에이즈의 원인균이라는 발견을 두 가지나 더하였고 계속 변종들이 나오고 있어 연구되고 있다.

바이러스는 원래 기존의 상태에서는 자기증식을 하지 못하고 살아있는 세포에 기생하여 증식을 할 수 있다. 바이러스는 단백질의 막에 유전정보인 DNA, RNA를 가진 모양체로 살아있는 세포의 표면에 자기 유전정보를 넣어주어 자기의 몸체에 해당하는 단백질을 합성케 하고 이 단백질 속으로 복제된 유전정보가 들어감으로 세포의 기능을 파괴하며 밖으로 빠져나오게 된다. 바이러스가 들어간 세포는 바이러스의 수가 증가되어 일종의 생세포의 폭발로 죽게 되고 바이러스는 매우 증가된 형태로 된다. 하나의 바이러스가 수많은 바이러스를 만들어 내

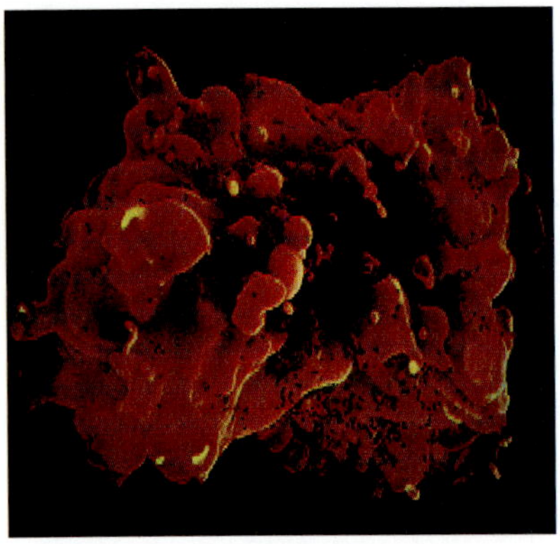

그림 5-16 에이즈 바이러스에 파괴되는 식세포.
검은 점은 바이러스다.

는 것이다. 이 바이러스가 증가 될 수 있는 세포는 일정하게 정해져 있다. 감기도 바이러스의 일종인데 이 바이러스는 호흡기 주위의 세포에 감염시킨다. 이 주위의 세포에 친화력을 보이며 감염시키는 것이다. 허피스 바이러스는 입주위나 성기 주위의 세포에 친화력을 갖는 바이러스다. 위의 바이러스는 사람의 면역기능의 강화나 화학약품을 사용하여 억제시킬 수 있고 퇴치할 수 있다.

에이즈의 원인 바이러스가 친화력이 있어 파괴시킬 수 있는 세포는 면역기능을 담당하는 T세포이다. 이 바이러스는 면역기능을 담당하는 T세포만 골라 공격을 하는 것이다. 다시 말해 T세포가 이 항원을 인식하여 대식하게 되면 살상 T세포에 의해 살상되지 않고 이 세포를 자기 증식의 모체로 사용한다는 것이다. 따라서 이 T세포는 바이러스의 증가로 인해 죽게 되며 여기서의 바이러스는 T세포를 찾아 또다시 공격을 하게 된다(**그림 5-16**). 이러한 현상으로 감염의 양성반응을 보인다는 것이다.

5-4 감염경로

5-4-1 체액

에이즈 바이러스는 인체의 모든 체액에서 발견된다. 따라서 체액의 교환은 타인에게 전염시킬 수 있는 것이다. 그러나 사람들은 보균자와의 악수나, 문고리, 변기, 음료수 등으로 바이러스가 감염될까하고 걱정을 하는데 가능성은 전혀 없다는 것이다. 이 바이러스의 존재는 이 체액 중 눈물, 오줌, 침 등의 체액에서의 바이러스의 농도는 극히 낮은 것으로 나타나나 정액과 질 분비액, 그리고 혈액에 가장 많이 분포되어 있다. 따라서 감염경로를 보면 일반적인 체액의 교환이 감염의 경로로 볼 수 있다.

모든 에이즈환자 발생의 78%가 성행위에 의해 전염된 것이라는 보고가 있다. 그러나 한차례의 성기접촉으로 전염될 확률은 그리 높지 않다. 반면에 항문성교에 의해 전염될 확률은 앞의 확률 보다 20-40배가량 높다. 항문의 경우는 표피가 매우 얇아 상처가 나기 쉬우므로 바이러스의 침투가 용이하기 때문이다. 입으로 성기를 자극하여 성행위의 흥분을 일으키는 오랄 성행위(구음)의 경우 바이러스가 많이 분포한 정액이나 질 분비액이 입속의 상처를 통해 감염된 경우가 보고되었다.

타액의 경우도 전염은 비슷한 경로이다. 타액의 바이러스 농도는 극히 낮다. 그러나 입속의 상처가 있는 경우 가능성은 있는 것이다. 보균자와의 키스로 감염될 확률은 1/100,000이다. 타액의 교환이 있는 깊은 키스는 피하는 것이 현명하다. 입술을 대는 것 정도는 염려할 것이 못된다. 그러나 최근의 미국에이즈협회의 보고에 의하면 키스에 의한 감염사례가 처음 보고되어서 키스를 통한 에이즈의 감염 위험성을 경고하고 있다.

에이즈는 분명히 무서운 병이지만 감염자라고 무조건 피하는 것은 부당한 차별이다. 우선 바이러스의 감염 리스크가 존재하는 상황과 리스크가 거의 없는 상황, 혹은 전혀 없는 상황을 확실히 구분하는 것이 중요하다. 일반적으로 바이러스에 감염해도 일상생활은 완전히 보통 그대로는 아무런 걱정도 필요 없다. 다만 성행위 때나 정주약물을 사용하는 경우는 바이러스 감염의 리스크를 줄이도록 주의할 필요가 있다. 두려워하기만 하면 한층 위험하다. 일상적 접촉으로 바이러스에 감염할 위험은 없다. 그러나 감염자의 혈액, 정액, 질 분비액과 우연 접촉하거나 하지 않도록 평소부터 주의하는 것이 중요하다

바이러스는 남성의 정액과 여성의 분비액 혹은 혈액을 매개로 해서 옮긴다. 따라서 만일 접촉해 버리면 손이나 피부를 비눗물로 씻거나 혹은 10% 가정용 표백제와 같은 약성 살균용액으로 세정하도록 유의해야한다. 그렇게 하면 바이러스는 사멸한다. 또한 칫솔, 면도칼, 털뽑개, 빗 등 선혈이 묻어 있을 우려가 있는 기구는 공유하지 않는 외의 방법은 없다. 감염한 혈액이 묻어 있으면 상처자리로 옮길 가능성이 있기 때문이다.

미국 국립공중위생국은 직장에서의 바이러스 감염에 대해서 일련의 권고를 하고 있다. 그 중에서 사람과 사람과의 성적이 아닌 접촉이 번번이 일어나는 직장(요리인, 웨이터, 바텐더 등 음식서비스 종사자; 미용사, 이용사 등 접객 서비스 종사자; 의사, 간호사, 검안사 등의 보건의료 종사자)에서도 바이러스는 좀처럼 감염하지 않는다고 서술하고 있다. 에이즈 유행의 초기부터 학교에서의 일상생활을 통해 에이즈가 소아환자로부터 다른 학생에게 옮길지도 모른다고 일반시민이나 매스컴은 걱정하고 있다. 그 결과 병든 아이를 소외하고 퇴교시키도록 운동하는 부모들까지 나타나는 형편이었다. 그렇지만 지금은 이와 같

은 걱정은 무용임이 과학적으로 실증되고 있다. 학교나 보육소에서 에이즈가 감염한 예는 하나도 없고 바이러스가 아이로부터 아이에게 감염한 예도 전혀 보고되고 있지 않다. 잊어서는 안 된다. 바이러스는 성교섭이나 정주약물사용으로 감염하는 병이다. 따라서 바이러스 감염의 리스크는 아이보다 사춘기의 청소년 쪽이 훨씬 크다고 말할 수 있을 것이다.

5-4-2 수혈

에이즈 바이러스의 감염은 수혈에 의해 감염될 수도 있다. 혈우병의 경우 계속적인 수혈이 요구되기 때문에 바이러스가 포함된 혈액을 수혈 받아 이 바이러스에 노출되는 경우가 발생하였기 때문이다. 현재의 추세는 에이즈의 항체검사로 수혈 시에 일어나는 감염은 훨씬 줄어들었다.

1985년 봄부터 수년전에 다량의 수혈을 받은 사람은 감염의 위험성에 노출되었을 가능성이 크다. 혈액성분이나 그 제재가 바이러스를 옮기는 사실은 지금도 입증되고 있지만 구체적으로 수혈의 안전성 확보에 조치가 취해진 것은 1986년 봄부터이기 때문이다. 특히 바이러스 감염 발생률이 높은 지역(뉴욕, 샌프란시스코, 로스앤젤레스)에서 85년 이전에 수혈을 받은 사람들은 주의를 요한다. 이와 같은 사람들은 가령 감염해 있지 않다고 하는 확신을 갖고는 있어도 한번은 근처 상담소에서 상담해 보는 편이 좋을 것이다.

5-4-3 각성제

헤로인, 코카인, 스피드 그 밖의 마약을 정맥주사나 피하주사로 섭취할 때 바늘을 타인과 공용하면 바이러스에 감염할 위험도는 매우 높아진다. 이미 감염해 있는 사람의 경우는 약물 그 자체가 발병률을 증대하는 점도 기억해야한다. 체내에 헤로인 등을 주입하면 면역기구가 장애를 받아 바이러스의 증식을 재촉해 버릴 우려가 있다. 마약사용자들에게는 이 바이러스의 감염율이 높다. 앞에서 언급되었듯이 바이러스의 감염의 목표가 되는 세포는 T세포이다. 면역의 증진은 초기의 감염자에게 수명의 연장을 가져오게 될 수도 있다는 것이다. 그러나 마약사용자들은 이 건강상태나 영양상태 뿐만 아니라 다른 질병과도 싸워야하기 때문에 면역기능이 약화되어 있다. 따라서 체액성 면역에 의해 지연될 수 있는 감염에 노출되기 쉬운 것이다.

5-4-4 신생아의 감염

가장 피할 수 없는 에이즈 바이러스의 전염은 보균자인 임산부로부터 분만 시 태아에게 감염시키는 경우이다. 신생아가 전염 받는 경우는 전체 아이의 78%가 어머니에게 물려받은 것이다. 에이즈 보균자의 임산부는 유산하는 것이 옳다고 주장하는 학자도 있으며 보균자인 경우 임신을 피하는 것이 좋은 방법이다.

5-5 문답식 감염의 가능성

감염의 경우에서 이러한 경우는 감염이 될까? 라는 문답을 통해 알아보자. 일반적인 문은 Q 로 표기하였고, 답은 A로 표기하였다.

Q1. 친구가 모였을 때, 같은 식기나 젓가락을 사용했다. 괜찮은가?

A. 거의 걱정할 필요 없다. 에이즈 감염자의 경우 타액에도 에이즈 바이러스가 조금 포함되지만 이 정도로는 감염되지 않는다.

Q2. 에이즈 보균자와 같은 냄비의 음식을 먹어도 감염의 가능성은 없는가?

A. 에이즈 바이러스는 열에 약하다. 또한 지금까지 음식으로 감염했다고 하는 예는 전혀 없다.

Q3. 에이즈 환자의 식기는 따로 세척하는 편이 좋은가?

A. 만일 바이러스가 식기에 부착해 있었다고 해도 보통의 세정방법으로 완전히 떨어져 버리기 때문에 특별히 신경을 쓸 필요는 없다.

Q4. 누가 사용했는지 모르는 입술연지를 발랐는데…?

A. 타액으로 상당히 젖어 있지 않으면 걱정할 필요는 없다. 담배를 돌려 피우는 것도 마찬가지다.

Q5. 동전 세탁소를 이용하고 있는데 앞사람의 세탁물로부터 감염될 가능성?

A. 에이즈 바이러스는 세정에 약하고, 만일 혈액이나 정액이 묻어 있어도 곧 사멸하므로 괜찮다.

Q6. 학교나 직장에 에이즈 환자가 있었을 경우, 주위 사람이 에이즈에 걸릴 우려는 없는가?

A. 일상적 접촉으로는 감염될 우려는 없다.

Q7. 전철의 손잡이나 돈으로 감염하는 일은 없는가?

A. 걱정 없다.

Q8. 에이즈 환자의 피를 빤 모기에게 물려도 괜찮은가?

A. 괜찮다. 모기로부터 감염했다고 하는 예는 지금 현재 없고 국내에서는 거의 생각할 수 없는 일이다.

Q9. 에이즈 환자와 함께 수영장을 이용해도 괜찮은가? 또 수영장 물을 마셔 버렸다고 한다면?

A. 걱정 없다. 만일 바이러스가 섞여 있었다고 해도 물 속에서 바이러스는 희석되고, 염소 등의 소독제로 죽는다.

Q10. 공중목욕탕을 이용하고 있는데, 그곳에서 감염할 가능성은?

A. 에이즈 바이러스의 감염력은 매우 약하기 때문에 괜찮다.

Q11. 타올, 면도칼을 공유하고 있는데, 감염의 위험은 없는가?

A. 타올은 혈액이 흠뻑 묻어 있지 않는 한, 보통으로 세탁하고 있으면 괜찮다. 면도칼은 상처를 만들기 쉽고, 또 혈액도 묻기 쉬우므로 공유하지 않는 것이 현명하다.

Q12. 이발소에서 수염을 깎는 것은 걱정 없는가?

A. 가게에서의 면도칼은 1회 1회 소독하든 가, 1회용을 사용하도록 정해져 있지만, 완전히 지켜지고 있다고는 말할 수 없다. 위생적인 이발소에 가는 것이 현명하다.

Q13. 병원의 주사바늘이나, 헌혈 때의 바늘로 감염되는 경우는 생각할 수 없는가?

A. 공인된 의료기관의 경우는 한 사람 한 사람 일회용 주사바늘을 사용하도록 되어 있기 때문에 병원 측에서 규정만 잘 지켜 준다면 걱정할 필요는 없다.

Q14. 키스로 감염되는가?

A. 조금 주의가 필요하다. 입 속에 상처나 충치가 있는 경우, 격렬한 키스를 했을 때에 감염할 가능성이 있다. 현재 격렬한 키스로 감염된 예가 한차례 보고되었다.

Q15. 성관계에 콘돔을 사용하면 정말로 괜찮은가?

A. 라텍스 고무제품인 경우 거의 괜찮다. 단 행위의 처음부터 장착하지 않으면 의미가 없다. 동물의 내장을 재료로 한 제품인 경우는 바이러스의 침투가 가능하다.

Q16. 에이즈 환자의 모친에게서 태어나는 아기는 감염되어 있지 않은가?

A. 감염되어 있을 확율은 매우 높다. 태내에서 감염되지 않더라도, 생후 모유로부터의 감염도 생각할 수 있다.

Q17. 만일 에이즈에 감염되면 어떻게 하면 좋은가?

A. 에이즈 바이러스의 항체 검사가 양성이라는 결과가 나와도, 많은 사람은 에이즈를 발병하는 일 없이 생활하고 있다. 중요한 점은 의사 등의 지도에 따라서 자신의 건강상태에 주의함과 동시에 주위사람들에게 감염시키지 않도록 주의하는 것이다.

Q18. 에이즈 바이러스에 대한 예방 접종은 없는가?

A. 지금 현재 에이즈에 대한 예방 접종은 없다. 만일 할 수 있다고 하는 전망이 서도 실용화는 먼 미래가 될 것 같다. 어쨌든 현재의 최선의 예방책은 에이즈 환자의 발생이 많은 곳에서 생활하는 사람들과의 성적 접촉을 피하는 것이다.

5-6 증상

최초의 감염 시에는 별다른 증세가 나타나지 않으나 2-5주 정도 되면

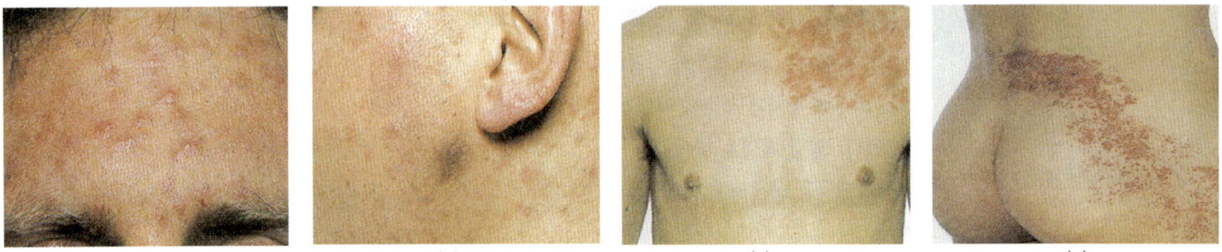

(a) (b) (c) (d)

그림 5-17 에이즈 증상.

대상포진과 아구창. (a) 이마에 나타난 찰창된 구진 발진, (b) 에이즈 환자의 귀밑에 나타난 찰창된 구진 발진, (c) ARC 환자의 C4 피판피부위 대상포진, (d) 에이즈 환자의 L3 피판피부위 대상포진

감기의 증세인 신열, 오한, 근육통, 림프절의 부어오름, 가벼운 발진 등이 나타난다. 그 후 잠재기로 들어가 병다운 증세가 나타나지 않는다. 그러나 바이러스는 여전히 존재하며 T세포의 수도 매우 감소되어 있는 상태로 된다. 3-5년은 많은 사람들이 이러한 상태로 머무르게 된다. 이후에 ARC (AIDS-Related Complex)라고 불리는 증상이 수반된다. 가장 흔한 증상은 설사, 신열, 체중감소, 피로 등이다. 또한 대상포진, 아구창이라는 균류감염이 자주 생긴다(**그림 5-17, a, b, c, d**). ARC증세의 환자 중 20%는 2년 후에, 30%는 5년 후에 종국에는 모두 에이즈 환자로 된다.

증상은 모든 환자에게 나타나는 일관된 증상은 없다. 다양한 증상을 종합하면, 알 수 없는 이유로 계속되는 체중의 감소, 계속되는 신열(취침중의 발한), 부어오르는 림프절, 약간 솟아오르는 동전만 한 반점들이 있다(**그림 5-18, a, b, c**). 이러한 피부의 염증은 말초혈관의 육종으로 발전하는데 미국 에이즈 환자의 1/4에서 발견되는데 이를 카포시육종(kaposis sarcoma)이라 한다(**그림 5-19, a, b, c, d, e**). 면역기능의 약화로 수반되는 증세는 균에 의해서 발병되는 일종의 폐렴증세로 미국의 에이즈 환자의 2/3이 이 증세를 보이므로 에이즈진단의 한 방

그림 5-18 에이즈의 증상.

체중감소, 림프절, 반점. (a) 에이즈 감염 환자의 심한 체중 감소증, (b) 에이즈 환자의 목 뒤에 난 림프종, (c) 에이즈 환자의 원판상의 진홍색 습진

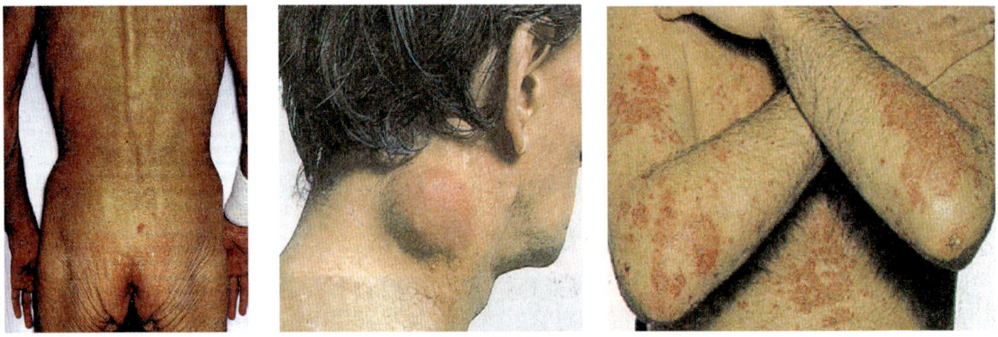

(a) (b) (c)

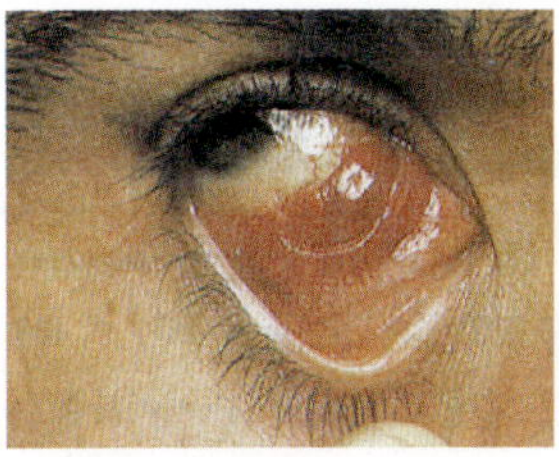
(a)

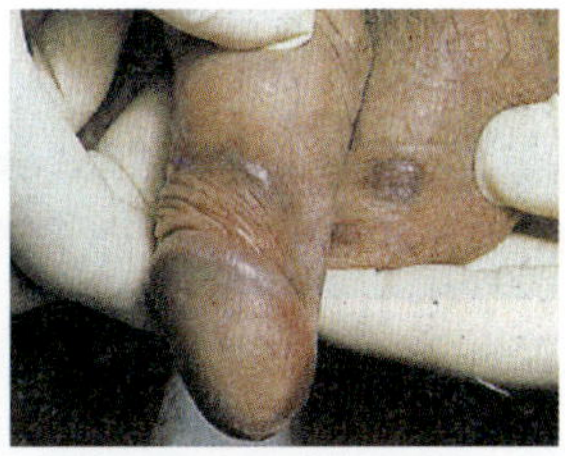
(b)

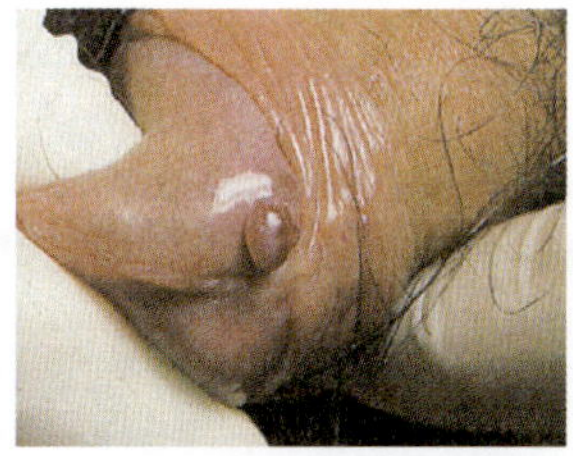
(c)

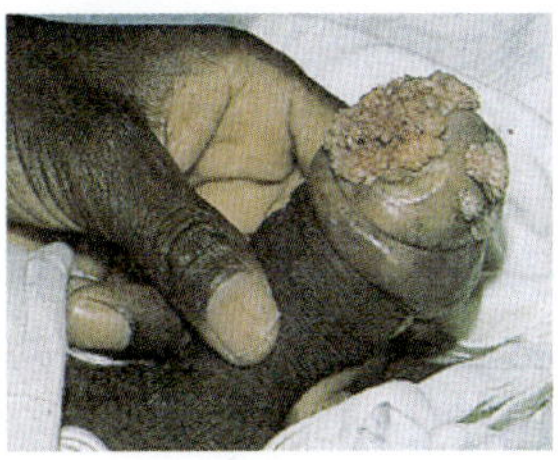
(d)

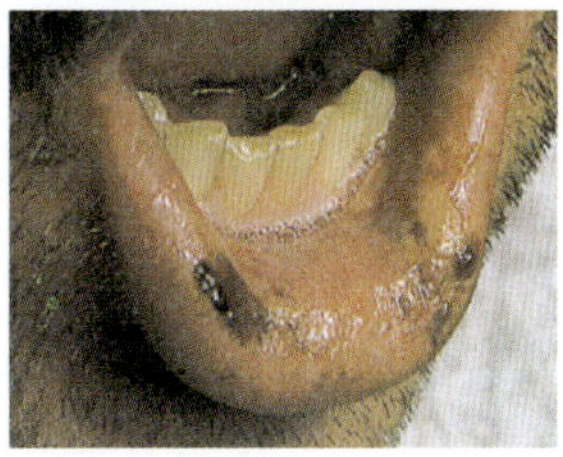
(e)

그림 5-19 에이즈의 증상.

카포시 육종. (a) 안구의 결막에 발생한 카포시 육종, (b) 음낭에 난 카포시 육종, (c) 음경의 카포시 육종, (d) 남성 음경 귀두에 카포시 육종, (e) 카포시 육종의 심한 점막염

법으로 할 수 있는 증상이다. 균류의 심한 감염으로 나타나는 두뇌피막에 나타나는 뇌막염, 결핵, 잦은 포진의 허피스, 뇌염 등도 자주 나타나는 증상이다. 바이러스의 뇌에 대한 감염은 30-65%로 뇌신경계통의 손상을 주는 것으로 나타나 기억상실, 정신분열, 정서불안, 보행곤란, 발작, 그리고 혼수상태로 나타난다. 그러나 대부분의 에이즈환자들은 직장생활을 계속하려 하지만 다발성의 감염 때문에 직장생활이 불가능해 지고 결국은 굶은 사람처럼 보이면서 나타나는 육체적인 고갈, 정서적인 불안, 집중력의 해이, 고열로 인한 심한 통증, 심한 기침, 근육통들로 최후의 상태에는 완전히 육체와 정신이 고갈된 상태가 된다(**그림 5-20, a, b, c, d**).

그림 5-20 에이즈 증세 기타.

ARC 및 에이즈 환자의 구강내 백반증, (b) ARC 환자의 급성 부식성치은염증세, (c) 에이즈 환자의 발에 난백선, (d) 젊은 여성 에이즈 환자의 외음부

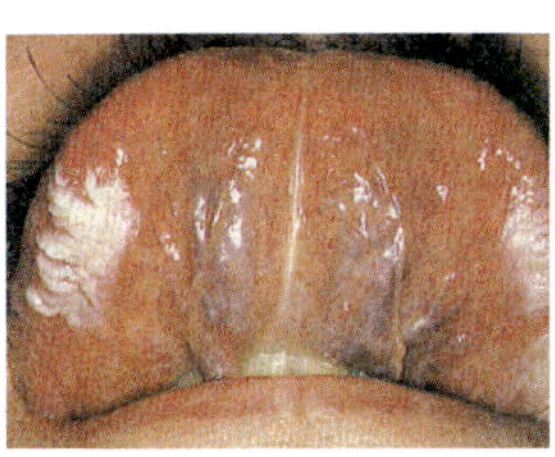
(a)

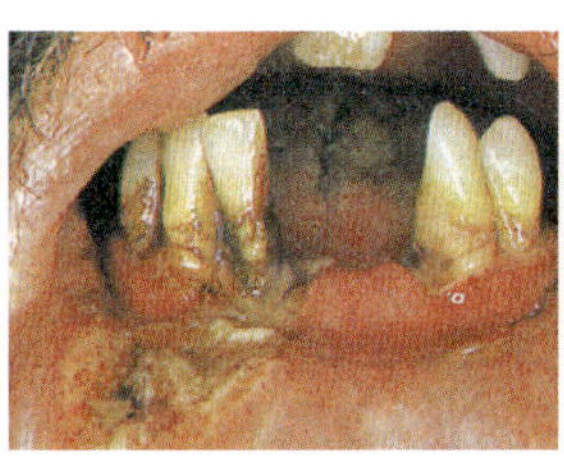
(b)

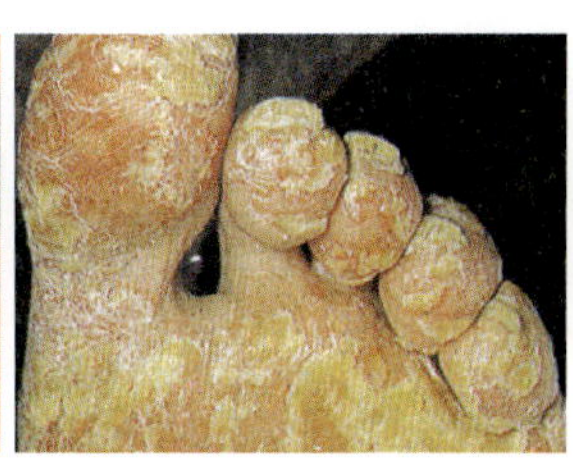
(c)

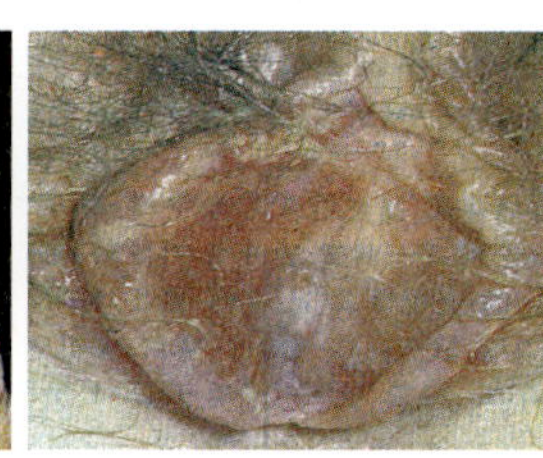
(d)

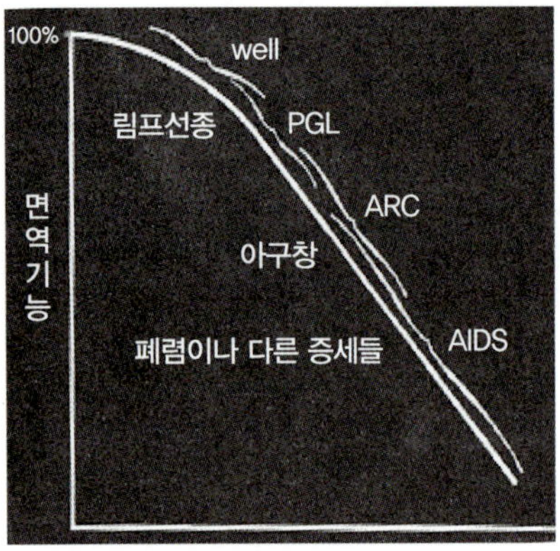

그림 5-21 에이즈 진단.

그림 5-22 감염부위.

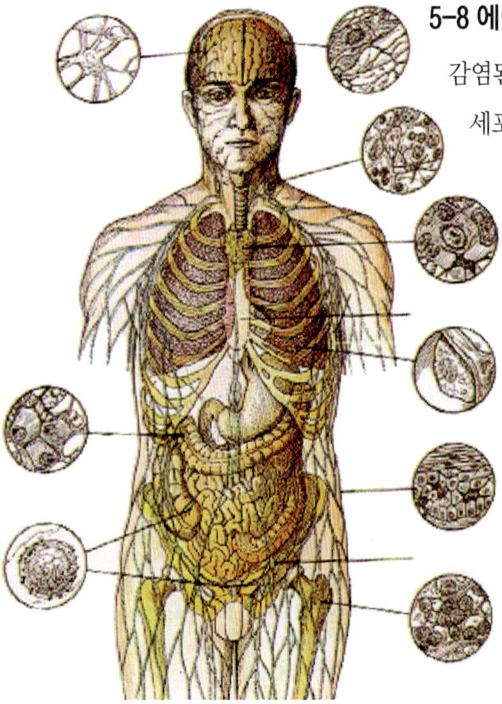

5-7 진단과 예방

일반적인 AIDS의 진단은 증상에 따른 진단이 있을 수 있으나 다양한 증상을 보이고 있으므로 혈액검사에서 항체의 유무에 따른 검진으로 진단이 가능하다(**그림 5-21**).

AIDS는 1978년에 처음 보고된 이래 폭발적인 증가 추세를 보이고 있고 우리나라의 경우도 밝혀져 있는 AIDS 환자의 수도 3,000명에 이른다고 보고되고 있다. 다른 성병과 달리 이병은 아직까지 치료제가 없고 대항할 백신도 없기 때문에 감염되면 사망에 이르게 되어있다. 최근의 연구에 의해서 감염된 후 잠복기가 길어지고 완치는 되지 않더라도 수명을 연장할 수 있다고 한다. 그러나 무엇보다도 이병의 심각성을 인식하고 정상적인 성생활을 유지함으로써 건강하게 생활하는 것이 중요하다.

체액이 교환되지 않는 방법의 성행위를 한다. 피부에 상처를 줄 수 있는 강렬한 성교는 피하는 것이 좋다. 성교 시 콘돔과 살정자제를 같이 사용하면 크게 감염율을 줄일 수 있다. 성교상대를 신중히 골라야 한다. 성교상대를 자주 바꾸면 바꿀수록 바이러스 감염의 가능성을 높여주기 때문이다.

5-8 에이즈와 사회의 시각

감염된 환자는 대개 감염 후 3-8주가 지난 후 혈액의 흐름 내에서 T 세포에 대한 바이러스의 감염으로부터 출발한다(**그림 5-22**). 이러한 시간차 때문에 감염사실을 모르는 사이에 타인에게 이 병을 퍼뜨릴 수 있는 것이다. 더욱이 이 바이러스에 감염된 직후 60일 간이 전염력이 가장 높은 시기이다. 문제는 대항할 백신도 아직 없고 치료제도 없다. 그러나 감염 초기 단계에 최근에 개발되는 약들을 사용하면, 환자의 수명을 연장할 수도 있다는 약간의 증거가 있다. 그러나 감염되지 않도록 예방하는 것이 가장 중요하다.

AIDS가 일으키는 사회적인 문제가 있어 이 감염자들에 대한 비난과 전염에 대한 두려움으로 공립학교의 취학을 거부하는 소동 및 격리 수용해야 한다는 주장도 있다. 그리고 사회적인 성행위의 변천도 일어나게 되었다. 문란한 성행위와 마약상용자, 그리고 동성애가 많이 완화되어 일정한 상대와만 성행위를 하게 되었다. 일부 AIDS환자는 AIDS에 관련된 생활과 건강에 대하여 경고와 교육을 베푸는 사람도 있다. AIDS에 대한 교육의 필요성이 대두되기 시작한 것이다. 그러나 의 교육을 초등학교에 도입해야 한다고 하면 아이들이 자라서 정상적인 사랑과 책임감이 있는 성애의 즐거움을 알기도 전에 성행위와 죽음을 연관시킬 수 가 있는 것이다. 그리하여 교육의 정도는 상당히 주의해야한다. 아무튼 인간세계에서 동성애나 혼외정사는 현저하게 줄어든 것은 사실이나 계속적인 감염사실에 대한 무지로 번져나갈 추세이고 미국에서도 정상적인 이성애를 하는 사람의 감염율이 25%에 달하는 것으로 보아 이제는 특정 층에만 감염되어 위험한 병이 아니라 일반인들에게도 쉽게 옮겨질 수 있다는 사실을 간과해서는 안된다. AIDS의 감염된 나이를 보면 놀랍게도 0세 영아들이 상당수 포함된다(**그림 5-23**). 아마도 부모의 잘못된 성 생활이 아이의 임신으로 발전한 것으로 사료된다. 물론 건강한 아이의 출산이 높은 비율을 차지하고 있지만 주의해야할 것으로 생각된다.

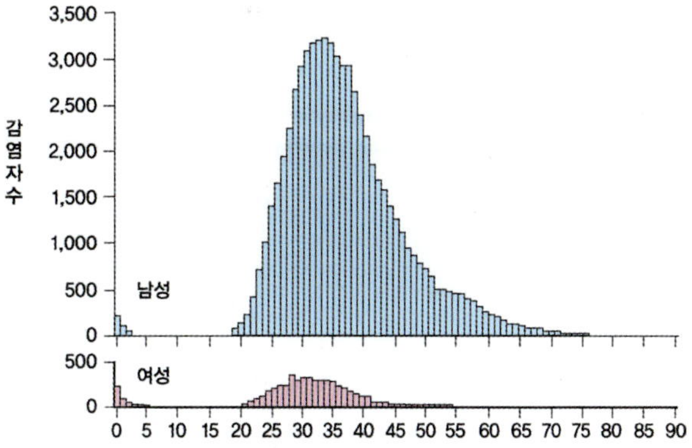

그림 5-23 연령별 감염자 수.

AIDS에 감염된 인구가 전 세계적으로 3,000~4,000만 명에 이르고 있다고 최근 발표되어 심각한 실정에 있는 현시점에서 AIDS의 치료를 위해서 많은 의학자, 과학자들이 치료약을 개발하기 위해 노력하고 있다. 최근에는 AIDS를 유발하는 바이러스의 종류도 변종들이 나와서 과학자들을 긴장하게 하고 있으나 병을 유발하는 일부의 바이러스의 증식 기작을 억제하는 물질을 개발하여 AIDS 초기 환자의 치료에 희망을 주고 있으며 아직은 시기상조이지만 조만간에 AIDS를 치료하는 백신이 개발될 것으로 보고 있다. 20세기의 마지막 질환이라고 생각되는 암과 AIDS는 인간의 노력으로 인해 결국은 정복될 것으로 보이나 아직은 시간이 많이 걸릴 것이므로 무엇보다 예방을 하는데 보다 많은 신경을 써야할 것이다.

5-9 한국의 에이즈 성향

국립보건원은 1999년 6월 현재 국내의 에이즈 감염자가 1,173명이라고 공식발표하면서, 점차적으로 감염자수가 증가추세라고 밝혔다. 2001

년 12월 발표에 의하면 1,613명이라고 발표되었고 2007년 5월 발표에 의하면 3,657여명이라고 발표되었다. 이에 대해 에이즈전문 관계자들은 잠재적 수치는 이보다 1백 배가 넘을 것이라고 말하고 있다. 최근 국정감사가 열리면서 국내 에이즈 문제의 심각성이 다시 제기되고 있다. 그리고 증가원인으로 크게 두 가지를 꼽고 있다. 첫째는 불법 체류하는 외국인 매춘부들에 의한 감염이 증가하고 있다는 것이다. 두 번째는 성문화의 무분별한 개방으로 남녀노소를 불문하고 동성애자가 증가하고 있고, 일회성 성행위가 유행처럼 번지고 있다는 점이다. 현재의 추세는 말 그대로 일부 문란한 성접촉자에 국한된 것이 아니라 여고생, 주부, 그리고 노인에 이르기까지 다양해 에이즈 대란을 예고하고 있다.

불법 입국한 외국인들에 의해 국내의 에이즈 감염율이 높아지는 가운데 이와는 별도로 무분별한 성문화 개방 등으로 인한 에이즈 감염율이 높아지고 있다. 또 그 대상도 다양하다는 점은 이제 에이즈가 동성애 등에 의해 감염되는 수준을 넘어선 것으로 보인다. 실제 최근 국내에서 처음으로 성관계에 의한 에이즈 감염자가 발생해 충격을 안겨주었다. 지난 2000년 10월 10일 보건복지부는 국립보건원이 서울시내 모 고교 3학년생인 여고생의 혈액에 대해 1998년 에이즈 검사를 한 결과 양성반응을 나타냈다고 밝혀져 또 한 번 충격적이었다. 고교생이 에이즈에 감염된 사실이 복지부에 공식 보고된 것은 에이즈 검사가 실시된 85년 이후 5번째이며 여고생은 첫 번째 사례이다. 국립보건원에 따르면 1998년 8월 고교 2년생이던 이 여학생이 헌혈한 혈액에 대해 에이즈 검사를 한 결과 양성반응이 확인됐다고 밝혔다. 이 여고생은 작년에 우연히 알게 된 선배 친구인 20대 남자와 성관계를 통해 감염된 것으로 밝혀졌고, 현재 정상적으로 학교에 다니고 있는 것으로 알려졌다. 이처럼 최근 전화방이나 PC통신 등을 통한 남녀 간의 간접 대화망이 확산되면서 원조교제나 번개성행위 등이 유행, 성적접촉이 손쉬워져 성변화자 들이 늘고 있다는 게 국립보건원의 분석결과다.

전 세계적으로 에이즈는 불치병이 아니라 당뇨병과 같은 만성병으로 바뀌어 가는 추세이긴 하지만 우리나라 사람들은 아직까지 에이즈에 감염되면 즉시 사망하는 것으로 본다. 외국에서는 에이즈에 걸린 감염자가 12년 넘게 정상인과 다를 바 없이 지내는 것으로 보도됐으며 국내에서도 오래 기간 별 탈 없이 사는 것으로 조사됐다. 이에 따라 에이즈 양성판정을 받더라도 관리만 잘하면 정상인처럼 사는 것은 문제가 없다. 하지만 주위의 시선에 의해 자포자기 형식이 돼 삶을 포기하고 잠적하는 사례가 많다. 에이즈 인식의 전환이 필요한 시점이다. 전문가들은 '국내 에이즈 감염자로 판정 났을 경우 등록제로 하는 현 정부 정책이 바뀌어 비공개로 감염자들을 보호 및 관리돼야 한다'고 주장하고 있다. 이에 한국에이즈퇴치연맹 사무총장은 '우선 익명으로 검사를 받는 것이 중요하다'고 밝히면서 '철저한 신원 보장이 이루어진 상태에서 치료를 받을 수 있게끔 환경을 조성해야 한다'고 주장했다.

현재 정부가 에이즈 검사를 하는 매춘 여성은 전국적으로 3천4백여 명 정도이다. 매춘여성의 감염 건수는 지난해 1건, 올해는 없는 등 매년 급격한 감소 추세를 보이고 있다. 이런 결과 치로 인해 일반사람들이 매춘여성들은 안전하다는 생각을 한다면 큰 오산이라고 한다. 전국적으로 매춘 여성 수를 150만 명 이상으로 보는 수를 감안하면 '통계의 허상'에 불과하다는 것이 전문가들의 지적이다. 한국에이즈퇴치연맹 사무총장은 '매춘 여성에 대한 검사가 윤락촌을 중심으로 이뤄지기 때문에 출장마사지 등의 신종 매매춘이나 여관, 이발소 등에서의 은밀한 매춘엔 무방비 상태다'라면서 또 '검사 받는 매춘 여성들 중 극히 일부의 샘플만 뽑히기 때문에 건강한 매춘부들만 자진해 검사를 받는 오류가 있다'고 주장했다.

국립보건원에 따르면 국내 에이즈 감염자가 1998년 1000명을 넘어선데 이어 해마다 늘어 역학조사 결과 감염경로가 확인된 현 우리나라 에이즈 감염인의 현황은 2004년 12월 말 통계로 사망자 631명을 포함하여 총 3,153명이라고 발표하면서 감염경로가 확인된 2,675명 중 성관계가 98.1%로 2,624명, 혈액제제가 0.6%로 17명, 국내수혈이 0.5%로 14명, 국외수혈이 0.5%로 13명, 수직감염이 0.2%로 5명, 마지막으로 마약사용자가 0.1%를 차지하여 2명이다고 하였다. 총 감염인 3.153명 중 남성이 2,835명, 여성이 318명으로 9:1정도의 비율로 남성이 많다. 2004년도에만 614명이 늘어나 하루에 1.7명꼴이 발생하고 있으며 이는 2003년도 대비 15%가 증가한 수치이다. 해마다 이렇게 증가하고 있다. 에이즈의 감염경로는 갈수록 수혈이나 주사바늘에 위해 걸리는 비율은 거의 없어져 가고 있다. 대신 문란한 성접촉이 에이즈에 감염될 가능성은 매우 높다. 정부는 에이즈예방단체와 더불어 감염자와 환자를 위한 요양 쉼터를 마련해 두고 있으며 불법체류자를 포함한 15만3000명의 외국인 근로자들에 대해 에이즈, 성병 등의 무료 건강검진 및 진료를 실시하고 있다. 한국에이즈퇴치연맹 사무총장은 '에이즈는 예방교육이 특효약이다'며 '정확한 지식을 숙지하고 안전한 성행위를 해야 한다'고 밝혔다.

5-9-1 신종AIDS 감염경로

에이즈 감염 원인이 동성애자나 매춘여성 들 때문만은 아니다. 최근 에이즈환자가 급속도로 증가하면서 에이즈는 남녀노소 할 것 없이 노출된 상태다. 최근에는 10대와 주부, 노인들이 감염되는 사례가 증가하면서 신종에이즈가 확산되어 가고 있다. 성문화가 무차별하게 개방되면서 10대 에이즈환자가 점차적으로 늘고 있다. 이들은 주로 선배나 또래친구들의 유혹이나 PC통신 등으로 윤락여성을 접촉하고, 장난삼아 번개성행위 등을 즐기다가 감염된다. 실제로 지난해 수도권지역 K고등학교에 다니는 S모군은 친구의 생일파티에 갔다가 술 분위기에 휩쓸여 사창가에 갔다가 에이즈 양성판정을 받았다. 또, J고등학교에 다니는 K군. 성병 때문에 고생하던 K군은 고민 끝에 보건소를 찾아갔는데 에이즈 판정을 받게 됐다. K군은 PC통신으로 만난 여성들과 번개성행위를 했다가 감염된 경우다. 이처럼 최근 신세대들의 화상대화방 이용률이 높아지면서, 채팅을 통해 처음 만난 사람과 성관계를 맺다가 감염된 10대들이 증가하고 있다.

주부나 노인 들 사이에서도 에이즈 감염자가 늘고 있다. 국립보건원에 따르면 남편으로부터 에이즈에 감염된 여성이 전체 여성감염자 중 43%를 차지하고 있는 것으로 나타났다. 실제로 매춘여성들은 일반 주부들에 비해 에이즈 감염위험에 전혀 무방비 상태이기 때문에 밖에서 에이즈에 걸린 남편들로 인해 감염된 아내가 늘어나는 것이다. 60대 이상의 노인 감염률은 98년도에 비해 두 배 이상 증가한 것으로 나타났다. 이유는 공원 등지에서 노인을 상대로 하는 아줌마 매춘이 성행하고, 노인동성애가 확산되어 가고 있기 때문이다. 실제로 서울시 근교 공원에서는 40대 매춘아줌마들이 노인을 상대로 윤락행위를 일삼는다고 한다.

6 성의 과학적 연구

1. 성의 불일치 2. 성반응 3. 성유발
4. 혼전성행위 5. 혼외성행위(혼외정사)

성의 과학적 탐구는 남녀의 성행위의 과정에서 나타나는 흥분이 다르므로 이를 동시에 성적절정에 도달할 수 있도록 많은 연구가 진행되었다. 여성과 남성의 성반응은 복잡하며 쉽게 단정할 수 없다. 많은 상이한 심리적 요인과 신체적 반응 과정이 복합된다. 성욕을 촉진하는 약물의 연구는 세계 각국에서 오랜 역사 동안 계속되어 왔고 지금도 계속되고 있다. 그러나 이러한 최음제 물질의 어느 것도 효력은 증명되지 않고 있다. 혼전, 혹은 혼외 성행위는 윤리와 도덕적으로 성행위의 다양성을 확인할 수 있다.

1절 성의 불일치

1-1 성교 시간대 불일치

성교에 있어 그 시간대가 부부 사이에 일치하지 않는 경우도 있다. 대부분 가정에서는 남편 좋은 시간에 성교를 한다. 새벽에 남성은 발기력이 왕성하나 30대 중반부터 새벽성교가 직장 일에 지장을 주기 시작한다. 그래서 성교시간대를 밤으로 돌리는 경우로 성행위를 하는 경우이나 여성과 일치하지 않는 경우가 많은 것이다. 밤에 하려면 전희 시간에 많이 할애를 해야 하나 피곤한 몸으로 흥이 나지 않는 경우가 많다. 성교 시간대 문제는 작은 문제 같지만 잘 맞지 않는 부부에게는 큰 문제다. 문제 해결을 위해 성교 횟수를 줄이고 밀도 있게 하거나, 여성이 스스로 흥분을 일으키거나, 남편이 진정한 애정으로 노력을 해야 한다.

1-2 성적절정의 남녀의 곡선의 불일치

오르가즘의 시작과 끝을 표시하는 곡선을 보면 남자는 북한산의 인수봉과 같고 여자는 멀리서 본 제주도와 같은 그래프를 보인다. 남녀의 성흥분의 경과를 보여주는 두 곡선은 생리적으로 본 남녀의 성 흥분 경과의 특징을 도식화한 것이다. 남성들은 사정을 해버리면 흥분의 급락과 함께 음경은 급속히 작아진다. 남성의 성 흥분 곡선에서 정점에서 급락하는 것으로 나타난다. 이와는 달리 여성의 성 흥분 곡선은 완만한 경사도를 나타낸다. 성행위의 극치는 남녀가 동시에 성적절정에 도달하며 동시에 흥분의 기쁨이 극에 이르는 것이다. 즉 남자와 여자의 성 흥분의 곡선이 전적으로 일치하며 또 하나로 일치시키려고 노력하는 것이 성행위에 있어서의 노력이고 연구인 것이다. 생리적으로 보면 본래적인 남자의 성 흥분 곡선과 여자의 성 흥분 곡선은 결코 같지는 않다. 다른 생리적인 특징을 가진 남자와 여자가 결과적으로 완전히 동일한 기쁨에 이르는 것이 진정으로 부부가 추구해야 할 성행위의 정형인 것이다.

1-3 남녀 사고의 차이

1-3-1 여성의 사고

여성은 일반적으로 여성대접 받기를 좋아한다. 즉 여성의 성감은 주로 눈을 감고 음미하는 입장이다. 여성이 가장 선호하는 체위가 남성 상위로 여성은 아래에 위치하여 피부 접촉 면적이 넓은 이 상태에서 성감을 느끼는 것이다. 성감의 고조는 여성의 음미하는 형태 즉 눈을 감은 상태에서 ***공상의 수반***이 더욱 더 성감을 높여준다. 외모는 항상 깔끔한 것을 선호한다. 평소 여성의 호감을 사기 전까지는 정장을 하다가 상대가 결정된 후에는 외모에 전혀 신경을 쓰지 아니해서 여성이 매력을 전혀 느낄 수 없게 만드는 남성들이 있다. 또한 거친 행동이 수반되어 여성의 거리감을 느끼게 하기도 한다. 사랑에는 참을성이 있어야 하고 성행위의 성감 고조에 필요한 음핵 애무 법을 잘 알아야 한다. 일반적으로 남성의 무반응기에 들면 여성의 감각적 여운을 무시하는 경우가 많은데 쾌감의 여운을 남겨야 부부 간의 화합이 나타날 수 있다. 변태적 성행위를 요구하지 말고 다른 곳에 신경과 시각을 주는 경우, 인내심을 가지고 포기하지 말며 성행위 숍 활용을 막지 않기를 여성들은 바라고 있다.

1-3-2 남성의 사고

남성의 성적 욕구는 매우 빠르다. 그러나 여성의 응답은 매우 느리다. 이러한 빠른 신호와 느린 응답 사이의 차이점이 남녀 간에 존재한다.

남성들은 여성의 응답이 어느 정도 빠른 신호에 대응해 주기를 바라고 있다. 남성의 성적 욕구는 시각에서 비롯되는 경우가 많다. 학생을 대상으로 설문을 외모, 다정한 매너, 노출, 접촉, 기타의 설문의 답은 남학생들은 거의 노출의 빈도가 높았으나 여학생들은 접촉의 빈도가 높은 경향을 보였다. 시각을 만족시켜 주기를 바라며, 적극적으로 호응하고 성행위의 형태를 연구하기도 원한다. 남성들은 여성들이 성관계 유행을 거부하지 말 것을 바라고 있다. 만약 구순성행위가 유행이라면 어느 정도 호응해 주길 바라고 있는 것이다. 남성은 성관계와 사랑이 동일하지 않을 때가 많으나 남성이 나이가 들면 안드로겐의 분비가 저하되면서 여성의 도움이 절대적으로 필요한 시기가 온다는 것을 명심해야한다.

2절 성반응

신체적 변화는 심적 흥분을 가져와 뇌 중추에 신호가 전달되고 신체는 일정한 변화를 일으키는데 혈압이 상승하고 심장의 고동과 호흡이 빨라지며 외성기에는 혈액이 공급되고 근 긴장력을 가져오며 피부의 감수성이 예민해진다.

2-1 여성의 성반응

여성의 성적 반응은 촉각적인 자극을 받는 것으로부터 시작된다. 음모의 음모근의 수축으로 혈액은 따뜻함을 유지한다. 이 따뜻한 혈액은 성기관의 크기를 증가시키며 자극에 민감하게 된다. 자극에 따른 여성의 반응은 바르트린 선에서 액체를 분비한다. 이것은 여성의 흥분이 고조되어 가고 있다는 신호이다. 이 후 젖가슴과 음핵 및 소음순과 대음순은 부풀게 된다(**그림 6-1**). 동시에 꽉 닫혀 있던 질은 충분히 윤활성 물질이 분비가 되어 음경을 받아들일 자세로 열려지며 질 강의 안쪽 3분의 2는 확장되고 질 벽 바깥쪽 3분의 1은 팽창하며 개구부는 좁혀진다.

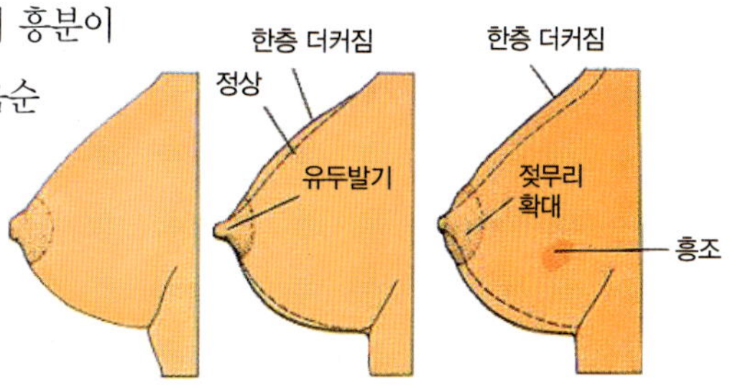

그림 6-1 여성의 성반응.
우측부터 평상기, 성흥분기, 성흥분지속기

더욱 더 많은 혈액이 음핵으로 들어오면 마치 남성의 음경이 발기하듯이 팽창하게 된다. 자극이 계속됨에 따라 음핵은 안으로 수축하게

그림 6-2 소음순의 변화.

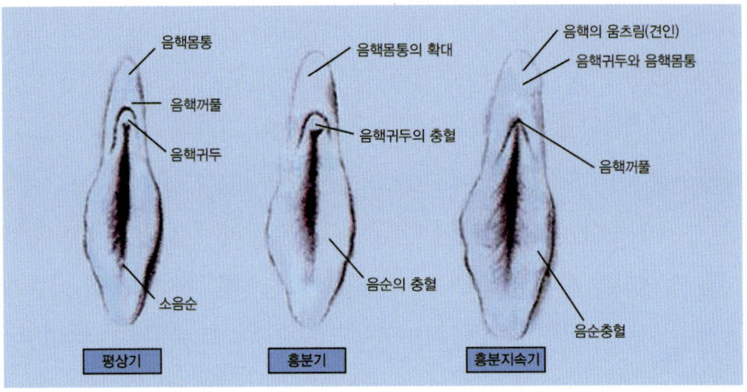

되어 더 이상 보이지 않거나 찾기가 힘들게 된다. 유방은 커지고 젖꼭지는 일어나 단단해지며 침이 마르고 얼굴에 홍조를 띄우고 혈압이나 심장의 고동, 호흡이 증가하는 변화도 일어나게 된다(**그림 6-2**). 내부 생식기의 변화는 질이 확장되고 자궁이 골반강으로부터 상승되나 느끼지 못한다. 여성의 일부는 기본적으로 ***히스테리성 방어 기전***에 의하여 성적 감각이 일어나는 것을 무의식적으로 차단하고 있기 때문에 윤활화는 일어나나 감흥을 느끼지 못하는 경우도 있다.

2-2 남성의 성반응

사춘기를 지난 남성은 성적 자극을 받으면 흥분이 일어나게 된다. 남성은 시각적인 자극으로 성감이 높아지는데 성적으로 반응하고 있는 여성을 보거나 접촉하거나 자신의 성기를 직접 자극하면 강한 흥분을 한다. 이 흥분은 음경의 혈관에 생리적 반사작용을 일으켜 발기하게 한다. 남성은 흥분상태를 외적으로 즉시 확인할 수 있으나 여성은 자신은 자각할 수 있지만 남성입장에서는 구별이 어렵다.

남성 성반응의 생리적 현상인 발기, 사정, 극치감은 상호 밀접한 연관성이 있지만 독립적인 현상이다. 발기와 사정은 불가분의 관계가 있지만 꼭 수반되는 현상이 아니다. 발기가 사정이 되어야 발기소실이 일어나는 것이 아니라 다른 생각을 하거나 신경을 다른 곳으로 향하게 하면 발기가 소실된다. 사정도 마찬가지로 발기가 선행되지 않아도 사정이 일어난다. 이는 각각의 현상을 조절하는 중추가 다르다는 것을 의미한다. 발기를 조절하는 중추는 천추에 있다. 조절중추를 ***천수중추(遷髓重推)***라 생각할 수 있다. 사정은 전립선의 율동적 수축과 사정근육의 강력한 수축으로 정액 덩어리가 체외로 힘차게 사출되는 현상을 말한다. 요도괄약근이 열려 전립선, 정낭, 요도 주위의 모든 근육들이 일시 리드미컬하게 수축되어 몸 밖으로 분출되는 것이다. 사정은 일차적으로 교감신경에 의해 저절로 조절되며 사정 중추는 두 번째 척수와 4번째 척수 사이의 요추에 존재한다. 조절중추는 ***요수중추(腰髓重推)***이다. 사정행위가 지나면 일정시간 동안 성적으로 전혀 반응하지 않는 불감응기라는 생리현상으로 이어진다. 여성은 성적절정 후에는 적당한 자극만 주어지면 다시 성적절정을 경험할 수 있는 잠재능력이 있으나 남성은 무반응기에 들어가면 몇 분에서 혹은 긴 시간 동안 발기는 될 수 있어도 성적절정을 느끼기는 어렵다.

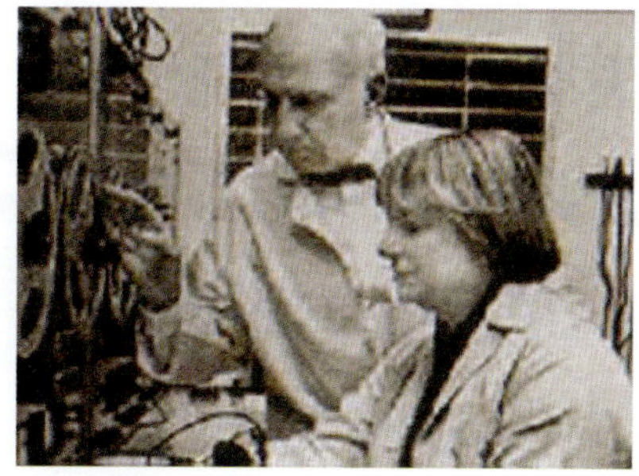

그림 6-3 윌리암 매스터스와 버지니아 존슨.

2-3 성반응의 사단계

사람의 성반응에 대한 연구는 1960년대 ***윌리암 매스터스와 버지니아 존슨***이 워싱턴 대학 연구소에서 인간의 성행위와 자위행위에 있어서의 신체적 변화를 연구하여 논문을 발표하였다(**그림 6-3**). 여성은 성적절정 융기의 형성과 이 융기의 리드미컬한 수축 등도 이때에 비로소 알게 되었다. 남자는 사정이 끝나면 일종의 무반응기로 간다는 것도 확실해 졌다. 이 연구로 여성의 성적절정은 음핵으로 성적 흥분을 높여 질 내에서 표현하는 것이란 성적절정 이론의 기초를 확립하였다. 마스터즈와 존슨은 이 신체적인 변화를 성흥분기, 성흥분지속기, 성적절정기, 그리고 성 흥분 해체기의 4단계로 나누어 설명하였다(**그림 6-4, 6-5**).

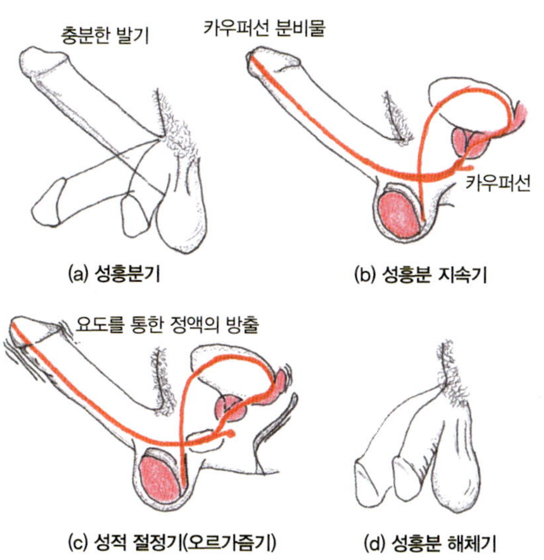

그림 6-4 남성의 성반응의 사단계

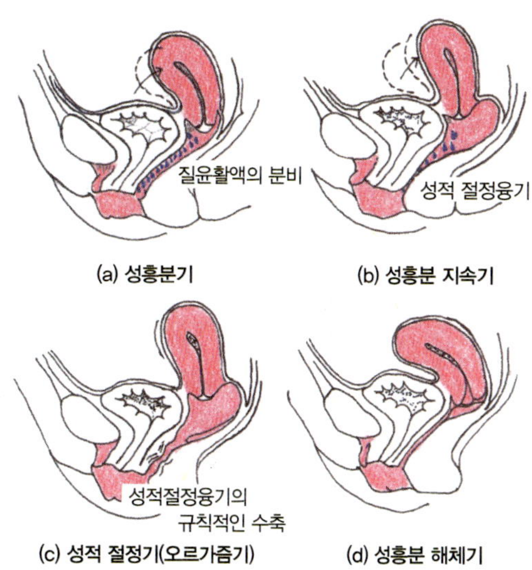

그림 6-5 여성의 성반응의 사단계

2-3-1 성흥분기

신체적 변화는 성교에 대비함에 따라 혈관의 충혈과 근육의 긴장이 일어나며 호흡이 거칠어지고 심장의 박동 수가 늘어나며 혈압이 상승한다. 남성의 특징은 ***음경의 발기***현상이고 여성은 질 내벽의 바르트린선에서 점액이 분비되는 ***질의 윤활화***가 시작된다. 남성의 발기가 삽입 준비과정이라면 질의 윤활화 현상은 음경 삽입 대비 과정이다. 여성의 경우 부분적인 피부의 충혈과 근육의 긴장이 일어나며 가슴은 부풀고 유두는 단단해 진다. 질 강도 넓어지며 자궁도 확장된다.

2-3-2 성흥분지속기

이 시기에의 남성은 일반적으로 사정을 참고 있는 변화이다. 실질적인 이 시기는 성교 운동을 하는 시기로 신체적 변화를 관찰하기 어렵다. 이때는 부분적인 충혈반응이 최고조에 달해 있는 상태이다. 남성의 신체적 변화는 ***카우퍼선(Cowper's gland)의 점액 분비***로 음경의 뒤 카우퍼선에서 미량의 투명한 액체가 나와 정액이 요도관을 통과할 때 용이하도록 도와준다. 이 시기의 여성은 음경을 받아들인 상태로 신체적 변화를 보면 반점이 많아지고 유두륜이 확장하고 소음순은 충혈 되고 음핵은 발기하여 소음순 뒤로 숨어 버린다. 도한 질 입구 부근에 ***성적절정 융기(오르가즘 융기)를 형성***하여 입구가 좁아진다. 성행위 중에 여성은 이 시기가 두 번 나타난다. 하나의 성적절정 직전의 전지속기이고 또 하나는 성적절정에 도달한 직후 흥분 해체기에 들어가려고 하는 상태인 후지속기이다. 여성은 성적으로 흥분되어 있는 한 전지속기나 후지속기나 약간의 자극에 의하여 쉽게 성적절정에 도달할 수 있는 신체조직을 가지고 있다.

2-3-3 성적절정기(오르가즘기)

성적 절정기는 성 감각 중 최고의 쾌감을 느끼게 되는 단계로 남성의 경우 발기된 음경에서 0.8초 간격으로 ***정액의 사출***이 일어난다. 이것이 ***사정현상***이다. 이 현상은 내부감각과 기저부와 회음부의 근 수축으로 나타난다. 이후 남성은 자극에 반응을 보이지 않는 무반응기를 맞게 된다. 일정한 시간이 지날 때까지 음경은 발기하지 않는다. 여성의 성적 절정은 질의 괄약근과 회음부 및 ***성적절정 융기가 0.8초 간격***

으로 리드미컬한 수축으로 일어난다. 여성의 성적절정은 일반적으로 음핵과 도 연결되어 의 특수한 감각신경 종말의 자극에 의하여 일어난다. 여성의 오르가즘의 형태는 개인 따라 차이가 있다. 가볍고 짧은 경우, 강한 성적절정이 2-3회 나타나는 경우, 길고 강렬한 성적절정이 유지되는 경우가 있지만 생리적 과정은 모두 동일하다. 남성이 일정기간 성적 자극에 무반응이 나타나는 경우와는 대조적임을 볼 수 있다. 여성은 성적절정 후에도 아직 지속기에 있는 동안은 피로를 느껴 성욕이 감퇴될 때까지 몇 번이고 자극에 반응하여 반복적으로 성적절정을 느낄 수 있다.

2-3-4 성흥분해체기

앞서의 단계가 지나면 생리적 반응이 평상상태로 되돌아가는 시기이다. 성행위로 상승된 심장 박동수, 혈압, 호흡 등은 평상상태로 되돌아간다. 남성의 음경은 부드러워져 배뇨할 수 있는 상태가 되며 위축된다. 연령이 많은 경우 위축의 급속히 일어나는 경우도 있다. 여성은 성적절정이 끝나고 나서 5~10초 내에 음핵이 제자리로 내려오고 성적절정 융기도 사라진다. 질이 보통 상태로 되돌아가는 데는 10~15분 정도 걸린다. 자궁경관은 20~30분 동안 열려 있으며 그 사이에 자궁은 골반의 원 위치로 하강한다. 붉게 물들었던 소음순도 10~15초 내에 색깔이 본색으로 변한다. 부풀었던 대음순도 가라앉고 성적 홍조는 없어진다. 그러나 여성은 남성보다 서서히 소멸된다.

2-4 성적절정(오르가즘)

성적절정이란 일반적인 ***축적된 긴장감의 폭발적 해방***이라고 정의할 수 있다. 우리 사람이 성적 자극이 최고조에 오른 것을 경험하는, 강렬한 육체적 쾌락의 느낌이 나타난다. 성적절정을 경험하게 되면 호흡이 빨라지고 힘들어지며, 맥박이 고동치고, 내 생식기의 안쪽 근육이 수축하기도 한다. 남성의 경우 성적절정에는 거의 언제나 사정이 뒤따른다. 이것은 성기로부터 정액이 힘차게 방출되는 현상이다. 여성의 성적절정감은 마치 온몸에 일어나는 듯한, 남자보다 훨씬 더 확산된 느낌과 훨씬 다양하게 일어나는 경향이 있다.

여성도 남성과 같이 성흥분이 극에 달하면 회음 질 괄약, 전정구근,

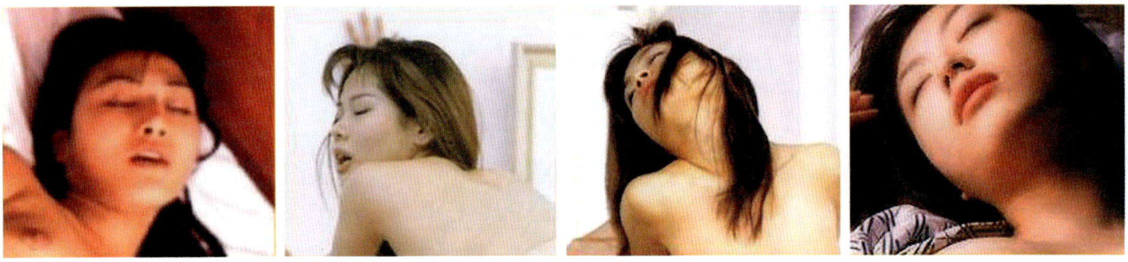

그림 6-6 여성의 성흥분 절정기의 표정.

회음저부를 형성하고 있는 근육과 질의 하위 부분이 성적절정대인 질 주위 조직에 대하여 0.8초 간격으로 율동적으로 수축하는 데에서 생긴다. 성적절정 때의 신체 현상은 남여 모두 공통되어 있는 것 같으나 남성은 성적절정 직전에 급격히 성감이 상승하였다가 사정과 동시에 급격히 하강하여 쾌감이 소실하지만 여성의 성감은 완만한 곡선으로 상승하여 성적절정기가 지나도 완만하게 하강한다. 순간적인 남성과 상당 시간 지속되는 여성은 이런 점에서 차이가 난다.

여성의 성적절정의 반사는 음핵의 특수한 감각신경 말단에서 일어난다. 질과 질 주위의 근 수축운동에 의해서 표현되며 질과 골반 심부에서 광범위하게 느껴진다(**그림 6-6**). 일반적인 성적절정감은 척수반사중추에서 지배되는데 이 중추의 운동성 섬유로가 회음근과 골반 내장기로 향한다. 또한 중추는 전 외성기의 감각신경의 정보를 받아들이고 음핵으로부터 많은 정보를 받아들인다. 대뇌피질이나 간뇌를 포함한 보다 높은 중추신경 조직의 촉진과 억제의 정보가 이 중추에서 혼합된다.

3절 성유발

많은 심리학자들은 남녀에 있어서 성유발로 유도되는 환경을 알아보려고 연구를 하였다. 일반적인 형태에서 성유발의 본질을 파악하기 어렵다. 행동학자들은 폭 넓은 자극의 다양성에 의해 성을 유발하도록 하려면 어떻게 학습을 할 것인가에 직면하게 된다. 어떤 남성은 키가 크고 날씬한 여성에게 호감을 갖으며, 어떤 남성은 재치 있고 상냥한 여성에게 호감을 갖는다. 많은 여성들은 학식 있고 지성적인 남성에게

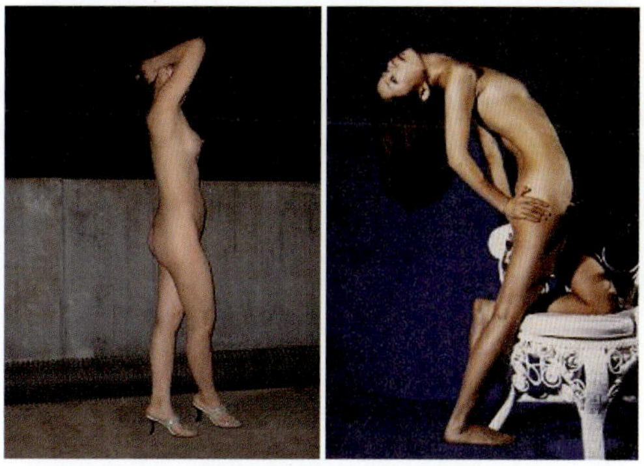

그림 6-7 젊은 여성의 나체사진.

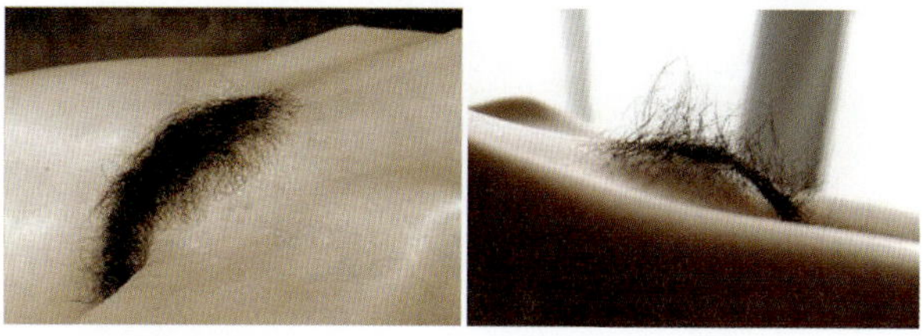

그림 6-8 여성의 음모.

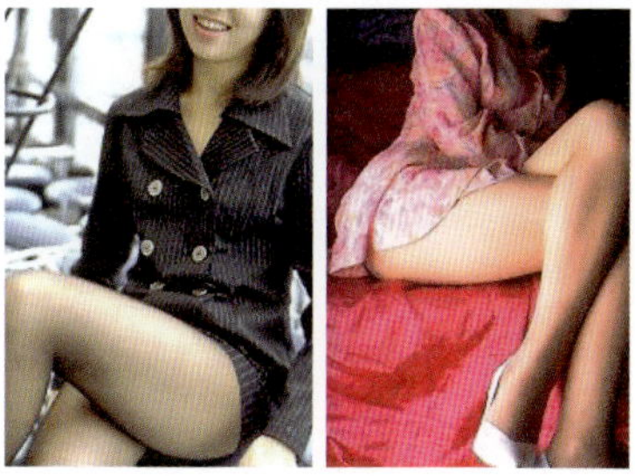

그림 6-9 아름다운 여성.

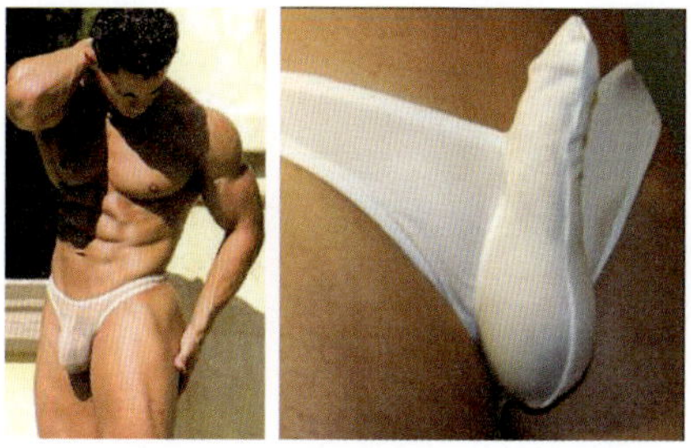

그림 6-10 강건한 남성.

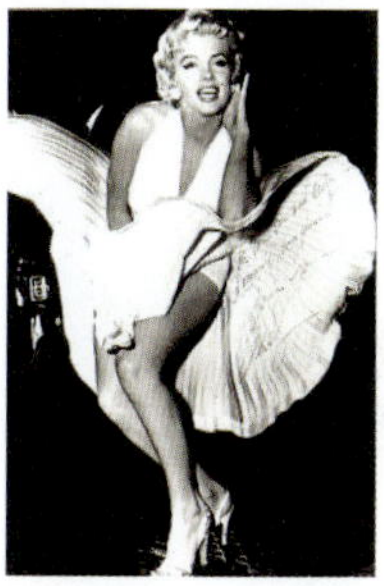

그림 6-11 배우 마릴린 몬로 (영화의 한 장면).

끌리기도 하며 운동선수와 같은 강건한 남성에게 보다 더 마음이 갈 것이다. 이러한 성유발의 자극과 상태는 주로 ***학습(學習)***에 의해서 결정된다.

자극의 종류를 보면 사춘기 전후에 남학생들은 젊은 여성의 나체 사진(**그림 6-7**)에 성유발의 현상을 겪으며 친구들의 영향도 성유발을 인지하게 되는 요인으로 작용된다(**그림 6-8**, **6-9**, **6-10**). 영화배우나 가수(**그림 6-11**)등은 어린 여학생들의 선망의 대상에서 성 유발은 인지하게 된다. 그러나 이 영역은 아직 추측의 단계에 있으며 행동학자들은 여러 해 동안 성유발의 완전한 형을 이해하려고 계속 노력하고 있다.

3-1 성충동 감각

3-1-1 시각

시각은 성충동을 일으키게 하는 첫째 요소다. 선을 본다는 말도 서

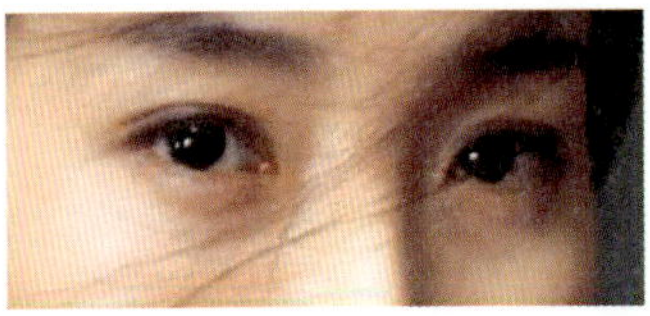

그림 6-12 시각.

로 본다는 것을 뜻하며 상대와의 애정 어린 눈빛으로 어느 것보다도 다정하고 강렬한 여러 행동들을 눈으로 주고받는다(**그림 6-12**). 영상매체나 출판물의 홍수 속에 사는 현대인들은 성충동을 일으킬 많은 것이 있으나 서로 마주 보는 눈이 '좋아요'하고 젖어들면 일체가 되고 싶다는 성욕이 일어나 조용히 눈을 감고 키스로부터 성교에 이른다. 성교 시 대개의 여성이 눈을 감는 것은 눈으로부터 들어오는 다른 정보를 밀어내고 성감을 더욱 높이려는 행동이다. 그러므로 여성의 눈을 감는 것은 성행위가 시작됨을 알리는 신호며 남성을 더 깊이 받아들이고 싶다는 잠재적 의사를 나타내는 것이다. 그러나 눈을 뜨고 서로 응시하면서 교접을 한다면 많은 방해를 받을 것이다. 즉 ***시각은 성감을 높이는데 遮斷의 필요성***이 있는 것이다. 성생활에서 시각이 성충동을 일으키는 첫째 요소이기 때문에 단정한 몸가짐, 온화한 말씨, 웃음 띤 얼굴, 때와 장소에 맞는 옷차림, 교양 있는 태도는 성생활뿐만 아니라 사회를 밝고 명랑하게 하는 예의이기도 하다.

3-1-2 청각

곤충이나 동물이 소리로 이성을 유인한다는 것은 잘 알려져 있다. 동물 중에 인간만이 혀나, 입을 솜씨 있게 이용해 그럴듯한 말과 달콤한 속삭임으로 이성을 끌고 있다. 여성은 이런 언어에 의해 자극에 약한 동물이다. 은 쟁반에 옥구슬 구르듯 하는 언어를 지닌 여인을 만나거나 탁 트인 시원한 목소리를 소유한 남성을 대하면 성충동은 일어날 수 있다. 흐느끼듯 느린 음성으로 말하는 여성, 허스키한 목소리, 어여쁜 얼굴에 향내 나는 입을 벌려 귀를 간지럽게 할 정도의 속삭임 등이 성적 소리인 것이다. 남편은 아내가 잠자리에 들려는 것만 보고도 자극을 받는 것이 보통이다. 이와는 대조적으로 아내는 흥미는 가질지언정 비교적 담담한 마음정도다. 왜 그런가? 남성은 시각적으로 성적 자극을 받는 반면 여성은 부드러운 사랑의 속삭임이나 따사로운 손길 등 남성의 성향 등에 의하거나, 좋아하는 음악, 꽃, 향기, 술, 침실의 분위기에 따라 뜨거워진다. 남성이 '그녀의 목소리가 나를 미치게 한다'고 말하는 것은 듣기 힘들지만 '난 그이의 목소리만 들어도 황홀해.'라고 말하는 사람을 종종 만날 수 있다. 여성의 청각구조는 남성 목소리의 톤뿐 아니라, 그 내용에도 갖가지 반응을 보이도록 돼 있다. 부드럽고 사랑이 넘치는 애정표시도 중요하지만 이해하기 쉬운 표현을 쓰는 것도 중요하다.

3-1-3 후각

냄새에 의해 성적자극을 강하게 받는 것은 여성 쪽이 더한다. 여성들의 그 많은 화장품들이 후각을 자극하지만 후각은 야성적 땀내음, 운동을 하고 샤워를 한 후의 살내음은 많은 여성들을 흥분시킨다. 책 속에 묻혀 지적인 냄새를 풍기는 것도 좋지만 땀 흘린 상태, 땀 흘린 뒤의 남자 냄새는 여성에게 흐뭇한 체취로 코 속에 남는다. 여성들이 좋아하는 편지에 향기가 배어 있는 것들이 있다. 이런 향내음은 성적 매력을 가중시킨다. 후각은 인간의 기본적인 감각의 하나이다. 현명한 사람들은 자주 목욕하고 효과적인 방취용 화장품을 사용하거나 구취를 자주 제거하는 등의 준비성 있는 행동으로 사랑에 대비한다. 의학적으로 입증된 것은 아니나 성교장소에서 남자의 후각이 여자의 후각보다 예민하므로 여성들은 성교 전에 몸에서 나는 냄새에 주의를 기울일 필요가 있다. 일부 여성들에게 있어서 질에서 나오는 분비물이 체외로 나와 마른 것은 정기적으로 목욕을 하지 않는 한 대단한 악취를 풍기며 자신의 몸에서 나는 냄새에 대해 그 자신이 면역이 될 우려가 있다. 오늘날에는 여러 종류의 미용비누, 로션 등이 꽤 발달되어 있어서 몸에서 나는 냄새란 결코 문제가 될 수 없다(**그림 6-13**).

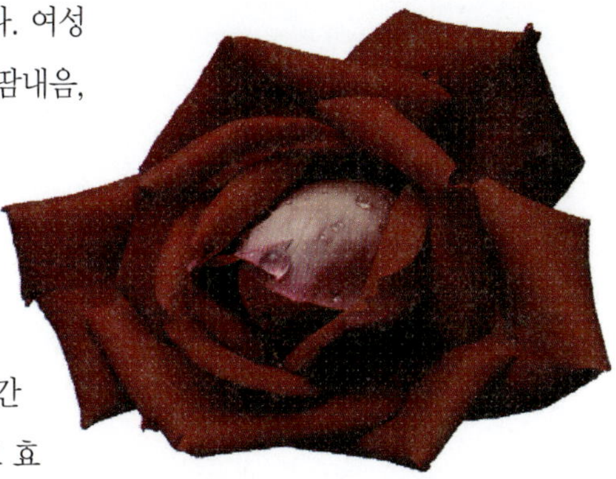

그림 6-13 후각.

3-1-4 촉각

전기에 일시 감전된 것 같은 짜릿한 기분은 여성 쪽에 더 있다. 만원 버스나 전철 속에서 둔부만 살짝 스쳐도 흥분하는 것은 여성 쪽이다. 치한들이 종종 이용하지만 섬세한 품성을 가진 여성들이 촉각에 흥분하는 것은 당연하다고 할 수 있다. 젖 빛나는 피부, 짙지 않은 화장, 윤기 나는 머리칼은 여성의 무기이기도 하다. 서로 사랑하는 파트너와 피부를 맞대고 서로 접촉하는 감촉은 성행위의 원점이라고 할 수 있다. 피부도 성교 시 애무할 때 피부접촉으로 쾌감이 높아진다. 피부의 상호 접촉이 뇌의 상호 접촉이고 나아가 마음의 상호 접촉으로 이어진다. 그러나 이 촉각의 쾌감에 너무 집착하다 보면 사디스트나, 마조히스트

그림 6-14 미각.

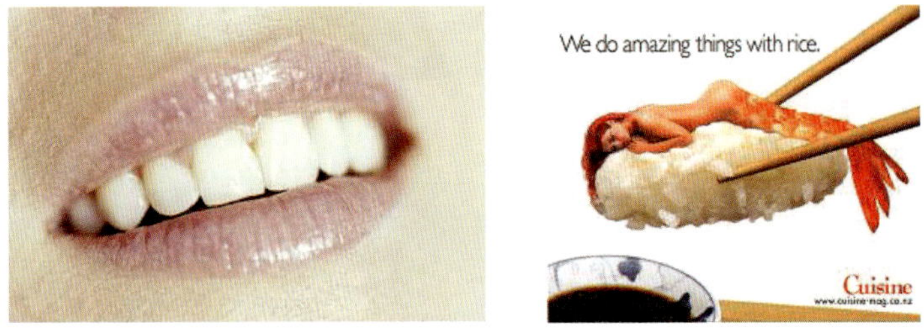

의 상태에 빠지기 쉽다. 촉각이 아프다는 느낌을 받을 때 이상성교로 가는 길목에 와 있다는 것을 알고 다른 방법으로 접촉을 바꾸어야 한다. 가벼운 꼬집기 물기 깨물기 얻어맞기는 반대로 쾌감을 상승시킨다고 하지만 건전한 성생활에서 권장할 일은 못된다.

3-1-5 미각

남성과 여성을 맛에 비유하여 맛보고 싶다든지 하는 말들을 한다(**그림 6-14**). 조금은 비어 같지만 인간의 미각과 성감과는 밀접한 관계가 있다. 혀의 아래쪽 중앙부에는 감각수용기가 있어 혀끝이 가장 민감하므로 혀로 핥을 때는 혀끝을 살짝 대야 한다. 맛을 보는 적당한 온도에서 키스로 상대의 몸을 탐하는 것은 이치에 맞다. 미각이 성행위에 미치는 영향에서 피부 맛, 침 맛, 상징적인 것의 맛을 음미함으로 강한 성적 욕구를 일으키기도 하지만 식욕과의 연관 쪽에 비중을 두는 학자도 있다. 사랑하던 여성이 결별한 후 급격히 여위는 경우가 많다. 식욕이 떨어지고 식욕이 없으니 여위는 건 당연하지만 실연의 쓰라림을 식욕으로 보상해서 극도로 비만해지는 여성도 있다. 동물들이 구애를 하면서 먹는 것을 선사하는 경우가 많다. 인간도 연심을 품으면 첫 인사가 "차나 한잔 합시다." 혹은 "저녁식사라도 대접하고 싶습니다."해서 목적한 여성과 차 한 잔 식사 한번 하고는 사랑이 성공한 것처럼 호들갑을 떠는 친구도 있다. 식욕을 성욕에서 파악하여 크게 성공한 상술이 서양의 밸런타인데이의 초콜릿 상법이다. 초콜릿에는 다량의 페닐에틸아민이 함유되어 있어서 일석이조 역할을 한 것이다. 미각은 촉각보다도 더 성감하락 요인이 될 수도 있으므로 몸을 청결히 하고 위생적이며 예의에 어긋나지 않아야 한다.

강의를 듣는 학생에게 다음을 설문한 적이 있었다. 설문의 제목은 '이성에대하여시각적,혹은다른면으로성적충동을느낄경우가있다면언제입니까?' 이었고 예문으로는 아름다운 얼굴(외모), 다정한 매너, 노출(균형 잡힌 몸 혹은 우람한 체격이나 미니스커트), 접촉, 기타의견으로 설문의 결과 남학생의 가장 높은 빈도는 67.8%를 나타낸 노출이었다(**그림 6-15**). 이렇듯 시각적인 면에 가장 높은 빈도를 보인 것이다. 기타의견을 보면 "목선이 이쁜 이성을 보았을 때"; "시원스러운 목덜미, 분위기와 감정, 눈빛, 야릇한 눈빛을 느낄 때"; "다정스러운 말투, 태도, 튕기는 모습"; "야릇한 표정 지을 때, 일에 몰두하는 모습"; "물기 있는 긴 머리, 잘 빠진 다리, 잘 빠진 몸매, 예쁜 다리와 발목, 꽉 붙는 청바지-노출보다 더 야하다, 날씬한 몸매, 몸매가 드러나는 옷, 특히 꽉 붙는 청바지, 가슴 큰 여자를 볼 때" 등 **시각적**이며 신체의 일부를 성 충동의 면을 볼 수 있으며 또한 달콤한 귓속말, 목소리, 여자의 비명소리를 들을 때, 하이힐 신은 여성이 걷는 소리, 또각또각 등의 **청각적**인 면에 남학생의 기타의견에서 볼 수 있었다. 여학생의 경우 "딱 바지에 어느 정도 탄력적인 엉덩이"; "균형 잡힌 체격, 박력, 건장한 체구, 우람한 체격보다 미끈한 체격!!"; "손이 예쁘면 손을 잡고 싶다, 입술이 맘에 드는 사람, 작고 웃는 모습이 예쁜 눈!" 등 남학생의 의견인 노출이 19.2%로 **시각적**이고 신체적이니 조건도 기타의견에 있었으나 특이한 것은 냄새, 체취, 몸에서 좋은 냄새가 날 때, 좋아하는 향이 날 때, 분위기 좋은 향기가 날 때, 향기, 남자친구가 뿌린 향수를 길거리에서 우연히 맡았을 경우등 **후각적**인 면을 많이 내포되어 있었다. 그 외 "사랑하는 사람이랑 있을 때"; "우연한 접촉"; "맘에 드는 남자가 운전하는 모습을 볼 때" 등의 접촉(40.4%)의 의미를 지닌 기타의견도 높은 빈도를 보였다.

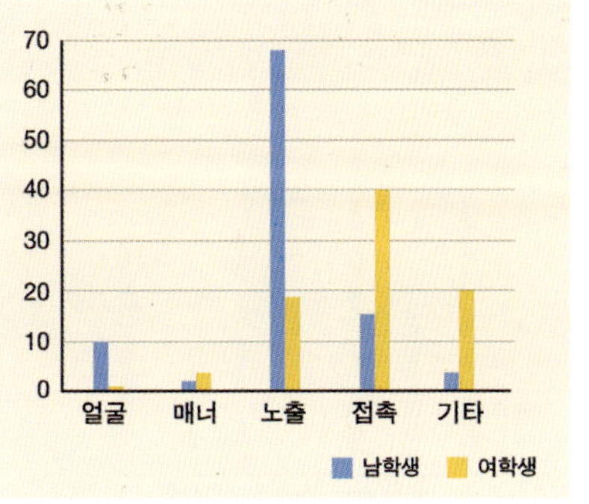

그림 6-15 성적충동.

3-2 성충동 설문내용

3-2-1 성충동(성적흥분, 또는 강한느낌)

강의를 듣는 학생에게 다음을 설문한 적이 있었다. 설문의 제목은 '성충동(성적흥분, 또는 강한 느낌을 느낀 적이 있다면 어떠한 상황입니까?' 이었고 남학생은 예문을 여학생은 주관을 적도록 설문한 적이 있었다. 남학생 예문으로는 노출이 심한 복장의 여자를 볼 때, 마음에 드는 여자를 볼 때, 포르노를 볼 때, 뉴스에서 강간범이 나올 경우, 여자와 단둘이 있어 분위기가 으슥할 때, 밤길을 홀로 걷는 여자를 볼 때, 술을 먹고 외모가 야한 여자를 볼 때, 엘리베이터에서, 기타 로 설문의

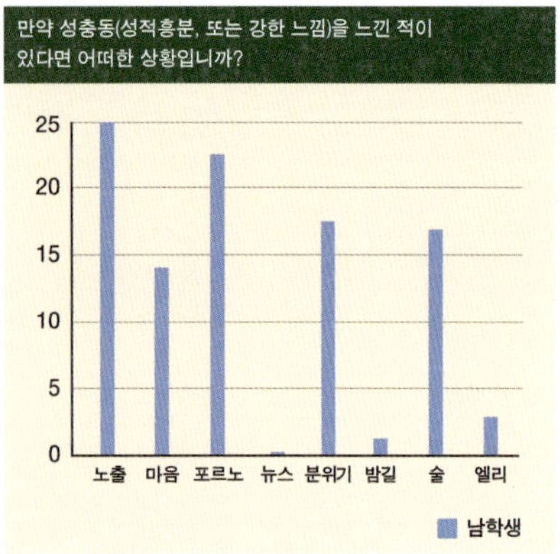

그림 6-16 강한느낌의 경우.

예문을 주었을 경우 남학생의 가장 높은 빈도는 노출이 심한 복장의 여성이 25%였고 그다음은 포르노(22.6%), 분위기(17.5%), 술(16.8%)의 순이었다(**그림 6-16**). 노출은 많은 남성의 성적충동의 원인인 셈이다. 기타의견을 보면 "귀엽게 행동할 때, 시원스럽게 생긴 목덜미, 잘 빠지고 통통한 청바지 입은 여자 뒷모습을 봤을 때, 여자와 밥을 먹을 때"; "여자 친구랑 있으면 아무 때나.. 평생~아주, 그녀의 자취방에서"; "노출이 심한 마음에 드는 여자를 볼 때, 흰 와이셔츠 입은 여성을 볼 때, 여성의 가지런히 올린 머리를 뒤에서 볼 때" 등의 의견이 있었으며 그 외에도, "만원 전철에서 여성이 접촉할 때(할미 빼고), 할 일 없을 때, 친구가 나를 때릴 때, 성의 이해 강의 시간, 술자리에서 사랑하는 사람의 손을 잡고 있을 때" 등의 의견이 나타났다.

여학생의 기타의견을 보면 "섹시한 춤을 추는 남자를 볼 때, 박력 있는 남자를 볼 때, 사랑하는 대상을 볼 때, 구릿빛 피부, 뒷모습이 섹시한 남자를 보았을 때, 술을 마시고 남자친구의 살을 만지게 될 경우, ㅋㅋㅋ..-.-" 등의 남성의 모습에 충동을 느끼는 경우가 있었고 "포르노는 본적이 없고 야한 영화 볼 때, 포르노가 아니라 그냥 일반 야한 영화나 만화, 단순한 에로 영화 볼 때, 야한 영화를 볼 때 비디오의 성 교장면" 등의 영상물 그리고 "얌전해 보이는 男(연하의 男 포함)에게 괜히 집적거리고 싶을 때도 가끔 있다...^^, 진짜 좋아하는 ♂와 같이 있을 때? 성충동은 아니구..그냥 안아주고 싶다, 남자친구가 멋있는 말을 할 때, 좋은 향기가 날 때, 향수 냄새를 맡을 때" 등 남자친구의 형태나 "사랑하는 사람과 단둘이 함께 있을 때, 단둘이 으슥한 곳에 있을 때, 남자 친구가 몸을 더듬을 때, 자다가 갑자기, 키스와 애무 이상을 넘어갔을 때, 운전할 때 손잡고 이성 친구랑" 신체 접촉을 성충동의 요인으로 꼽은 학생도 있었다.

3-2-2 성충동대상

강의를 듣는 학생에게 다음을 설문한 적이 있었다. 설문의 제목은 '성충동대상은누구입니까?' 일반적인 대상인 몇몇 예문을 제시하였다. 예문으로는 선생님, 학교 선 후배, 이성친구, 친 인척, 기타로 예문을 돌렸는데 가장 높은 빈도를 보인 예문은 79.7%를 보인 이성친구였다(**그림 6-17**). 두 번째 높은 빈도는 의외로 남학생이 선생님(11.6%)을 선

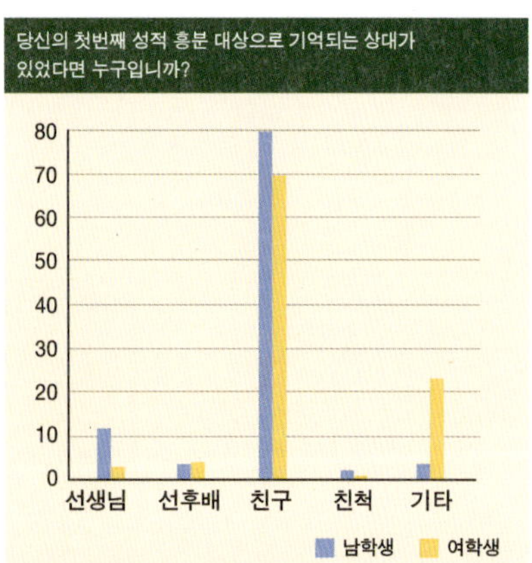

그림 6-17 흥분 대상.

호하는 양상을 보였다. 남학생의 기타의견으로는 "어렸을 때 집에 상주하던 가정부, 동네 오락실 아줌마, 고등학교 시절 버스 안 여고생, 지나가는 여자, 길에서 본 여자" 등을 들었고 그리고 많은 연예인 "아주 어렸을 때 미스코리아 수영복 심사를 보고, 연예인, 배우, 탤런트, 포르노 여주인공, 에로영화 여배우, 비디오 속의 여인, 미디어 매체, 연예인잡지" 등 이었는데 의외로 "어렸을 때 로봇 태권 V 에서 나온 영희"를 충동 대상으로 지적한 학생도 있었다.

여학생의 경우는 역시 이성친구(69.2%), 선후배(3.8%), 선생님(2.9%)의 순이었다. 기타의견으로는 "초등학교 친구, 중,고 친구, 동네 오빠고등학교 선배, 짝사랑, 첫사랑" 등의 대상이 있었고 남편, 연예인 "연예인, 영화배우, 연예인 가수 K모군" 그리고 갈색 눈, 하얀 피부의 캐나다인, 교수님 등이 있었다.

3-2-3 성적접촉을 가진 경우 장소

강의를 듣는 학생에게 다음을 설문한 적이 있었다. 설문의 제목은 '성적 접촉의 장소'를 설문하였다. 일반적인 장소를 예시하였는데 대상인 몇몇 예문을 제시하였다. 예문으로는 비디오방 노래방, 극장 영화관, 자기집 혹은 상대방의 집, 자취집이나 하숙방, 자동차안, 공원이나 학교의 외진곳, 여관이나 호텔, 소주방 호프집 등 술집, 기타 등 9개의 예문 중 가장 높은 빈도를 보인 장소는 노래방이나 비디오방 이었다(**그림 6-18**). 그다음이 집이 높은 빈도를 보였고 공원이나 학교의 외진 곳이 높은 빈도를 보인반면 남학생들은 여관이나 호텔이 높은 빈도를 보인반면 여학생들의 일부는 자동차 안을 꼽았다. 남학생들의 기타 장소로는 "집 앞, 계단, 학교 빈 강의실, 화장실, 고시원, 지하철, 버스, 좌석버스, 여행, 밤길, 모텔, 여인숙, 커피 숍, 바다 속, 자연, 게임방 커플룸에서 긴장감 최고" 등의 장소를 꼽았고 의외로 국세청 앞 광장, 종로 길거리 같은 넓은 곳에서도 성적접촉을 보인다고 답하였다. 여학생들도 남학생과 유사한 장소를 답하였다. "기차 안, 지하철, 버스, 집 앞, 우리 집 주차장, 강의실, 까페" 등의 장소가 있었고 남학생들은 넓은 곳이었는데 여학생의 일부학생은 아무데서나 자연스러운 표현 정도는 한다, 길거리, 집에 데려다 줄 때 집 근처 으슥한 곳의 기타의견이 나왔다.

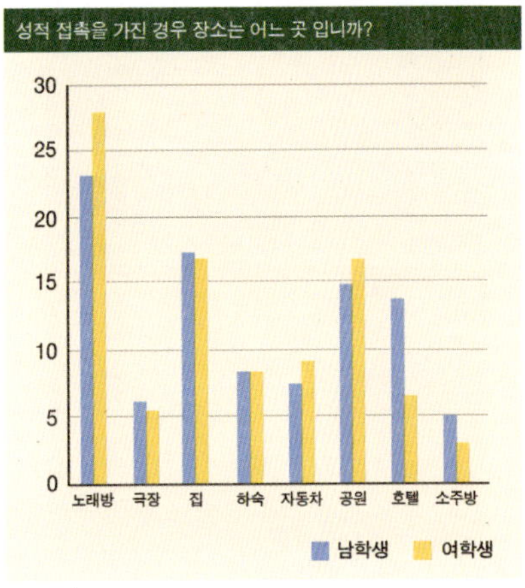

그림 6-18 성적 접촉 장소.

3-3 성욕촉진제

성욕을 촉진하는 약물의 연구는 세계 각국에서 오랜 역사 동안 계속되어 왔고 지금도 계속되고 있다. 코뿔소의 뿔가루, 당나귀의 젖과 박쥐 혈액의 혼합물, 낙타혹의 지방, 자라의 생피, 소나무 구과 등은 성을 촉진시키는 최음제라고 생각되어 왔다. 그러나 이러한 물질의 어느 것도 효력은 증명되지 않고 있다. 일부 사람들이 특정한 물질들이 자기에 맞지 않나 막연한 믿음으로 사용하고 있는 것이 현실이다. 이러한 자연산 물질로는 확실성이 있는 최음이 되지 않음을 안타깝게 여겨 각성제나 마약사용자가 격증하고 있어 큰 사회문제화 하고 있다. 마리화나, 코카인 등은 일종의 흥분제로서 흡입시 효과는 20~30분임으로 쾌락을 위한 약효가 떨어지면 보다 다량의 약을 복용하게 된다. 이들 약품은 환각 작용에 의해 일시적으로는 최음이 되고 절정감을 몇 번이고 느끼는 듯 하지만 질의 건조와 염증, 신경의 이상 변화와 심한 갈증 등 각성제의 부작용이 쾌감보다 더 커서 각성제와 성적 쾌감과는 양립할 수 없는 이질적이라는 것이 판명되었다. 히로뽕 같은 마약을 사용하기도 하는데 이것은 일시적인 감각체험이나 절정감을 얻을 수 있어도 심신이 파괴되고 폐인이 되는 길이다. 인간의 쾌락 추구의 전시장이라 할 수 있는 미국에서는 지속적 발기, 긴 시간의 성적절정에 특효가 있다고 광고 되는 약품들이 많이 있다.

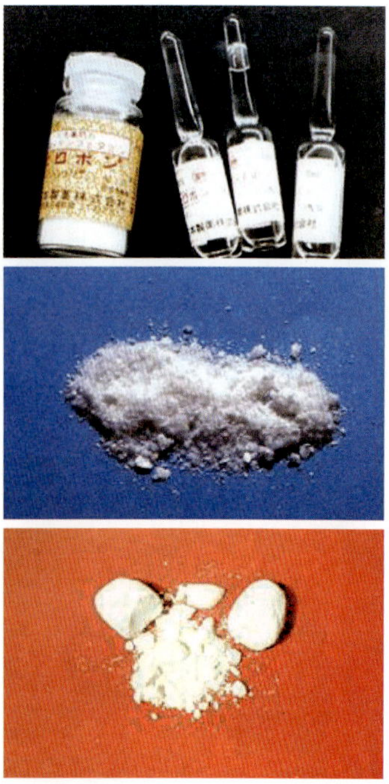

그림 6-19 스트리키닌 및 코카인 헤로인.

성욕, 흥분, 발기, 성적절정, 사정 등의 성적 기능 장애를 치료하는 약품은 아직 없고 이런 약품을 구입해 사용하는 것은 심리적인 면에서 효과가 있을지 모르나 금전낭비, 정력낭비다. 그밖에 시중에서 나도는 거의 일본이나 홍콩, 대만 등지에서 밀수입된 정체를 알 수 없는 최음제들, 한결같이 알기 어려운 외국어 상표가 붙어 있어 약효가 틀림없을 것으로 인식하기 쉽게 되어있다. 그러나 그 따위 약들은 엄청나게 값이 비싸고 심리적 효과는 있을지 몰라도 실제로 최음 효과는 거의 없다. 시중에서 밀매되고 있는 물을 건너온 최음제들은 요한빈, 스트리키닌, 디뷰카인 연고 등이 주류를 이루고 있다(**그림 6-19**). 발라서 흥분을 일으키는 것으로 알려진 연고는 귀두의 지각신경을 둔하게 하는 마취제로 만들어져 있기 때문에 이것을 여성의 외음부에 바르면 감각이 둔해져 오히려 불감증을 조장하기 쉽다. 이 연고는 남성의 조루를 다소 방지하고 성교시간을 연장하기 위해 사용될 뿐이다. 흔히 최음제로 알고 있는 요한빈은 원래 교감신경의 과잉 흥분을 억제시키는데 사용한다. 이런 작용 때문에 사정이 억제되기는 하나 일단 성적 절정에 도달되면 사정없이도 흥분의 정점에 도달된다. 요한빈과 함께 사용되는 스트리키닌은 중추신경을 흥분시키는 약이기 때문에 사지에 쥐가 나고 경련이 생기며 등과 목이 뻣뻣해진다. 그리고 안절부절 못하며 불안에 빠진다. 좀 더 지나치면 운동신경의 마비로 심장이 정지될 수도 있다. 스트리키닌은 상용량만 복용해도 심장이 몹시 뛰고 핏속에서 효소가 빨리 없어져 숨이 가빠지고 입술과 얼굴이 창백해진다.

세계적으로 최음제로서 널리 사용되고 있는 것이 술이다. 서양인 침실에는 술과 누드화가 많다. 술은 마신 직후의 1차작용과 잠시 후의 2차작용이 있다. 1차작용은 부교감신경을 자극하여 긴장을 풀어주는 역할을 한다. 음경의 발기 신경을 관장하는 것도 부교감신경이므로 이 신경이 활성화하면 발기력도 높아진다. 중년기의 임포텐츠 현상이 있는 사람은 이것을 이용할 수 있다. 여성의 경우 취침 전 적당량의 음주는 성감을 향상시키는 데 도움이 된다.

최음제는 술을 포함하여 약물 등 모든 것이 유익함 보다는 손해가 많고 생리적 작용보다는 심리적 작용에 기인한다는 것을 알아둘 필요가 있다. 또 하나 수백 가지에 달하는 동서고금의 최음제에 있어서 약리학적 작용에 의해 강정 효과가 판명된 약은 매우 드물다. 다음으로 유효성분은 아직 명백하지 않고 효력이 있다는 것을 믿기 어려우면서도 불가지 원소나 종합작용에 있어서 효력이 있는 경우가 있다는 것을 부정할 수만은 없다는 것이다.

4절 혼전성행위

4-1 오늘날의 혼전성행위의 추세

서울대 보건대학원이 서울시내 13개 고등학교 3천51명을 대상으로 조사한 결과 성행위 비율이 전체 남학생 가운데 16.7%, 여학생은 5.4%였다. 고등학교 3학년생(18세)은 남학생 26.6%, 여학생 6.6%에 달했다. 아직도 혼전성행위가 여성 결혼생활에 미치는 영향에 대해서는 논란이 많다. 보수주의자들은 보통 혼전 성행위가 비도덕적인 충동을 해방

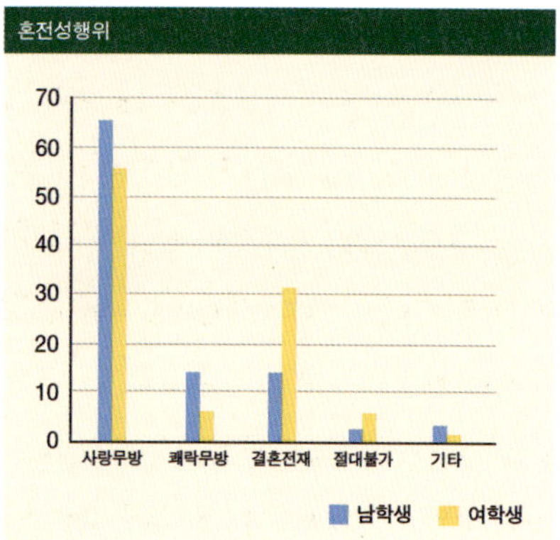

그림 6-20 혼전성행위.

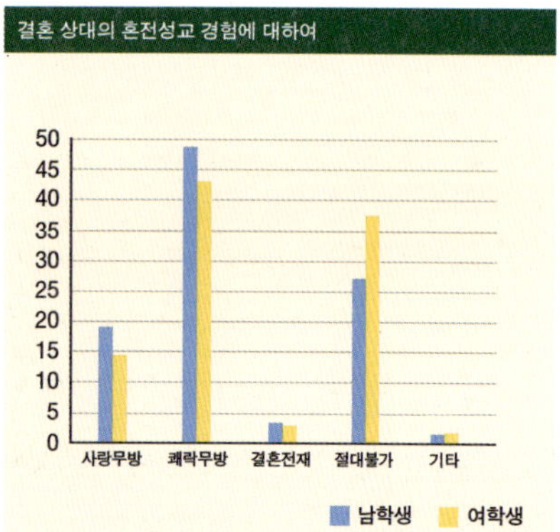

그림 6-21 당신의 결혼 상대가 혼전성교의 경험이 있다면 어떻게 생각하십니까?

개의 : 개의하지 않는다.
과거 : 과거의 일이니까 라고 생각
당장 : 당장파혼
상대방 : 상대방의 행동에 따라 결정
기타 : 기타의견

시켜 결국은 혼외정사로 이르게 하거나 순결한 처녀를 죄와 의심의 고통스러운 영역으로 끌어들임으로써 부정적인 효과만을 가진다고 믿는다. 개방주의자들은 그와 반대되는 견해로 혼전성행위가 결혼생활을 더 좋게 해주는데, 그 이유는 미리 결혼 전에 여러 문제를 해결할 수 있게 하고 방탕한 욕구를 해소해 주기 때문이라고 주장한다. 두 쪽이 다 때때로 옳은 점도 있지만 둘 다 그릇됐다는 사실을 알 수 있다.

강의를 듣는 학생들을 대상으로 하여 혼전성교에 관하여 어떻게 생각하십니까? 라는 설문을 실시하였다. 예문으로는 사랑한다면 무방하다, 쾌락을 위한 혼전성교도 무방하다, 결혼이 전제 된다면 무방하다, 절대로 안 된다, 기타의견의 설문에서 가장 높은 빈도는 사랑한다면 무방하다 로 남학생은 65.3%이고 여학생은 55.8%로 나타났다. 많은 학생들이 사랑한다면 혼전성교가 무방하다고 생각하고 있었으며, 쾌락을 위한 혼전성교도 무방하다의 빈도는 남학생이 14.5%로 두 번째의 빈도였으나 여학생은 5.8%여서 남학생들의 의식이 상당히 우려된다. 결혼을 전제로의 빈도는 남학생은 14.1%였고 여학생은 31.7%로 비교적 높은 빈도를 보인 것은 남녀의 차이점이라 생각할 수 있다. 였다. 절대불가는 남학생은 2.6%, 여학생은 5.8% 이었다. 기타의견으로는 책임을 질 수 있어야 한다, 상호동의와 피임만 있으면 무방, 혼전성교를 하는 것이 필요 등의 남학생의견이 있었고 여학생의 의견은 근데 난별로 하고 싶지 않다 등의 의견이 있었다(**그림 6-20**). 결혼상대가 혼전성교의 경험에 대한 생각은 과거의 일이니까라고 생각한다가 남학생 48.9%, 여학생 43.3%로 생가하고 있는 빈도를 보였다. 상대방의 행동에 따라 결정한다는 학생은 남학생은 27%, 여학생은 37.5%로 여학생의 비율이 조금 높게 나타났다. 남학생의 기타의견을 보면 "만약 계속 가정의 불화가 예상될 것 같으면 나도 몰래 하고 올 것(?)-지기 싫다 ㅋㅋ 그럼 더 이상 싸울 일 없을 듯"; "정말 사랑한다면 어쩔 수 없지만 기분이 나쁘다(정말 사랑하는 상대가 아니라면 상황을 고려하겠다)"; "나보다 경험이 많지는 않을테니 이해해줄 수밖에..(나보다 많으면 그건 일반인이 아니다)"; "경험 없는 여자가 더 싫다"등의 의견이 있었고 여학생의 기타의견은 "과거의 일이니까 하겠지만 졸라 섭섭할 듯"; "혼전성교의 경험을 알리지 않았으면 좋겠다" 등의 의견이 있었다(**그림 6-21**).

혼전 성교는 절대로 안 된다는 과거의 혼전 성교관과는 달리 현재의 혼전 성교관은 사랑한다는 이유로 많이 달라진 느낌을 갖는다. 대부분의 경우 순결이란 용어가 성교행위에 있지 않고 마음속에 있는 것으로 생각하는 경향을 보인 것으로 해석할 수 있다. 대학생들의 생각이 옳게 느껴지지 않는다. 20세기 중반에는 여성에게 있어 순결은 보석중의 보석이었다. 대학생들의 현재 의견은 사랑이라는 단어 앞에 성행위를 결부시키는 현상이 되었다. 현실의 생각은 무관하게 변형되어 가고 있는 듯하다. 사랑이라면 모든 것을 무마하려는 편리한 용어로 변형되어진 느낌이다. 사랑은 틀림없이 모든 행위보다 위대한 것은 사실이나 개인의 감정에 의해 타인이 피해를 입는 일방적인 약속에 따라 행동하는 것은 옳지 못하다고 생각한다. 자기 주관에 따라 스스로 옳음과 그름을 판단하는 이중표준형의 생각으로 임한다면 가족애를 느낄 수 있는 가정사까지도 매우 위험할 것이라는 생각이 든다.

4-2 혼전성행위와 오해

많은 사람들이 첫 경험에 대해서 잘못된 태도를 가지고 있다. 그들은 처녀성을 마치 어른으로 성장하는 데 방해가 되는 장벽처럼 생각한다. 그래서 어떻게 해서든지 허물어버리고 자유로워야 한다고 생각한다. 아니면 심지어 동정을 지키고 있다는 것이 나약함의 정표이며, 연인을 얻을 수 없는 바보라고 등 뒤에서 비웃는 것처럼 생각한다. 그런 것들이 10대들에게 압력으로 작용한다. 심지어 그들의 가족은 그들을 압박한다. 너희는 왜 아직도 여자 친구가 없냐, 왜 남자친구가 없냐고 묻는다.

오늘날에는 누가 혼전성행위를 했느냐가 아니라 누가 하지 않았느냐가 문제인 것처럼 보인다. 킨제이는 여성의 혼전성행위의 억제에 종교의 영향이 가장 컸다고 말하였다. 종교계의 영향은 보수적인 것이다. 왜냐하면 모든 종교는 결혼 때까지의 순결을 설교하기 때문이다. 킨제이의 표본에서 보면, 정기적으로 교회에 나가는 여성들은 그렇지 않은 여성보다 혼전성행위를 덜하는 편이었다. 신앙심이 성행위를 막아주는가, 아니면 성행위가 신앙심을 악화시키는가 하는 문제는 신앙심의 강약뿐 아니라 개개인의 특이한 경험 및 사회환경에도 의존한다고 생각된다.

4-3 혼전성행위와 죄의식

혼전성행위에 대해 실지로 죄를 느낀 여성과 느껴야 한다고 생각하나 실은 느끼지 않는 여성을 구별하기 힘들 때가 자주 있다. 모든 여성이 성경험 초기에는 어느 정도 죄의식을 느끼지만, 죄의식이 그들 여성의 성교에 대한 결심에 끼치는 영향은 거의 없다 경험에도 불구하고 죄의식이 남아 있는 여성은 성적으로 억압적인 가문출신인 경향이 있다. 사실 여자의 성적 반응은 남자의 경우보다 훨씬 교육과 문화적인 것에 민감한데, 이것은 해부학적, 사회적 이유 때문이다. 어떤 책도 남자들에게 자위행위 방법을 가르쳐 줄 필요는 없다. 어떤 사전교육이 없이도 남자는 성을 명백히 알고 있기 때문이다. 또한 성적절정에 대해서도 남자들에게 가르쳐 줄 필요는 없다. 남자의 성적절정은 스스로 올 때를 알아서 오는 것이다. 그러나 여성들은 배워야 할 것이 많다. 연습이 필요하다. 처녀가 아니면 시집을 갈 수 없을까봐 혼전성행위를 반대하는 것은 아니다. 언제나 그랬듯이 대개의 젊은 여성들은 관계로부터 지속적인 친밀감, 안정감 및 신뢰감을 필요로 하며, 그것이 충족되었을 때 과감히 억제 심을 무너뜨리고 함께 노력할 수 있게 되는 것이다. 혼전성행위는 여성의 결혼에 전혀 영향이 없는 것으로 나타났다. 이것은 혼전성행위로 도움을 얻었다고 느끼는 여성들과 별다른 도움이 없었다고 느끼는 여성이나 결혼생활에 별다른 영향이 없다는 것이다.

4-4 혼전성행위와 피임

부모와 자식은 연인 사이만큼이나 성행위에 관한 대화에 많은 곤란을 느낄 때가 많다. 어떤 어른들은 자기가 말해 주지 않으면 자식들이 알 수 없으리라는 생각을 가지고 있다. 젊은이들에 대한 어른들의 오해 중 하나는, 10대 성혁명의 큰 요인은 피임약이었다고 생각하는 것이다. 그러나 사회과학자들은 성행위를 해야겠다는 결정은 피임에 대한 지식이나 피임의 유용성과는 별 관계없이 이루어짐을 밝혀냈다. 크리스틴 무어와 스티븐 콜드웰은 최근에 성에 대한 보고서를 작성하였는데, 그들은 10대 소녀의 첫경험 시기가 전국적으로 낮아지고 있는 것이 피임, 낙태 및 후생시설에의 접근과 어떤 관계를 가지고 있나 알아보았으나 이런 요인들은 하나도 혼전성행위에 영향을 미치지 않았다고 하였다. 불행하게도 10대들은 안전을 생각하며 재미없는 성행위를 하느니 차라리 즐거운 성행위를 하고 다음에 걱정을 하겠다는 생각을 한다는 것이다. 그들이 많이 사용하는 피임법은 첫째는 피임약이요 다음이 주기법이다. 많은 여성들이 주기를 이용하는데, 그들은 그 방법이 별로 효과적이 아니라는 것을 알면서도 주기법을 쓴다. 불안전한 지식은 자연히 실수를 동반한다. 그들은 특히 주기법과 멘스 주기가 어떻게 같이 돌아가는지 알지 못한다. 칸트너와 젤닉은 대다수의 미국 10대 소녀들이 주기의 중간 시기가 가장 임신의 위험이 큰 때라는 걸 모르고 있음을 알아냈다. 약 반수는 위험한 때가 멘스 직전과 직후라는 믿음을 가지고 있었다. 백인 10대가 더 많은 경험과 교육을 얻어, 그들의 멘스 주기에 대한 지식은 상당하였으나, 대학을 졸업한 백인 여성의 56%만이 정답을 알고 있었다.

5절 혼외성행위(혼외정사)

1953년 알프레드 킨제이는 건전하다고 판단하는데 두 가지 기준이 있음을 밝혀내었다. 그의 연구에서 남자의 경우는 약 반수가, 여성의 경우는 26%만이 40세에 혼외정사를 경험하였다. 40세는 중요한 시기였다. 40대나 50대에 처음 외도를 하는 사람은 극소수일 뿐이었다. 여자가 바람을 피울 가능성은 30대 후반의 여성에게서 그 정점에 달하였다는 것이 그의 조사에서 밝혀졌다. 킨제이는 이렇게 보고 있다. '젊은 부인들은 그렇게 자주 바람을 피우지 않는다. 그 일부는 그들이 아직 남편에게 대단한 흥미를 느끼고 있기 때문이고, 일부는 젊은 남편들이 아내에 대한 권리에 관해 특히 질투심이 크기 때문이기도 하다. 더구나 그 나이 또래에는 남자나 여자나 모두 결혼하지 않은 남녀 간의 성관계를 도덕인 측면에 관심을 두고 보는 경향이 있다. 그러나 때가 되면 이 요인들 중 많은 것이 중요하게 보이게 되어 중년 및 노년 여성들은 혼외정사를 받아들이려는 경향이 커지게 되었다.' 가장 강렬한 억제요인은 역시 종교였다. 킨제이는 혼외정사가 가장 신앙이 깊은 여성들 - 프로테스탄트, 카톨릭, 유대교도를 막론하고 - 사이에서 가장 드물게 나타나고 비종교적인 부인들 사이에 가장 빈번하게 이루어진다고 밝혔다. 그러나 부인들은 정사의 상대에 대해 선택을 대단히 신중히 했다. 혼외정사를 하고 있는 부인들 중 41%가 단 한명의 정부(情夫)를 갖고 있었고 40%는 2~5명의 정부를 상대하고 있었다.

5-1 혼외정사의 동기

혼외정사에 빠지는 공통적인 동기가 있다. 첫째는 여성의 결혼생활이 너무 힘이 든다는 것이다. 힘든 것이 경제적, 의견불일치, 자녀문제, 남편의 무관심 등 그것이 무엇이든 다른 생각을 가지게 할 수 있다. 혼외정사는 이런 여성에게 있어서 그들의 인생 그 자체를 의미 있게 해주며, 그들에게 잠재해 있던 가능성들을 일깨워 주는 경우도 있다.

둘째는 희망이 없고 지지부진한 결혼생활 때문이다. 부부간에 자유로운 대화도 없고 남편이 여성의 의사는 무조건 무시하며 억압적이고 아내를 너무 의심하면 여성은 혼외정사의 유혹을 받는다. 그러나 헌트는, 주된 동기는 순전히 싫증이 난 것 때문일 뿐이라고 생각하고 있다. 셋째는 성적인 불만이다. 성생활이 빈약하거나 여성의 성감을 오래도록 만족시켜 주지 못할 때 담을 넘게 되는 것이다. 넷째는 남편에게서 독립과 자존심을 얻는다는 방편으로 혼외정사가 이용된다. 혼외정사는 일종의 범죄요 남편을 배반하는 것인데 혼외정사가 독립심을 기른다든가 자존심을 얻는다는 것은 사고의 비약이 아닌가 생각된다. 다섯 번째는 다시 한 번 화끈한 사랑과 로맨스를 맛보고 싶은 탐욕에서 혼외정사에 빠지기도 한다. 여섯째는 남편의 무관심이다. 이제 여성으로서의 매력이 다 끝났다는 생각이 들 때 나도 여성이라는 자각의 촉진제로 혼외정사로 확인하려 한다. 일곱째는 남녀평등을 실현하려는 생각에서 남자가 하는 짓을 여자라고 할 수 없느냐는 사고에서 혼외정사를 하는 경우가 있다. 여덟 번째는 자신을 슈퍼우먼으로 착각하는 여성이 혼외정사에 빠진다. 아홉 번째는 남편이 다정다감하고 멋진 데도 또 다른 이유를 빙자하여 어떻게든 혼외정사를 벌이는 부인들도 많다. 자신을 원하는 남성을 만나면 인심을 쓰는 것이다. 열 번째로는 자신에게만 집중해주는 샛서방이 좋아서 혼외정사를 한다. 그 집중이 오래가지 못할 것을 알면서도 당분간은 그 순간이 좋은 것이다.

5-2 윤리성과 혼외정사

많은 신학자들과 정신 병리학자들은 혼외정사가 내면적이고 복잡한 동기들을 가지고 있고 그 동기들은 뿌리를 뽑아서 없애버려야 한다고 주장한다. 일부일처주의의 부부들은 자주 간통하는 남편이나 아내는 비참하고 불안하며, 죄의식으로 괴로워하고, 후회로 몸부림을 칠 것이 틀림없다고 믿는다. 한 부인은 만일 간통하는 사람들이 자기 자신에게 정직하기만 한다면, 그들은 '그들의 행위가 사랑의 자발적인 행동이 밖으로 나타난 것이 아니라, 자신의 개인적 불안을 해소하기 위해 심리적으로 강요된 시도에 불과 하는 사실을 인정하지 않을 수 없을 거예요'라고 썼다.

정신 병리학자인 레온 샐즈먼은 혼외정사를 하는 여성 혹은 남성들의 자기합리화에 유의해서는 안 된다고 경고하고 "혼외정사를 하는 사람은 누구나 얼마나 양심을 억누르는데 성공했는가와 자신의 행위를 정당화하기 위해 얼마나 합리화 해왔는지를 불문하고, 무의식적인 차원의 깊숙한 곳에서는 자신이 잘못이고 배우자에게 못된 짓을 했다는 것을 알고 있다"고 했다. 어떤 부인이 혼외정사를 가지고 있을 것인지 아닌지를 예견할 수 있게 해주는 가장 좋은 지침이 결혼에 대한 여성 자신의 평가이다. 결혼생활 전반과 성생활에 대해서 평가를 좋게 할수록 바람을 피우지 않는 경향이 있다. 예를 들면 로버트 벨의 연구에서, 결혼생활을 그럭저럭 괜찮다거나 나쁘다고 생각하는 여성은 그 55%가 혼외정사의 경험이 있었는데 비해, 결혼에 만족하고 있는 여성들의 경우는 단 20%만이 혼외정사를 경험하였다.

5-3 결론적 혼외정사관

사람들이 정사를 하는 한, 그들은 여러 범주로 구별하여 그들의 동기를 알아보려는 사람이 있기 마련이다. 모던 헌트는 혼외정사의 형태를 넷으로 나누었는데, 별로 관심이 개입되지 않은 것, 매력이 있음을 확인시켜 주는 단기간의 정복, 충족감을 위한 정사, 그리고 모든 것을 쏟는 연애 등 네 단계가 그것이다. 그 네 단계의 사이사이는 결혼생활에서 잃은 것을 보충하려는 부분적인 정사, 그리고 배우자가 성년에 따르는 책임의 요구에 반발하는 수단으로서의 정사가 있다고 그는 말한다. 신화와는 달리 헌트는 그가 인터뷰한 사람들은 대부분 정사 전이나 후나 격렬한 정열을 느끼지 않으며, 죄의식이 거의 없고, 이혼은 하지 않아서 파멸적인 결말이 나는 적이 거의 없다고 덧붙인다. 그러나 한국사회는 미국사회와는 상당히 차이가 있다. 제 남편은 제 애인을 알고 있고 우리 관계에 대해서도 알고 있어요. 하지만 남편은 제가 성적만족을 찾아다니느라고 결혼을 파괴하는 것보다는 우리의 정사를 그냥 지속시키는 것이 낫다고 생각할 거예요' 사실에 있어서는 이런 여성들의 대부분은 죄의식을 전혀 느끼지 않는 것 같았고 남편이나 애인 중 어느 누구를 포기하려고도 하지 않는다. 한국에도 이런 부부가 없는 것은 아니나 많은 편은 아니다.

여성의 절대 다수가 그들의 남편을 사랑하고 집에서의 성행위에 만족하고 있지만, 그 중 어떤 여성들은 - 특히 그들이 30대 후반의 결정적인 나이일 때 - 그 외에 정부가 하나나 둘쯤 있기도 하다고 말하는 것은 현실이지만, 분명히 사회적 병폐요, 모순인 것이다. 사실, 혼외정사에 대해 미국의 최근 논평들과 연구들을 훑어보면 그것들의 논조가 크게 변화했음을 알 수 있다. 즉 혼외정사는 한때 가족을 파괴시킨다고 되었지만 이제는 부정적인 결과뿐만 아니라 긍정적인 결과를 야기할 것으로 여겨지고 있다. 얼마 전의 주부 매춘 기사는 빙산의 일각이다. 통계는 없지만 혼외정사에 탐닉하는 부부가 상당하다. 우리사회도 미국처럼 병들어가고 있지 않나 두려워진다. 한국 법원행정처 96년 말 사법연감에 의하면 95년도 결혼부부 6쌍 중 1쌍이(18%)이혼한 것으로 나타났다. 배우자의 부정행위가 42.1%, 본인에 대한 부당행위 20.5%순이었다.

7 성감의 개발과 응용

1. 성감대 알기 2. 자위행위
3. 성행위의 순서와 과정 4. 성교체위

인간만이 생식과 성행위를 별도로 향유하는데 성행위가 성기의 결합만을 의미하는 것은 아니고 피부와 피부의 접촉, 뇌와 뇌의 접촉이다. 성행위는 부부간의 애정 표현수단이며 애정 확인 행위이다. 성감대란 몸 중에서 신경 끝 부분의 응축현상으로 인하여 다른 부분보다 가장 예민하게 자극에 반응하는 부분을 말한다. 여성에게는 뚜렷이 나타난 성감대외에 온몸 온 피부에 성감대가 널려 있다. 실제로 성행위를 통하여 얻어지는 신체적 쾌락은 친밀, 애정, 부드러움, 친교 등의 느낌으로 두 몸이 한 몸이 되는 것 같은 안정감과 만족감을 마음에 심어준다.

1절 성감대 알기

1-1 성교 시간대 불일치

성적인 감흥은 여성과 남성이 다른 감흥을 갖는다. 즉 남성은 성적 흥분 과정이 없어도 사정감각을 느끼고 있다. 성감의 그래프를 그린다면 급경사를 나타낸다. 그러나 여성은 남성의 급경사에 비해 완경사를 그리고 있기 때문에 성감의 간격이 발생한다. 남성과 여성의 성감의 일치를 위해서 남성은 급경사를 이루기 때문에 성기 주변에 국한되어 있으나 여성의 성감대는 온몸에 퍼져 있다(**▮ 그림 7-1**). 여기에 여성의 성감대

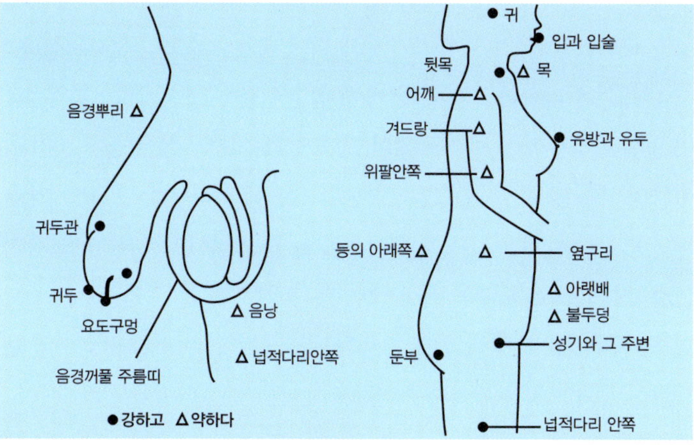

그림 7-1 여성과 남성의 성감대.

그림 7-2 여성의 1차 및 2차 성감대 (숫자는 성감의 크기).

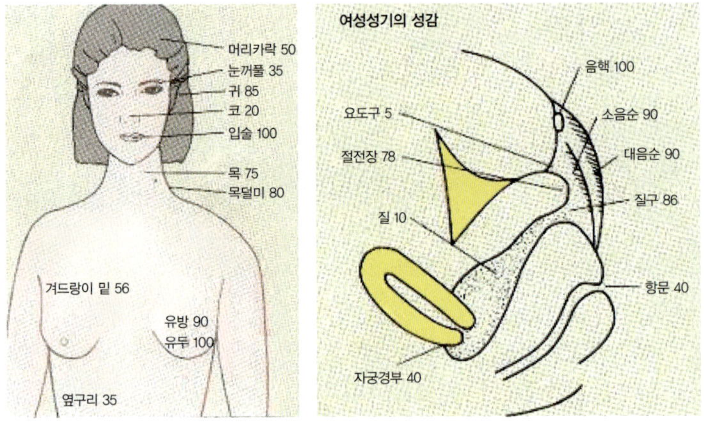

를 알아둘 필요가 절대적으로 있는 것이다. 성감대를 알아야 여성에게 빠른 성감으로 성감의 일치를 볼 수 있고 빠른 흥분으로 여성을 ***쉽게 환희***로 끌어들이고 ***빠른 성감의 일치***를 볼 수 있다. 시간적으로 경제적 성행위를 할 수 있으며 성교의 횟수도 늘어나게 된다(**그림 7-2**).

1-2 여성의 일차 성감대 및 남성의 사정감각

1-2-1 대음순

대음순은 지방조직 한선, 지선, 신경말단이 분포되어 있는 두 개의 피부주름이며 체모는 대음순 바깥쪽에 나있다. 대음순은 여성이 성적으로 흥분한다든가 두 다리가 벌어져 있지 않는 한 합쳐 있으며 평상시 요도구와 질 입구를 부드럽게 감싸 보호한다. 대음순은 피하에 지방조직이 발달되어 있으며 ***성교 시 충격의 흡수대***로서의 역할을 한다. 결합조직부분에는 혈관과 탄력섬유가 분포되며, 여성의 성적 흥분이 고조되면 결합조직이 충혈하기 쉽게 되어 대음순이 보다 두꺼워진다.

대음순은 라틴어로 '커다란 바깥 입술'이라는 뜻이 있다. 부인질환이 없는 여성은 냄새가 별로 없다. 발효취(醱酵臭)가 살짝 풍길 뿐이다. 인간의 체취는 주로 아포크린 땀샘의 작용에 의하는데 아포크린샘은 털과 밀접한 관계가 있다. 인체에서 털이 가장 많이 나 있는 음모는 겨드랑이 다음으로 냄새를 가장 많이 낸다. 냄새가 강한 음식을 섭취하면 냄새의 성분이 땀과 함께 땀샘에서 발산한다. 이러한 여성기의 냄새가 남성의 후각을 자극하여 성감을 높이는데 큰 역할을 한다.

1-2-2 소음순

소음순은 대음순 내부에 있으며 앞쪽은 음핵을 덮는 모양으로 시작되어 요도구와 질구를 좌우로 감싸는 모습을 하고 있다. 뒤쪽은 회음 부분까지 뻗어 있다. 소음순은 라틴어로 '작은 안쪽 입술'이다. 소음순 두 개의 피주름은 대음순보다 엷고 체모나 지방조직을 가지고 있지 않으나 보다 많은 신경말단이 분포되어 있다. 갓난아기 당시에는 거의 보이지 않을 정도의 크기지만 나이가 들면서 점차 커진다. 대음순과 같이 색소침착 때문에 점차 갈색을 띠게 된다. '성행위 경험이 많으면 소음순이 검어진다.' 라는 말은 옳지 않다고 생각한다. 소음순의 색은 낳을 때부터 착색되어 있으며 색은 연령에 따라 변하지 않는다. 소음순의 색깔은 여성에 따라 다르며 핑크, 빨강, 보라 및 검정 모두 정상이다. 성적 흥분에 따라 변화하기도 한다. 소음순은 여성의 가장 민감한 성감대 중의 하나다. 성적으로 흥분하면 소음순은 내부의 구해면체가 두배에서 세배로 팽창한다. 여성은 이 팽창에 의하여 소음순의 성감도가 고조될 뿐 아니라 음경의 삽입운동에 의한 진동이 질전정과 음핵에까지 전달되어 쾌감을 높인다. 소음순의 자극이 간접적으로 음핵을 자극하므로 여성 중에는 예민한 음핵을 직접 자극하는 것보다 소음순을 자극하는 편이 성적절정을 얻기 쉽다는 사람도 상당하다. 소음순과 대음순 간의 홈을 음핵마찰시 손으로 자극하면 의외로 흥분을 빨리 하는 여성도 있다. 소음순은 혈관조직이 풍부하기 때문에 충격이나 외상에 쉽게 부어오르고, 대혈종을 일으키기도 한다. 여성 성기 중에 음핵 다음으로 부드럽게 다루어야 한다.

1-2-3 음핵

음핵을 지칭하는 크리토리스란 말은 희랍어로 '숨어 있는 것' 이라는 뜻이다. 여성의 인체 조직 중에서 오직 ***성적 쾌감만을 위하여 존재하는 기관***은 음핵밖에 없다. 음핵은 원래 남성의 음경과 동일 원리에서 형성된 것으로 음경이 되려고 한 것이 Y염색체 때문에 음핵이 된 것이다. 음경의 다양한 기능과는 달리 음핵은 성적 흥분과 쾌감만을 위해 존재하므로 여성의 성감대 중심이 된다. 음핵은 길이가 0.5㎝~1.5㎝밖에 안 되는 구조지만 이 작은 부분에 거대한 음경과 같은 수의 말단 신경이 집중되어 있다. 음핵은 다른 어느 인체부분과 비교할 수 없는 성감대여서 이곳의 자극만으로 성적절정을 느끼는 여성이 많기 때문에 여성의 자위행위 대부분은 음핵을 마찰하는 것으로 남성이 음경을 마찰하는 것과 비슷하다. 그러나 음핵의 선단부와 중앙부에 직접 접촉하면 너무나 예민하기 때문에 불쾌감을 느끼거나 통증을 호소하는 여성도 적지 않아 지나치게 강한 자극은 피해야 한다. 음핵은 적절한 자극으로 성적 흥분이 높아지면 점차 안으로 숨어버린다. 성행위시 압박운동이나 회전운동에 의해 간접적으로 자극을 받아 흥분을 고조시키는 것으로 알려져 있다.

1-2-4 질전정

좌우의 대소음순과 회음으로 둘러싸인 곳을 말한다. 앞쪽으로 외요도구, 뒤쪽으로 질구가 있다. 역시 혈관과 신경이 풍부하여 자극과 흥분으로 충혈 된다. 질전정과 그곳에서 질 입구 1/3의 부분까지는 가장 직접적인 고감도 성감대이다. 질전정이 어떻게 성감대 구실을 할 수 있느냐고 하겠지만 여성의 성감대는 남성이 상상할 수 없이 다양하다. 실제 음경을 질 내에 삽입하지 않고 질전정의 적절한 자극만으로 성적 절정에 도달하는 여성도 많다. 질전정을 부드럽게 자극하는 것은 성적 절정 유도를 위해 중요하며, 이곳에 가해진 자극은 음핵과 소음순에도 전달되어 성적 흥분을 동시에 고조시킨다.

1-2-5 회음부

대음순의 끝과 항문사이를 회음이라고 한다. 아기의 머리가 커서 질구만으로 나올 수 없을 때는 이곳을 절개하기 때문에 일명 '예비 질구'라고도 한다. 회음부는 남성이나 여성이나 민감한 성감대이다. 회음의 피부에는 성기와 동일한 신경이 분포되어 있으며, 감각수용기가 밀집되어 있어서 감각의 집합체라 할 수 있다. 회음은 여성의 성기와 항문 8자근의 중앙지점으로, 질과 항문이라고 하는 두 성감대를 결절점이 되어 있어서 더욱 민감하게 반응한다. 회음의 자극은 음핵이나 소음순 질전정 자극과는 달리 다소 강한 ***압박자극***이 효과적이다. 항문은 매우 자극적인 성감대로 항문 괄약근과 거항근이 있으며, 이들의 일부는 질을 둘러싸는 근육과 회음부에 연결되어 있다.

1-2-6 질

질은 신축성을 갖는 구조로 평상상태에서는 점막이 상하에서 굳게 닫혀 있어서 물속에 들어가도 물 한 방울 들어가지 않는다. 질은 질구에서 내부를 향해 터널 모습으로 이어져 자궁경부에 이르는 길이 7~8㎝의 기관이다. 성교 시 음경에 자극을 주는 것은 질의 입구를 둘러싸고 있는 근육 자극과 흥분에 의하여 수축하기 때문에 음경이 조여져서 성적자극과 쾌감이 고조된다. 질 입구의 괄약근은 항문과는 8자근으로 연결되어 있으므로 항문을 조이면 이에 따라 질 입구도 조이게 된다. 질의 앞은 방광(膀胱), 뒤는 직장이다. 남녀 모두 일상으로 경험하는 것이지만 방광이 차 있느냐 아니냐에 따라서 감각이 상당히 달라진다. 특히 여성의 경우 방광이 적당히 불러 있을 때 질의 전벽에 자극이 가해지면 쾌감이 급격히 높아진다. 발생학적으로 보면 원래 비뇨기와 성기는 밀접한 관계가 있다. 아마 질의 전벽에 대한 자극이 방광에도 미치어 쾌감을 증폭하는 작용을 가져오는 것으로 생각한다.

1-2-7 자궁감각

자궁감각으로 성감을 맛보는 여성도 있다. 둔감하기 짝이 없는 자궁에 감각을 느끼는 곳은 질 강에 돌출한 부분으로 자궁 질부라는 부위 명칭이 붙여져 있다. 이곳을 귀두로 터치하면 자신도 모르게 소리를 지르는 여성이 있다.

1-2-8 G스포트

1950년 독일의 산부인과 의사이자 성과학자인 그레펜 베르그는 '여성의 질 내에 강렬하게 성감을 일으키는 부분이 있어서 그곳을 자극하면 일정의 사정반응이 일어난다.' 라고 보고 하였다. G스포트는 질 입구로부터 3㎝~5㎝ 들어간 질 전벽(배꼽쪽)에 있는 팥 크기 모양의 조그만 조직 덩어리로 자극을 가하면 팽창한다. G스포트의 해부학적 구조를 보면 그곳에는 혈관의 복잡한 망상구조, 방뇨도선과 신경종말, 방광경을 둘러싸는 조직 등으로 구성되는 복합조직으로 남성의 전립선과 닮아 있다. 이곳에는 요도로 통하는 수많은 구멍이 있으며 G스포트의 자극으로 ***여성의 쾌감이 점진***되어 이 부분에서 분비액이 나온다고 한다. 이것은 요도로 통하는 작은 구멍 속에 정액과 같은 액체가 되어 요도내로 흘러 들어간다. 이 분비액이 합류되어 외요도구에서 사출되는데 이 현상을 '여성의 사정반응'이라 하며 여성은 강렬한 성적절정을 느끼게 된다. G스포트는 일급 성감대로 통계보고에 의하면 여성의 30~40%에서 이 조직이 발견된다고 한다. G스포트를 기구로 자극하면 흥분이 고조되어 강렬한 성적절정에 도달하면서 액체를 분출한다. 분출되는 양은 성감도가 높은 여성일수록 많으며 또한 사정반응을 수반하는 여성은 그만큼 성적절정을 느끼기 쉬운 ***상등성감 여성***이라고 한다.

1-2-9 유방

일반적으로 유방은 여성에 있어서 중요한 성감대의 하나라고 생각되고 있지만, 유방 그 자체는 지방의 덩어리로 성감대로서는 둔감한 부분이며 민감한 감각수용기도 없다. 그러나 유방의 정형 후에 성감도가 좋아졌다고 하는 것은 가슴에 자신이 생긴데 에서 오는 ***심리적인 요인***이다. 임신한 여성의 유두가 검게 되는 것은 주로 부신에서 분비되는 호르몬 때문이다.

여성은 임신하여 태아가 성장함에 따라 유방이 커진다. 이것은 호르몬의 분비에 의하여 유선기능의 발달이 촉진되기 때문이다. 동시에 유두도 커지고 색소가 침착된다. 그러나 유두의 색은 사람에 따라 상당히 다르다. 출생 시부터 검은 여성도 있으며, 나이가 들어도 핑크색인 사람도 있다. 이것은 유전, 환경, 호르몬 분비 등 여러 인자가 복잡하게 얽힌 결과이다. 유방의 중심부에 위치한 유두는 음경에 비견될 만큼 민감한 감각수용기관이다. 유두에는 신경말단도 집중되어 있어 유두의 자극만으로도 성적절정에 도달하는 여성도 있다. 유두는 성적흥분이 고조되면 발기 반응을 나타내어 꼿꼿이 선다. 이 발기반응은 유두 조직 내에 있는 근섬유의 불수의적인 수축의 결과로 일어난다. 더욱 성적긴장이 높아지면 유방이 커지고 이어서 유륜이 심하게 부어오른다.

1-2-10 남성의 사정감각

남성의 경우 일차성감대의 자극으로 사정느낌을 동반하게 되는데 여성의 많은 기관의 분포보다는 성기 주변의 감각으로 남성의 발기 및 사정이 동반되기도 한다(**그림 7-3**).

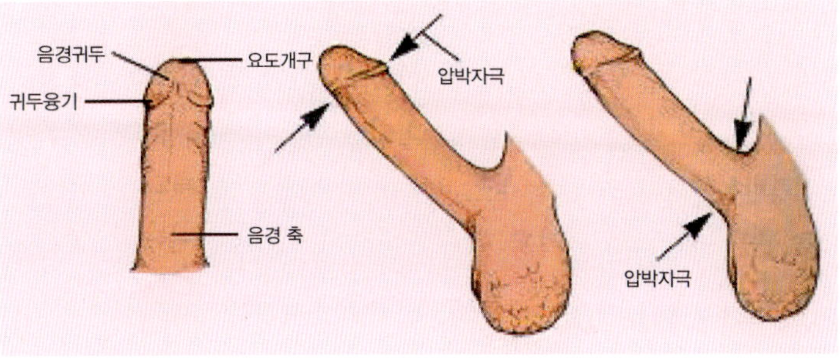

그림 7-3 남성의 사정감각.

1-3 여성의 이차 성감대

1-3-1 입술

입술과 혀 구강은 민감한 성감대이다. 대부분 인체 중에서 점막으로 되어 있는 부분 ***점막과 피부가 접하는 부분***은 감각이 매우 예민해서 교접도입시의 키스와 흥분이 고조되면서 입술을 빨고 입술사이로 혀를 밀어 넣어 상대의 치아 안쪽의 점막 층을 핥듯이 자극하는 것이나 성적절정에 가까웠을 때 서로 상대의 입과 혀를 자신의 입안으로 넣지 못해 애를 쓰는 형의 키스 등 성감의 단계에 따라 달라지는 것이다(**그림 7-4**). 키스의 방법이나 극소수 여성들은 농후한 키스만으로도 성적절정 가까운 상태에 이르는 여성이 있을 정도로 키스가 여성에게 주는 기쁨은 강렬한 것이다. 타액의 분비는 자율신경에 의해 조절되지만 교감신경이 지배하는 가에 따라 타액의 질이 변한다. 애정 어린 키스를 기대하려면 치아건강이 필수적이다. 청결하지 않거나 썩은 이 치주골 질환이 있으면 방해가 된다.

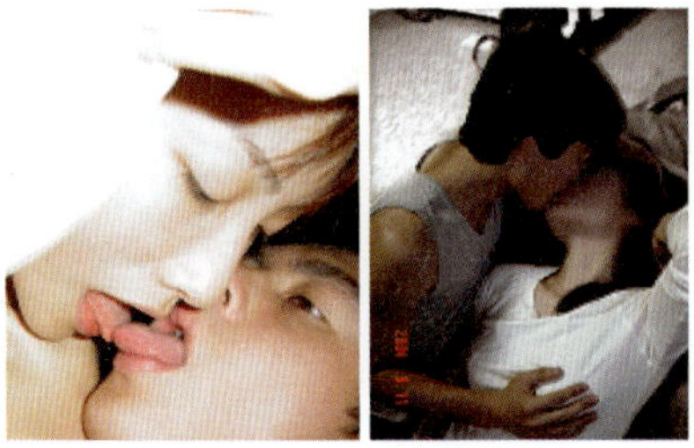

그림 7-4 키스.

강의를 듣는 학생들을 대상으로 키스의 느낌을 설문해 보았다(**그림 7-5**). 키스를 해본 경험자의 경우는 남학생이 82.3%였고 여학생은 82%였다. 일반적인 생각들은 좋은 쪽이었다. 키스하기전의 생각은 황홀할 것이다의 %를 보면 여학생의 경우 하기전은 4.1%에 불과하지만 한 후 황홀의 %는 20%였다. 구체적으로 남학생들의 느낌에 대한 의견을 보면 황홀; 많이 해봐서 무감각; 물컹했다; 부들부들한 게... 아무튼 묘함; 느낌이 부드러웠다; 열심히 했다; 부드럽고 촉촉했다; 좋았다, 미끄덩; 최고다; 부드러운 살을 빠는 듯한 느낌; 입술을 마사지하는 느낌; 설레임; 짜릿했다; 단맛이 났다; 부드러웠다, 묘한 느낌; 성욕이 조금이나마 만족되는 느낌; 너무 짜릿해서 말로 표현 불가능; 주변이 밝

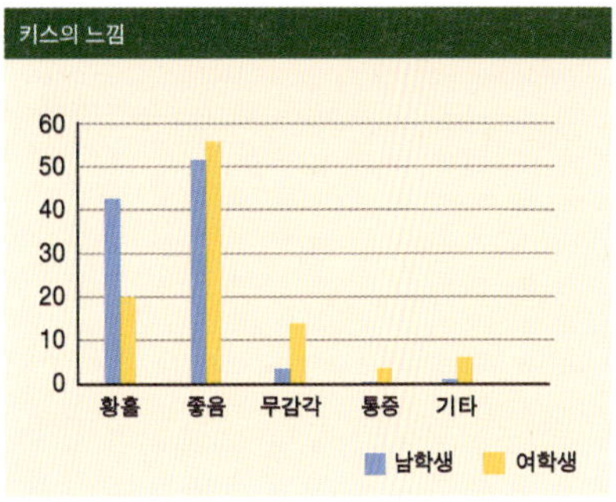

그림 7-5 키스의 느낌.

아지는 느낌, 황홀, 안정감; 달콤하다; 짜릿하고 황홀했으며 더 할수록 성행위 연상; 몽글몽글; 온 몸의 세포가 마비된 듯; 굉장히 부드러운 느낌과 몸에서의 이상반응; 들어갔다 나왔다, 비비적, 질질; 황홀; 따듯; 생각했던 것처럼 좋지만은 않았지만 하면 할수록 흥분되었다; 무언가에 빨려들어가는 느낌; 달달했다, 묘한느낌; 성기가 발딱선다; 온 몸이 짜릿; fantastic; 야릇, 시원; 따뜻한 아이스크림을 녹여먹는 느낌; 몽롱했다; 진공청소기가 흡입하는 느낌; 알 수없는 설레임; good; 먹고싶다; 속살이 맞닿는 느낌이 어색했지만 나쁘지 않았고, 키스를 한다는 사실자체가 좋았다; 한번 더 하고 싶다; 처음 키스할 때는 여러모로 서투른 감이 있어서 긴장도 많이 했었던 것 같다, 하지만 기분은 좋았다; 새로웠다; 의미가 중요하게 생각되었다; 생전 처음 겪어본 느낌, 빨려들어가는 느낌; 머리가 멍하고 여자친구와 하나가 된 느낌; 처음이라 하나가 된 느낌 그리고 짜릿하다; 떨림, 흥분되고 발기됨, 찝찝했으나 기분좋음; 뽕간다; 착착 빨리는 느낌; 미칠듯한 설렘; 하늘을 나는 느낌; 처음할 땐 그냥 좋았고 진짜 사랑하는 사람과 했을 때는 구름위를 나는 기분; 가슴이 닿을 정도로 가까워서 매우 떨렸고 좋았다; 축축한 꽃; 녹는다 혀가; 환희; 따뜻; 끝내줬다; 기분좋다, 가끔 따분해진다, 머리따로 혀따로; 생각한 것과 다른 쾌락을 느꼈다. 파트너가 사랑스러웠다, 달콤하게 상대방을 즐겁게 해주는 느낌, 마음에 들어요; 야릇, 부드러운 느낌, 사……사정; 심장이 콩닥콩닥 뛰고 부드러움이 입속에서 느껴짐; 깜짝놀랐다, 부드러운 푸딩이 입에 닿는 느낌; 물컹물컹 했다, 어떤면으로는 성행위 보다 기분이 좋다, 시간가는 줄 모른다, 빵을 크림에 찍어먹는 느낌; 부드러운 감촉이 좋았고, 상대방과의 교감이 이루어진다는 느낌이 가장 좋았다; 종소리 울리는 느낌까지는 아니었고 엄청 떨렸다; 녹는다, 어려웠다, 따뜻했다, 잘 기억이 안난다, 좋아서 계속했다, 성적인 흥분이 되었다; 설왕설래, 느낌이 오래 남았다; 처음 닿는 느낌이 좋았고 점막에 닿는 느낌도 좋았다; 잠결에 해서 기억이 안난다, 행복한 기분; 그냥 애정표현이란 생각, 별느낌 없이 따뜻함, 타인의 침인데도 달콤; 그닥,,,,당황스러웠다; 너무 어릴때라 생각은 안나지만 너무 발기가 되서 민망해 죽는줄 알았다; 꿈을 꾸는 듯 했다, 가슴은 떨리나 구체적 느낌은 없다, 다음진도 나갈 생각하느라 느낄 겨를이 없었다; 무지 떨렸다; 정신없었다, 언제까지 해야하지?

하는 생각 등의 좋은 생각과 더불어 별거 아니다, 맛이 없다; 너무 큰 기대를 했으나 별 느낌은 없었다; 아찔한 첫키스의 추억,근데 생각보단 별로...; 첫키스는 원하는 사람과 하지 않아 불쾌했다; 벌레가 들어오는 느낌; 부드러웠다, 황홀했고 끝난 후에 희한하게 거시기가 아프더라; 입에서 달콤한 맛이…나중엔 별 생각안하고 한다 등의 약간 부정적인 생각도 있었다.

여학생들의 기타의견을 보면 숨이 멎는 듯..; 멍 했다; 부드럽고 중독성이 있었다; 나쁘진 않았지만 뭔가 당한느낌; 달콤한 사탕을 빠는 느낌; 달달하다; 잘 생각이 나지 않는다 but 불쾌할 것만 같았는데 그 느낌은 좋은 편이었다; 떨렸다; 짜릿했다; 물컹하고 찌릿찌릿; 촉촉하고 부드러웠다; 아..이게 키스구나 느낌은 그냥 얼얼했음; 시간가는 줄 몰랐다 다리 힘 풀림ㅋㅋ; 그냥 좋았다, 처음에는 불쾌했지만 곧 좋아졌다; 부드럽다, 따뜻하다, 축축하다, 녹는다; 물컹,묘함; 달콤했다?ㅋㅋ; 찌릿찌릿; 뭔가 말캉말캉하고 부드러움, 뭘 먹는 것이랑은 확실히 달랐음; 따뜻했다; 느낌이 이상했지만 두근거렸다; 축축, 처음이라 당황, 친숙함, 부드러움; 처음엔 황당했다, 미끄덩거리는 사탕 빠는 느낌 말랑말랑, 달달; 사르르~나른해짐; 심장이 터질 것 같았음 등의 긍정적인 면의 의견이 대부분이지만 딱히 어떤 느낌은 없었던 것 같다, 처음엔 좀 놀램?; 별생각 없었고 하나도 좋지 않았다; 엄청 황홀할 줄 알았는데 이물감이 다소 당황스러웠다, 다리에 힘이 풀렸다, 징그러웠다; 생각했던 것보다 좋지 않았다; 그냥..첫키스의 환상에 대해 무감각했다; 물컹물컹하고 기분이 이상했다, 불쾌하지는 않았지만 집에 가서 양치질을 했다; 처음엔 아무 느낌이 없었다, 왜? 입만 벌리고 있어서; 굉장히 좋을 것이라고 생각했는데 예상외로 그다지 좋지 않았다; 종소리는 커녕 눈만 말똥말똥, 그냥 이렇게 진도가 나가는구나..싶더라; 많이 기대했는데 그냥 그랬다; 이상하고 찝찝했다; 그냥 입술 박치기; 뭔가 좀 불편한 느낌이었다;전혀 특별하지 않았다; 떨리나 생각처럼 종소리 따윈 없었다; 서툴렀다; 지금 생각하면 지금은 그렇지 않지만 그때는 더러워서 침을 뱉었다,무지했었고 '나쁜행동'이란 생각에 나자신을 억눌렀다; 이런거였어? 약간 실망생각보단 별로구나...숨쉬기가 불편하다; 산 낙지가 입안을 공격하는 것 같았다; 어제 먹은 것 확인할 뻔 했다 등의 부정적인 의견도 있었다.

1-3-2 귀

귀는 몸 중에서 가장 찬 부분이다. 얇고 편평한 귀불은 외부로 노출된 부분도 크고 열의 방출률도 다른 부분과 비교해 매우 높다. 귀불은 그 속에 있는 무수한 모세혈관을 통하여 전신의 체온을 조절하는 방열기의 역할을 한다. 귀는 이와 같이 온도가 낮지만 입김은 보통 몸 표면 온도보다 높아 밀어를 속삭이는 입김에 따른 ***온도차***가 발생하여 귀를 효과적으로 자극한다. 귀에는 매우 많은 성감대가 분포되어 있다. 애정의 말이 여성의 귀에 속삭여지면 여성의 심리적 ***긴장완화***와 성행위에 대한 ***수치심제거***의 효과가 있다. 성행위는 시각으로 시작되는 것은 사실이지만 파트너의 수준에 맞는 교양 있고 상대를 존경하는 애정 어린 말은 두 사람 사이를 급속도로 가깝게 만든다. 달콤한 말 속에 다소의 과장이 있어도 귀로 전달되는 쾌감으로 인하여 얼굴에 함박웃음이 번지는 것이다. 귀 애무 방법은 귀를 입안에 넣고 빨거나 혀로 핥기도 하고 혀를 귓구멍에 밀어 넣기도 하고 귓불을 가볍게 잘근잘근 씹기도 하며 입으로 살짝 물었다 놓았다 하는데, 가능한 양쪽 귀를 애무하는 것이 좋다.

1-3-3 목과 어깨

목과 어깨는 중요한 섬감대의 하나다. 목덜미에는 흉쇄유돌근이 쇄골의 안쪽으로부터 귀의 뒤에 있는 유돌부까지 비스듬히 뻗어 있다. 이 근육 근처에는 교감신경과 미주신경이라는 대뇌에 이르는 신경이 집중되어 있다. 그로 인해 가벼운 자극에도 민감한 반응을 보인다. 목에는 경동맥과 경정맥이 있으며 생명의 중추인 연수에도 가까워 민감한 부분으로 되어 있다. 가장 민감한 성감대는 흉쇄유돌근이 뻗어 있는 귀 후방에서 목의 전방에 걸친 부분이다. 목 부분은 고감도이기 때문에 잘못 자극하면 쾌감보다 간지러움의 결과가 오기 쉬우므로 ***어깨로부터 키스하여 자극이 강한 목 부위로*** 옮기는 것이 좋다.

1-3-4 모발

인간의 신체 중에서 털이 나 있는 곳은 구멍이 열려 있는 곳 다음으로 민감한 성감대에 털이 나있다. 여성의 모발근(털뿌리)에 민감한 감각수용기가 있다. 털뿌리 아래에는 그곳을 둘러싸듯이 그물처럼 생긴

모근 종말이라고 하는 말단신경이 분포되어 있어 머리털을 부드럽게 어루만져 주면 그 자극이 머리털을 통하여 털뿌리의 신경을 자극한다. 모발자체는 느낌이 없지만 모발을 쓰다듬어 모근의 아래에 있는 신경이 미묘한 감각을 뇌에 전한다. 이 자극이 성적쾌감으로 전환되는 것이다.

1-3-5 겨드랑이

성감대로서 많이 이용되는 것이다. 대부분 평소에 감추어져 다른 것에 접촉되지 않는 부위가 자극에 민감하다. 겨드랑이에는 신경말단이 무수하게 집중되어 있다. 따라서 성감이 고조되었을 때 겨드랑이를 자극하며 쾌감 때문에 몸을 떠는 여성도 많다. 그러나 피부가 얇고 연한 부분은 부드럽고 가볍게 자극하는 것이 원칙이다.

1-3-6 대퇴부

서혜부에서 대퇴부 내측 부분은 민감한 성적 반응을 일으키는 부분이다. 외음부와 연결되어 있는 대퇴부는 성기에 가까워 여성의 수치심을 느끼기 쉬운 부분임으로 전희 중간쯤에 자극을 하거나 음부를 자극하기 직전에 ***쓰다듬고 밀어주면*** 여성의 수치심을 덜어주는 역할도 한다.

1-4 성감대 찾기

성감대라고 생각하는 부위는 여성에 따라 다르므로 주로 ***로션을 이용한 전신 애무***로 성감대를 찾아야 효과적이다. 여자의 눈에서 빛이 나거나 눈이 환희에 젖는지를 살펴서 그 부위를 기억하고 강한 자극을 부드럽게 준다. 여성 성감대 중 민감한 곳을 애무하면 일반적인 사람의 흥얼거림과 다른 신음소리를 낸다. 그곳이 여인의 최고 성감대다. 전신을 문지르면 기분이 상쾌한 상태에 있는 괴성은 거기 한 번 더 하는 말이 자연히 나온다. 이러한 성감대의 찾기는 ***쌍방의 기호나 습관을 존중***해 가면서 찾기를 하여야 한다. 개인의 차가 있지만 방법에 거부감을 느낀다면 다른 방법을 사용하는 것이 바람직하다. 성감대도 변한다는 것을 알아야 한다. 청, 장, 노년기에 따라 성교습득 차이에 따라 달라진다. 생리적으로 다양한 성감대를 가지고 있는 여성을 변화 없이 몇 달 또는 몇 년씩 어느 한 두 곳만 애무한다는 것은 남성의 사랑이 약한 것이요 게으름이라 할 수 있다. 성에 관한 책을 종교경전 보듯이 매일 볼 수는 없지만 몇 달 만에 한 번씩 슬쩍 보고 변화를 주는 ***변화 있는 성행동***은 여성으로 하여금 남편이 자기를 얼마나 아끼고 사랑하는 줄 알아 마음으로부터 성감이 부풀어 오르는 것이다. 무엇보다 중요한 것은 ***격의 없는 대화***다. 대화 없는 성행위는 꽃은 피워도 열매 맺기는 어렵다. 아무리 힘쓰고 애를 써도 자신의 지각을 상대에게 말해주는 것이 현명한 일이다.

2절 자위행위

자위행위는 자신의 음경이나 음핵 등 민감한 부위를 자극하여 성적만족을 얻는 행위이다. 킨제이의 정의에 의하면 '성적흥분을 일으킬 수 있는 자기자극'이라고 하였다. 헌터박사는 자위행위는 '성적 긴장에서 해방되기 위해서 한다.'고 했으며 이어서 '자위행위를 하는 사람들은 어느 정도 죄책감을 느끼고 있고 또한 그것을 극비로 하고 있으며 다른 사람에게 알려진다면 당황할 것이다.'라고도 했다. 그러나 자위는 성적 위안의 한 좋은 방법이다. 임상학자들은 여성들의 자위행위가 불감증을 치료하고, 자신의 신체를 잘 알 수 있도록 해주며, 만족스러운 성적절정을 증진시키고, 성행위에의 잠재적 능력을 완전히 표현할 수 있게 해 주며, 복합된 절정에 대해 가르쳐 주고, 상대 없이도 성적으로 살아남을 수 있게 해주는 것이라고 자위행위를 해석한다.

2-1 자위의 이점

킨제이 박사는 자위행위에 따른 어떠한 신체적, 정신적 성기능상 해로운 영향도 발견할 수 없었고 자위행위 때문에 빚어지는 모든 문제는 그 행위 자체에 있는 것이 아니라 전통적인 사회통념에서 비롯된 행위에 대한 걱정이나 죄책감 등에 있다고 주장했다. 그러나 자위에 대한 여러 가지 금지는 오랫동안 완강하게 유지되어 영국의 빅토리아 시대 같은 때에는 자위금지 운동이 최고조에 달했다. 자위 때문에 생겨난다고 하는 병의 목록에는 정신이상, 간질, 두통, 코의 출혈, 천식, 심장 잡음, 발진, 악취 등이 있었다. 또한 부모들은 자식들의 자위행위를 막기 위해서 법이 가지지 못한 설득력을 지닌 자위에 대한 미신을 몇 가지 만들어냈다. (손바닥에 털이 난다, 정신이 나간다, 여드름이 난다, 결혼생활을 잘못한다, 결혼하여 쫓겨난다. 등) 그러나 때로는 짝을 찾고 새로운 친구를 구하고 새로운 이를 찾는 것 등에 있어서 성적 긴장이 필요할 때도 있다.

연구 조사에 따르면 소년들이 소녀들보다 더 많은 자위를 한다는 것은 ❶ 소년은 매일 소변을 위해 페니스를 몇 번씩 만진다. ❷ 소년은 빨리 흥분하며 자위하기가 쉽다. ❸ 사회에서 소녀의 자위에 대하여 억압적이다. ❹ 소년과 소녀의 자위배출은 계속 근접해 질것이다 라는 것으로 확인할 수 있다. 그러나 수많은 여성들이 자위행위가 성적 발전에서 중요한 단계이고 정상적인 성행위라는 인식이 세계적으로 알려지고 있다. '여성들은 사용할 수만 있다면 어느 것으로나 자위행위를 하여, 거기서 쾌감을 이끌어 내야한다'는 하이트의 주장도 나왔다. 자위행위는 서구사회에서는 정신건강상 좋다고 알려져 폭넓게 남녀 간에 행해지고 있다. 남성의 경우 ***음경의 건전한 발육촉진, 조루방지, 성기능의 건전한 발달, 성범죄 예방*** 등의 효과가 있고 여성에게는 ***성감의 개발, 불감증의 방지, 성기능 촉진, 결혼 후 남편의 성기능 불완전 상태에서 오는 불안 제거***라는 긍정적인 면이 많다.

2-2 자위의 방법

자위의 방법을 보면 남성은 대부분 페니스의 축을 문지르거나 비비거나 하며 사람에 따라서는 귀두, 음낭 또는 음경소대에 자극을 가한다. 여성은 눕거나 선 채로, 혹은 앉아서 하는 차이가 있으나 대개 외성기나 음핵 부위를 문지르거나 압력을 가하거나 한다. 보통은 손을 사용하여 자극을 주거나 베개나 그밖에 것으로 부비거나 문지르거나 하며 욕조 속에서 온수를 뿌리면서 자위행위를 하는 사람도 있다. 추측과는 달리 여성이 자위행위 시 질 안에 아무것도 삽입하지 않고 단지 몇 사람만이 행동 중에 유방을 자극한다고 킨제이 연구소에서는 발표했으나 다른 성 전문가의 발표에는 자위행위 시 질에 무엇을 삽입하는 경우도 10%정도라고 발표하고 있다.

자위의 빈도 남학생: 90.5%, 여학생: 21.3%

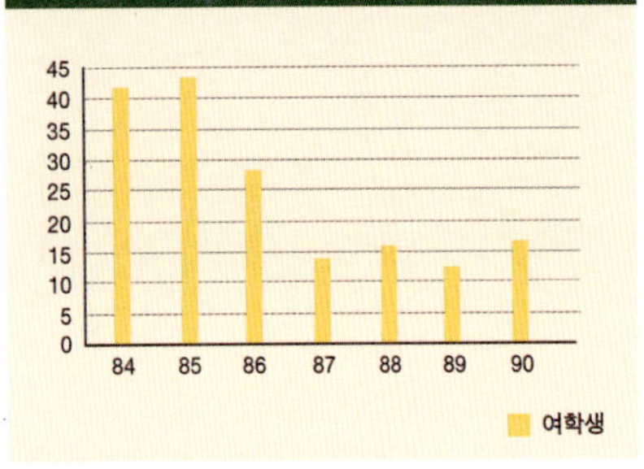

그림 7-6 여학생 자위의 빈도.

필자가 강의를 듣는 여학생 558명을 대상으로 자위의 빈도를 질문하였는데 2009년 총 여학생의 21.3%가 자위를 하고 있다고 대답하였다(남학생의 경우 90.5%?). 2002년의 9.1%에서 많은 높은 빈도이긴 하지만 성경험의 빈도에 비해 1/2에 달하는 숫자이다. 이러한 이유는 많은 여학생들이 자위의 방법적으로 삽입을 기피하는 현상에서 나타난 것으로 생각된다. 사실상 외국의 자료이긴 하지만 자위를 많이 하는 여성들이 음핵과 유방을 동시에 자극하는 것과 음경과 유사한 기구를 삽입하는 것 중 둘 다 해봤는데 음핵과 유방자극을 동시에 했을 때 성감이 고조된다고 80%가 답을 했다는 보고가 있다. 출생 연도별로 보면 84년 이전 출생학생 : 41.9%, 1985년 출생학생 : 43.5%, 1986년 출생학생 : 27.8%, 1987년 출생학생 : 13.8%, 1988년 출생학생 : 15.8%, 1989년 출생학생 : 12.2%, 1990년 출생학생 : 16.8%의 빈도를 보여 들쑥날쑥하지만 특이한 점은 1990년 출생 여학생의 자위 빈도가 1987, 1988, 1989년 출생 여학생들 보다 높다는 현상을 나타내 자위에 대한 인식이 점차 변하는 것이 아닌가 보여진다(**그림 7-6**).

여학생들의 기타의견을 보면 별로-관심없고 더럽다는 느낌도 있다; 하지 않으며 남들이 하든말든 신경 안 쓴다; 별로 하고 싶지는 않지만 나쁘지 않다; 하고 있지 않으나 필요하다고 생각; 하지는 않지만 이해는 한다; 하든말든..좋으면 하는거다; 하고 싶으면 해라; 본인의 의지다; 별 생각없다; 필요에 의해? 주로 남자들이...불결하지는 않다고 생각; 사람마다 필요하면 할 수 있겠지만 나는 그닥...; 꼭 필요하지는 않지만 해도 나쁘지는 않다; 하지 않지만 필요하다고 생각; 할 수도 있지만 나는 별로...; 필요하지만 하고 싶지는 않다; 하고 있지 않지만 필요하다; 아무 생각 없다; 하고 있진 않지만 괜찮다고 생각한다; 별로 하고 싶지 않다, 하지 않으며 할 생각 없다; 불결할 것 까진 없다고 생각한다; 개인 특성에 따라 등의 의견이 있었다

금년에는 우리나라에도 섹스 숍이 몇 군데 등장했다. 남성용 자위기구(**그림 7-7**)도 있고 여성용 자위기구도 있다. 여성용의 경우 음핵을 자극하면서 질의 공허를 느끼는 여성에게 '인조음경'을 사용할 수 있도록 여러 종류가 나와 있다(**그림 7-8**). 여성들이 성적절정에 이르기 위해 특별한 자극용으로 여러 종류의 진동기(플러그 접속식 진동기-진동식과 발전식이 있음, 음핵과 항문을 동시에 자극하는 진동기, 배터

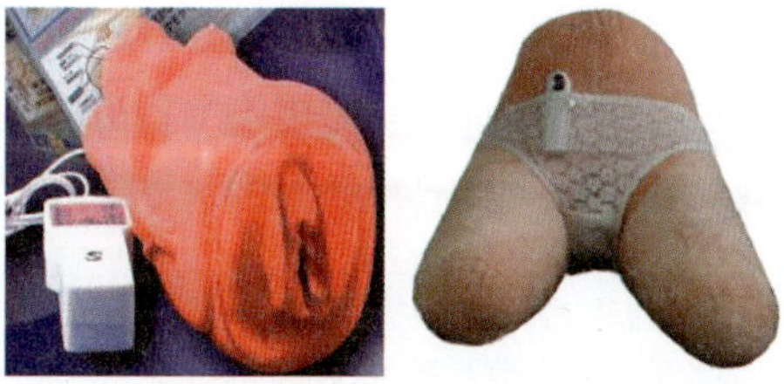

그림 7-7 남성용 자위기구.

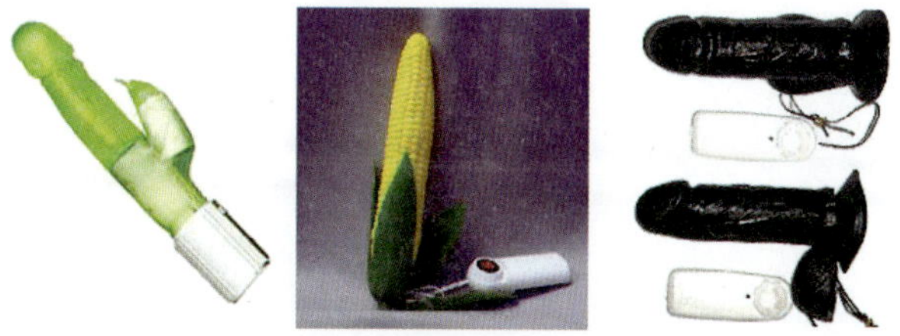

그림 7-8 여성의 자위기구 (음경과 유사기구).

리식 진동기-핸드백 안에 감출수도 있는 작은 사이즈도 있음)와 질 안에 넣는 진동 달걀형도 있고 나비 진동기는 비키니 밑 부분같이 만들어서 일단 입기만 하면 손을 쓰지 않고도 진동할 수 있게 되어 있는 것도 있다(**그림 7-9**). 많은 여성들을 만족시키는 또 다른 수단은 흐르는 물이다. 엉덩이를 욕조 끝에다 대고 누워서 떨어지는 물이 곧바로 음핵에 닿도록 하는 식으로 자위를 하는 여성들이 많다. 온도라든지 물의 세기 같은 것은 자기 취향에 맞게 조절할 수 있다. 여성들이 이야기하는 바에 의하면, 이런 기교를 쓰면 자기 손이나 다른 장비로 직접 쓸 필요가 없을 정도로 만족도가 아주 높다고 한다. 또 손잡이가 있는 샤워기, 안마용 분사기, 유럽 변기 옆의 비데를 사용하는 여성도 있다. 그러나 자위행위 때 기구 삽입(의사성교)은 삼가야 한다. 깨지기 쉬운 물건, 상처 나기 쉬운 물건, 질 속 깊이 들어갈 수 있는 물질은 사용하지 않는 것이 좋다. 가능한 한 처음부터 기구 사용 자위행위는 하지 않는 것이 좋다.

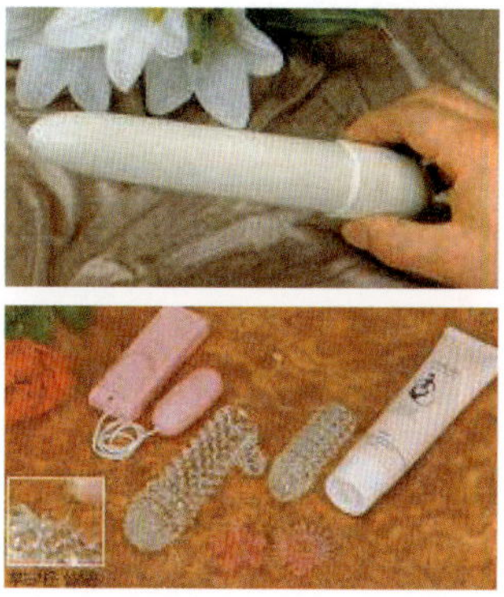

그림 7-9 여성의 자위기구 (진동기).

3절 성행위의 순서와 과정

성행위는 부부간의 애정 표현수단이며 애정 확인 행위이다. 성교행위만큼 인간에게 최고의 쾌락을 주는 잠재력을 가진 행위도 드물다. 실제로 성행위를 통하여 얻어지는 신체적 쾌락은 친밀, 애정, 부드러움, 친교 등의 느낌으로 두 몸이 한 몸이 되는 것 같은 안정감과 만족감을 마음에 심어준다. 남자와 여자가 살을 섞는 행위란 실로 오묘한 인간관계를 형성한다. 살을 섞는 순간만은 오직 자신과 상대방의 육감에만 몰두하여 성감에 충실하면 그만이다. 그래서 성행위의 순간만은 상대방에 대한 미움이나 근심, 걱정이 잠입할 틈이 없다. 서로를 소유하며 동체감(同體感)을 이루는 유일한 수단이기에 남녀 간의 관계를 다지고 결속시킬 수도 있다. 그래서 원만한 성행위는 원만한 부부관계를 유지할 수 있는 필수적 행위라고 알려져 있는지도 모른다. 생물학적 요소에 의하여 영향을 받는 성생활은 자신으로서는 최고의 쾌락을 갈구하게 되고 상대에게는 최고의 쾌락을 주려고 하는 속성이 있다. 생활 중에 최고 쾌락이 보장되는 중대한 성행위는 전희를 시작으로 흥분의 4단계를 지나 후희로 끝나게 된다.

3-1 전희

모든 성관련 서적들은 거의 전희의 필요성에 관해서 강조하고 있다. 이것은 초야에만 필요한 것이 아니라 결혼 생활을 통해 계속 필요한 것이다. 대부분의 남성들은 전희가 아내의 성적 만족을 위해서 극히 중요하다는 사실은 배워 알고 있지만 아내의 나체만 보아도 성교를 하기에 충분히 흥분되기 때문에 전희를 최소한으로 줄이려 하는 경향이 있다. 그러나 최근의 조사에 의하면 전희를 하면 갑작스럽게 흥분할 때보다 사정을 뒤로 늦출 수 있어, 아내를 성적절정에 이르게 하기가 쉽고 아내가 흥분 속에서 성교를 함으로 남성 자신도 강렬한 쾌감을 얻을 수 있으며, 남성의 흥분도 한층 더 증가시킬 수 있다고 한다.

전희의 시간은 표준이 없다. 문제는 부부의 성품과 생활적인 배경에 따라, 또 부부의 욕구에 따라 달라지는 것이다. 그러나 급히 서두르는 것은 좋지 않다. 경험이 적은 파트너를 위해서는 성교를 위한 준비에 30분 이상이 걸릴 수도 있다. 경험을 쌓은 후에는 10내지 15분으로 줄일 수 있다. 어떤 때는 아내의 욕구가 매우 강렬한 때가 있는데 이런 경우에는 시간을 더욱 단축시켜도 좋다. 성적으로 여성을 흥분시키는 전희에는 일정한 방법이 없다. 어떤 여자들은 유방을 애무하면 자극이 되고 또 어떤 여성들은 그렇지도 않다. 더군다나 여성은 감정이 주기적으로 변하기 때문에 어떤 경우에는 그 방법을 쓰면 쾌감을 얻으나 다른 때는 똑같이 해도 효과가 없는 수도 있다. 따라서 아내는 말로 직접 반응을 나타내고 무엇이 좋고 무엇이 싫고 이때 이렇게 해주고 그때는 저렇게 해주는 것이 즐거웠다고 말해 줌으로써 성생활은 더욱 풍부해질

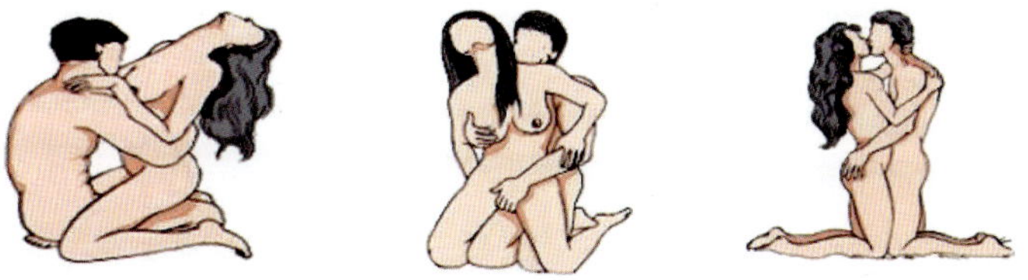

그림 7-10 애무.

수 있고 다양해질 수 있으며 만족도도 높아질 것이다.

전희는 성교를 시작하기 위한 준비 활동이다. 성문제 전문가들은 성기능 부전증을 가진 많은 남녀가 전희 중에 곧바로 삽입하려는 경향이 있기 때문에 전희에서 얻을 수 있는 쾌감을 누리지 못한다고 논문에 쓰고 있다. 전희는 일종의 애무로 성감을 높이는 ***가열행위가 아니라 성행위 자체의 구성요소이다***(**그림 7-10**). 남성이 가진 성행위 오해 중 '여성은 음경을 삽입하기만 하면 좋아한다.'고 생각하는 것이다. 성행위를 삽입과 사정만으로 파악하는 것은 근시안적이요 남성중심적 사고다. 왜냐하면 여성에게 높은 성적절정을 주려면 음경 삽입만으로는 부족하다. 여성의 음경의 삽입을 갈망하는 상태까지 여성을 유도해야 한다. 전희에 의해서 심리적 및 생리적으로 충분히 흥분하게 한 다음 삽입되어야 한다. 절정기의 성적절정의 높이는 흥분기의 전희를 얼마나 효과적으로 행하였는가에 달려 있다는 것을 알아야 한다.

3-1-1 전희의 과정

일반적으로 전희는 여성을 위해 필요한 것이므로 전희의 80%는 남성은 자극하는 쪽이요, 여성은 자극을 받는 쪽이다. 미국에서의 앙케트 조사에 의하면 전희에 소요하는 시간은 15~20분이나 여성의 반수 이상이 30분 이상의 전희를 바란다고 대답했다. 접촉 자극은 완만하고 부드럽게 시작하여 점차적으로 자극의 강도를 높이되 중단 없이 지속적인 효과적이다(**그림 7-11**). 그러나 사람에 따라 차이가 심하므로 대화로써 상대의 바라는 바를 사전에 알아두면 헛수고 없는 경제적인 성행위를 할 수 있다.

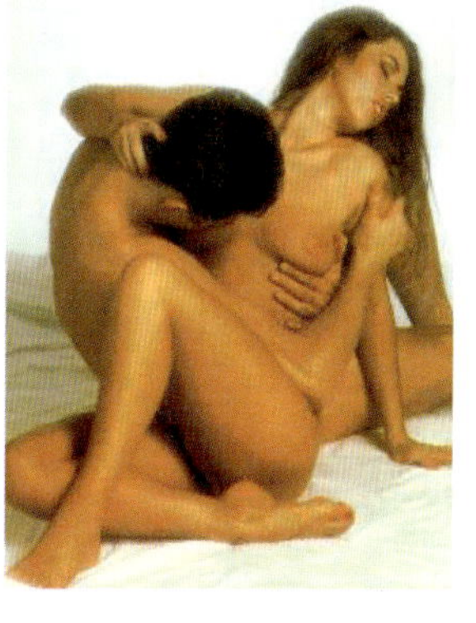

그림 7-11 애무 (sensual touch).

3-1-2 네킹 페팅 터칭

네킹이란 손에 손을 잡는 것, 팔을 상대방의 목이나 허리에 둘러 감는 것, 가볍게 입맞춤 하는 것 등을 말하며 그것은 자기의 애정을 파트너나 상대방에게 표현하는 수단이지만 성교에 대한 준비 과정이라고만 볼 수는 없다. 페팅은 네킹보다 한 단계 발전하여 가슴, 성기, 몸의 성적으로 민감한 부분을 애무하는 일, 키스도 진하게 하는 것이다. 이것은 만족한 성교를 위한 전희일 수도 있고 애정의 진한 표현일 수도 있다. 미국에서 혼전에 페팅을 경험한 여성이 전 여성의 90%, 키스나 포옹 외에 성기를 애무한 여성이 24%, 성기 접촉 정도가 17%, 성기를 입으로 빠는 일 경험이 2%로 되어 있다고 한다. 페팅은 충동적이고 순간적이기에 불결한 손에 의해 세균 감염의 위험과 질병 유발의 염려가 있으나 많은 젊은이들이 하고 있다.

네킹이나 페팅을 종합해서 터칭이라고 할 때 성행위에 있어서 터칭의 중요도, 터칭의 내용, 터칭의 활용성, 터칭의 기법, 터칭 자체에서 환희와 정감을 느끼는 면에서 남성과 여성은 많은 차이가 난다. 좀 심한 표현 같지만 어떤 여성은 사랑의 교환에서 70%가 터칭이며 30%가 성교라고 말하기도 한다. 좋은 성행위는 육체 접촉과 밀착감을 통하여 남성과 여성이 사랑하고 있다는 것을 확인하고 지금 사랑 속에 있다는 것을 기뻐하며 육체적으로 정신적으로 나 아닌 타인, 즉 남성 또는 여성 옆에 있다는 것을 실감하는 이를 성적절정으로 얻는 환희의 짧은 순간보다도 훨씬 중요하게 생각하는 여성이 상당수 있다.

네킹, 페팅, 터칭을 종합적으로 우리말로 하면 애무이다. 성의 교섭 중에서 가장 인간 냄새나는 부분, 그것이 즉 애무의 교류이다. 왜냐하면 인간이란 언어를 갖고 손을 자유자재로 구사할 수 있기 때문에 만물의 영장이 되고 있는 것이며 따라서 언어와 손을 자유로 활용하는 애무라는 행위야말로 진정 인간에게만 허용된 성의 행위라고 말할 수 있기 때문이다. 그러니 애무를 경시하는 것은 스스로 인간다운 성행위를 포기하는 것이다. 애무야말로 실은 성교의 중심이며 애무의 충실이 참다운 성교의 기쁨을 낳게 하는 것으로서 성기의 결합과 사정과 거기에 수반되는 성적절정이란 부분으로 이끄는 도화선이 바로 애무인 것이다. 언어나 성교하는 자리의 무드 만들기가 정신적인 애무라면 포옹, 키스, 손가락으로 하는 자극 등은 즉 육체에의 애무이다. 전희나 후희의 필요성을 남성들은 행복한 가정, 즐거운 성생활을 위하여 적극적으로 활용할 필요가 있다.

3-1-3 키스

전희에 있어 성감대 애무에 이어 실질적인 신체의 접촉은 키스와 함께 시작되며 가볍고 섬세한 접촉으로 시작하여 강하고 열정적인 키스로 흥분을 돋우어야 한다. 성행동 중에서 성교와 성감대 애무 다음으로 키스는 중요한 역할을 한다. 키스가 주는 감각은 너무나 좋고 너무나 강렬해서, 몇 시간이고 서로 키스만 하고 있는 사람들도 있다. 많은 사람들이 입으로 하는 행위 주변에 집중된 쾌감지대를 갖고 있다. 인간이 입으로 하는 활동에 아주 특별한 감각을 가지고 있다는 것은 분명하다. 그런데 키스는 아주 부드러운 기술이다. 아, 물론 열정이 달아오르는 순간이 있어서, 서로를 씹어 먹고 싶을 정도로 강렬한 느낌을 느낄 수도 있다. 그러나 대개의 경우는 너무 거칠게 키스를 하면 그 순간을 향상시키기보다 망쳐 버릴 것이다. 많은 사람들이 혀를 깊이 집어넣고 하는 키스를 즐기긴 하지만, 그렇지 않은 사람도 있다. 이런 사람의 입 안으로 억지로 뚫고 들어가려고 해서는 안 된다. 그러면 분위기만 깨질 수 있기 때문이다. 키스는 성행위의 중요한 일부분이고 결코 무시할 수 없는 부분이다. 특히 키스는 언제 어디서나 할 수 있는 것이기 때문에 더욱 그렇다. 호의를 갖는 남녀가 서로의 기분을 전하기 위한 최초의 의식이며 전희, 성교, 후희들 성교 전 과정을 통하여 키스는 애정을 표현하는 최고의 수단이다.

키스는 가볍게 상대의 입술에 접촉하는 가벼운 키스를 반복하여 두 사람의 성 흥분을 높여가고 분위기가 무르익고 감정이 안정되어 흥분이 고조되면 턱의 점막, 치아의 기부, 혀끝 등 감각이 예민한 부분을 자극하고 강하게 입술을 합치고 입 안을 탐색하며 혀를 엉키게 하는 깊은 키스로까지 발전시킨다. 여기서 프랑스식 키스 일명 "영혼의 키스"로 나간다. 깊은 키스는 전 여성의 50% 정열적인 여성의 80%에 행해지고 있다. 상대방 혀를 자신의 입 속에 빨아들여 야무지게 누르는 것이다. 키스도 입술과 입술의 키스뿐만 아니라 더하면 몸의 키스, 성기의 키스와 같이 범위를 넓혀가지 않으면 안 된다. 키스는 남자가 하는 일로 한정되어 있는 것은 아니다. 여자도 지지 않고 격렬한 키스 세례를 남자에게 퍼부어야 한다. 그 여자의 남자 성기에 대한 애무에 지지 않으려고 남자가 여성의 성기에 흡인 키스를 가하면 스스로 상호성기 키스가 연출된다. 키스를 입에 국한시키지 않고 몸의 민감한 부위를 키스로 자극하는 것은 성감대 애무 영역이라고 할 수도 있겠지만 성교 중에도 강렬한 키스, 즉 혓바닥을 상대의 입 속으로 깊이 밀어 넣는 것도 좋다. 흥분에 못 이겨 너무 강하게 목덜미나 귓불 근처를 빤다면 상처나 멍이 생기므로 주의해야 하고 유방이나 목 부위를 서둘러 키스하다 성기가 빠져 감흥을 감소시키는 일은 없어야 할 것이다.

3-1-4 유방 자극

유방 자극은 여성에게 쾌감을 주기 위한 것도 있지만 모성 본능을 일깨워서 마음의 안정을 느끼게 한다. 유방은 성적으로 둔감한 곳이지만 그 중에서 유두만은 여러 감각수용기가 집중되어 있어서 매우 민감하다. 유두의 발기 현상은 성적으로 고조되었다는 신호이므로 손과 입으로 유방과 유두를 부드럽게 자극하는 것이 중요하다. 유방전체를 손바닥과 손가락을 사용하여 상냥하게 때로는 강하게 애무하는 맛셀, 젖꼭지를 손가락으로 잡아당긴다거나 손가락 사이에 끼어 올리는 타포트맨, 손가락으로 젖꼭지의 표면을 가볍게 문지르는 것같이 미끄러지게 하는 라빙, 혹은 손가락으로 두들겨 주는 탓핑, 이런 손으로 하는 애무가 여자의 흥분을 날카롭게 높이는 것이 틀림없다(**그림 7-12**).

3-1-5 성기의 자극

전희의 마지막 단계이며 가장 적극적인 형태다. 음핵과 소음순은 가장 민감한 부위이므로 가장 부드럽게 자극할 때 가장 효과가 있다.

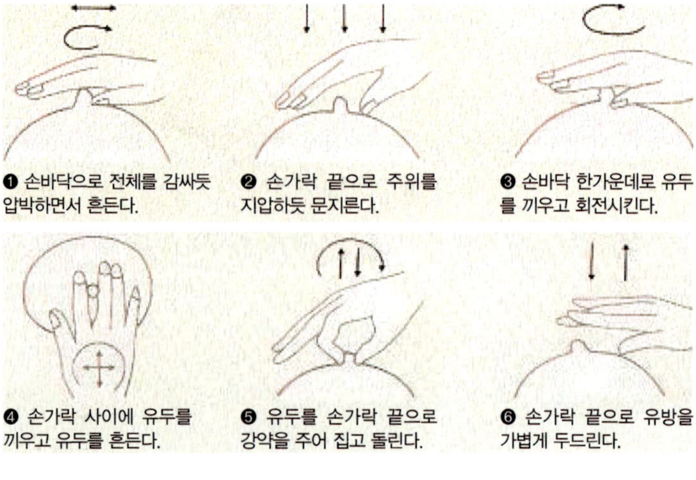

그림 7-12 가슴의 애무.

전희 중간단계인 성기자극에 있어서 자극에 능숙하지 못한 남성의 손가락은 여자의 음핵을 향해 가는데 현명한 남성의 손가락은 먼저 좌우의 소음순의 외측을 인지와 약지로 가볍게 끼고 중지를 좌우의 소음순 상단에 대는 것같이 하면서 브럿싱을 시도하며 때때로 손가락을 문질러 올리는 종점에 이르는 음핵의 끝을 중지로 가볍게 두들기며 압력을 가하거나 인지와 약지로 음핵을 좌우로 누르는 운동을 계속하여 되풀이하여 손가락 끝은 여자외음부에 젖어 있는 상황으로 소음순의 열려 있는 정도를 민감하게 느껴나갈 것이다. 음핵은 부드럽게 자극하면 쾌감이 수은주 오르듯 하나 거칠거나 강한 자극은 통증과 혐오감을 부를 위험이 있다.

음경의 삽입 없이 음핵을 재치 있게 자극하는 것만으로 성적절정에 도달하며 거기에 유두를 입으로 빨면서 자극하면 쉽게 성적절정에 도달한다. 음핵 자극법에는 몇 가지가 있는데 음핵 표피 기부를 손으로 집어 전후좌우로 흔드는 것과, 비로 쓸듯 손과 손바닥으로 가볍게 쓰다듬는 것과, 무릎으로 소음순에서부터 추켜올리면서 자극하는 법 등이 있다.

3-2 구순 성행위

구순 성행위인 커닐링거스와 펠라치오는 비정상적인 성도착증으로 간주되었던 때가 그리 먼 일은 아니다. 리하르트 몬 크라프트어빙은 1886년에 《성행위의 정신병리》라는 책을 출간하였는데, 커닐링거스를 하려는 도착적인 충동으로 아내를 혹사하는 남편에 대해 기술하였다. 그는 비록 커닐링거스와 펠라치오가 반드시 정신병적인 상태는 아니라고 인정했으나 이 무서운 행위들은 정상적인 방법으로 과도하게 쾌락에 탐닉한 결과 싫증이 나거나 무기력해진 호색한 남자들만이 저지르는 것 같다'고 말하였다. 구순 성행위가 도착증이라는 믿음은 미국의 거의 모든 주의 법전에 잘 나와 있다. 전형적인 조문은 '입을 다른 사람의 성기에 접촉하는 행위를 한 자는 15년 이하의 징역에 처한다.'로 되어 있다. 그 법이 그대로 시행되었다면 미국의 성인 중 감옥에 들어가 있는 사람이 밖에 나와 있는 사람보다 많게 되었을 것이다. 구순 성행위가 별나고 병적인 소수 개인의 비밀스런 악덕에 불과한 것은 아니라고 세상에 밝힌 사람은 킨제이였다. 그의 조사 여성 중 반수가 커닐링거스와 펠라치오를 경험하였으며 젊은 부인들과 대학 졸업 여성들의 경우는 그 비율이 약 60%에 달하였다. 그들은 또한 단순히 남편의 도착적인 충동을 감수하는 것이 아니라 이 색다른 성행위를 즐기고 있었다. 킨제이는 '오늘날 다시 성혁명이 일어난다면 그것은 구순 성행위의 실행 및 인정(認定)에 관한 것이다'는 주장은 옳은 말이다. 25세미만의 젊은이들에게는 구순 성행위가 성관계의 한 부분으로 진정 보편적인 인정을 받고 있다. 헌트는 이 변화가 획기적인 비중을 갖고 있다고 믿었다.

구순성행위는 그 자체로서 하나의 성행위 종류일 수 있으나 대부분 성교 과정 중 전희에 속한다고 볼 수 있다. 항문 성교나 동성애와는 구별된다고 하겠다. 인간이든 동물이든 가장 좋은 것에 대한 표현은 키스로 시작되는 경우가 많다. 어머니가 어린 아기에게 젖을 무리고 그 볼에 키스하는 광경은 명화 중에 명화일 것이다. 남녀 간에 성기에 대한 입술 키스는 부부간의 신뢰와 사랑의 표현으로 간주된다. 불결하다거나 윤리적 이유로 반대하는 사람도 더러 있다. 그러나 성기는 불결한 것이 아니다. 정액도 파트너가 성병이 없는 한 불결하거나 입을 댈 수 없는 것이 아니다. 사랑하는 부부간의 탐미적 성행동이 구순성교로 진행됐다면 좋은 현상이다. 성적인 쾌감도로 볼 때 구순성행위는 높은 경지에 속한다. 그러므로 구순성교는 부부 상호간에 사랑의 깊이를 확인하는 최고의 것으로 받아들여져야 하며 불결하다거나 혐오감이 든다고 거부하는 것은 옳다고 말하기 어렵다(**그림 7-13, 7-14**).

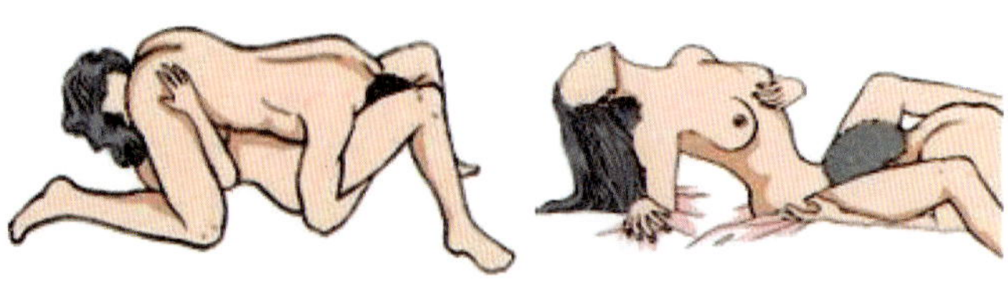

그림 7-13 구순 애무.

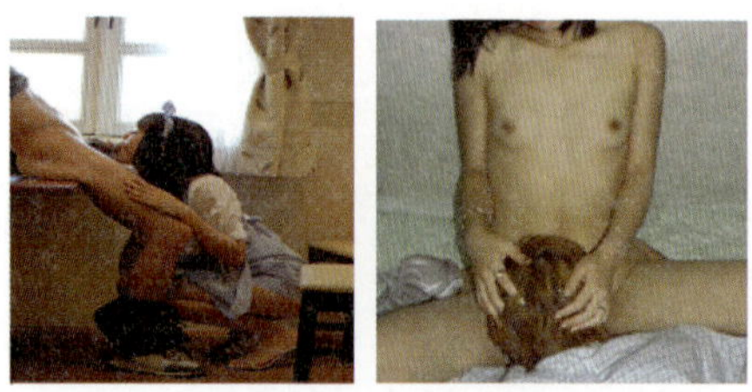

그림 7-14 구순성행위.

구순성교는 발기부전 남성, 오르가즘에 도달 못하는 여성, 능력을 잃은 남성, 쇠약한 노인에게 쾌감을 높이는 최상의 방법 중의 하나다. 성행위 연구과제 가운데 구순성교도 충분히 연구되어 보다 쾌감 높은 성교를 세계 모든 부부들이 할 수 있도록 자료 제공이 필요한 항목이다. 구순성교를 최상의 성교로 말할 수는 없으나 구순성교를 한다고 해서 천한 일이다. 비위생적이다, 더럽다고 생각하는 것은 오해다. 구순 성행위는 파트너를 사랑하는 마음과 연습이 필요하다. 입으로 페니스를 키스하는 것만은 아니다. 숙달되고 기분 좋은 입의 성행위는 보다 더 복잡하다. 그 속에 마술이 있는 것은 아니나, 입으로 움직이는 것은 자연적인 반응이지만, 더 진보된 것을 익혀야 한다.

강의를 듣는 학생을 대상으로 구순 성행위를 설문하였다. 구순성행위는 혀와 입술로 상대방의 성기를 자극하여 성적흥분을 유발하는 행위입니다. 당신의 생각은? 이란 설문의 예문으로는 사용하고 싶으며 상대방에게도 요구할 것이다, 나는 안하지만 상대방에게는 요구하겠다, 내가 상대방에게 해주고 상대방에게는 요구하지 않겠다, 상대방이 원할 경우 요구에 따르겠다, 기타의견으로 설문하였는데 남학생들의 대답은 사용하고 싶으며 상대방에게도 요구할 것이다가 48.1%로 대다수가 선택했고 어떤 학생은 "필수"라고 대답한 학생도 있었다. 상대방이 원할 경우 요구에 따르겠다가 30.7%였고 5.4%, 8.4%. 7.3% 였다. 기타의견을 보면 원하면 하겠다; 서로 잘 하고 있습니다; 나와 상대방 모두 자발적으로..; 하고 싶으면 하고 하기 싫으면 안 하면 된다; 서로 의견이 맞다면 해도 안해도 상관없음; 둘 다X; 별로, 서로 해준다, 서로 하고 있다; 강제로 요구하고 싶진 않지만, 해준다면 오케이; 서로의 기호를 보고 한다; 1번의 결과와 같지만 강압적이어선 안된다; 상황에 따라, 서로 해주는 것을 원하나 상대가 거부한다면 양보함 등의 대답이 있었다.

여학생들의 생각을 보면 같은 설문에 상대방이 원할 경우 요구에 따르겠다가 31.1%로 가장 높았고 그다음이 사용하고 싶으며 상대방에게도 요구할 것이다가 13.1%, 내가 상대방에게 해주고 상대방에게는 요구하지 않겠다가 9.8%, 그리고 4.9 였다(**그림 7-15**). 기타의견은 41%로 정말 해주고 싶지 않다; 서로 존중하는 선에서 필요하다면; 내가 하고 싶으면 하되 요구는 필요없다고 생각; 나는 안할 것같고 상대

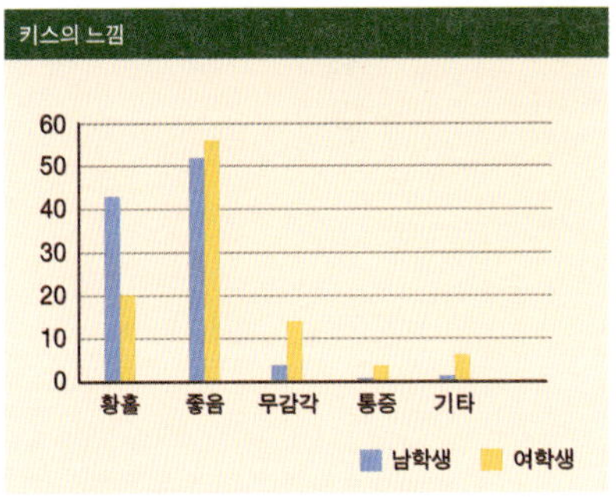

그림 7-15 구순 성행위의 빈도.

사용 : 사용하고 싶으며 상대방에게도 요구할 것이다.
요구 : 나는 안하지만 상대방에게는 요구하겠다.
요구무 : 내가 상대방에게 해주고 상대방에게는 요구하지 않겠다.
상대 : 상대방이 원할 경우 요구에 따르겠다.
기타 : 기타의견

방이 하고 싶어하면 허락; 사랑하면 괜찮을 줄 았았는데 하기 힘들었다(결국 안했음)요구한다면; 구역질 날 것 같지만 상대방이 원한다면 고려는 해 볼것; 무조건 따르겠다는 것은 아니고 충분한 대화 후; 원하지도 않고 상대방이 원하면 응하지 않겠다; NEVER!!; 싫어요; 지금은 해주고 싶다는 생각 안 든다; 안해줄꺼임!!; 굳이 원하지는 않지만 해 줄 수도 받을 수도 있다, 단 서로 사랑하는 사이라면; 안 한다; 잘 모르겠음; 불쾌할 것 같아 둘 다 싫다; 싫다 등의 부정적인 생각을 하며 일부학생은 서로 해준다, 좋으라고 하자는 거니까, 해주는데 불쾌하지도 않고 받는다고 딱히 좋은 느낌은 들지 않는다; 서로 사랑하고 원한다면; 정말 사랑하는 사람이 원한다면; 잘 씻고 라면 한번쯤 생각해 보지 과연...; 내가 해 주고 구순성행위를 위해 남편이 창녀촌을 방문하지 않았으면 좋겠다; 하기 싫을 것 같지만 내가 정말 좋아한다면 해 줄 수는 있을 지도; 해 봤는데 너무 좋다, 서로에게 사랑이 깊어간다; 내가 해주는 것을 선호하는 편은 아니고 요구하지는 않지만 상대방이 해 줄 때 기분이 좋다; 서로 원한다면 하겠다; 상대방이 원하면 해 주고 나도 원하면 요구하겠다; ; -_-경험 有 (해 주고 받고); 즐긴다 등의 긍정적인 사고를 갖고 있는 여학생이 의외로 많았다.

3-3 성교운동

성교는 음경을 질에 삽입하는 행동인데 질에 삽입하여 피스톤 운동을 단순하게 하면 잘하는 성교라고 볼 수 없다. 흥분 고조기에 위로 당겨진 음핵까지 자극되게 하려면 하나의 체위로는 어렵고 한 번의 성교에서 세 가지 정도의 체위를 사용해야 한다고 하는 성연구가도 있다. 성교 동작 여하에 따라 리듬에 충만한 다양한 기교가 여성의 성감을 높이고 남성을 만족하게 해서 두 사람이 즐겁게 된다. 성교 동작은 성적절정에 도달할 때까지 속도를 점차 증가하면서 질내를 왕복하는 음경은 율동적인 동작이 일반 형태지만 다양한 변화가 필요하다. 삽입 깊이의 정도와 음경 운동 각도 변화 등 성교를 통한 쾌감을 지속적으로 향유하기 위해서는 성교 중에 다양한 변화를 추구해야 한다. 대부분의 사람들은 성생활에서 성적절정에 도달하는 것만을 목표로 하는데 성적절정의 생리학은 비교적 솔직하고 직접적인 것이지만 심리학은 훨씬 복잡하다. 전문가들의 지적은 성적절정에 지나치게 관심을 둔다고 한다. 자신과 상대방에게 성적 절정감 강박관념은 성기능 장애를 가져올 수도 있다. 미국의 어떤 성전문가는 성활동을 성적절정에만 목표를 두지 말고 남녀가 함께 즐겨야 할 과정으로 보아야 한다고 하였다. 결과보다 과정에 초점을 두고 즐기면 성적절정은 부수적으로 얻어진다는 것이다.

3-3-1 전후 운동

앞뒤로 왕복 운동을 하는 것은 모든 성교의 기본이다. 빠르게 하느냐 늦게 하느냐의 속도 조절과 음경을 질에 부딪치는 듯 또는 문을 꽝 닫듯이 하느냐, 접착의 강도, 빠르게 부딪치면서 음낭으로 회음을 찰랑찰랑 부딪치게 하는 법, 들이밀 때는 음핵에 영향을 미칠 정도로 밀고, 뺄 때는 급하게 해서 변화를 주는 등 전후 운동에도 많은 다양성이 있다.

3-3-2 영합운동

상호운동으로 ***남편이 전진하면 여성도 전진하고 남성이 후퇴하면 여성도 반쯤 따라 후퇴***하는데 성교행위가 능숙해지지 않고는 힘든 운동이다. 여성이 허리를 들면서 영합운동을 하면 남성은 빠른 사정을 가져오나 여성은 상당한 허리힘이 들고 성적절정에 도달하기가 힘든 점이 있다. 이 운동은 한쪽에 정지하고 있는 전후운동보다도 마찰이 꽉 차서 자극이 배가되어 남성에게나 여성에게 좋아지는 장점이 있으나 상당한 연습이 필요하고 왕복 속도와 간격이 자칫하면 맞지 않아서 틀어지기 쉽고 음경이 자칫 이탈할 우려가 있어서 호흡을 잘 맞추려면 시간이 필요하다. 영합운동은 자칫 여성의 허리에 이상을 가져올 염려가 있으므로 충분히 흥분되어 짧은 시간에 두 사람이 절정감에 이를 수 있을 때 사용해야 한다.

3-3-3 압박운동

성교하면 전진운동만이 자신에게나 여성에게 기쁨을 주는 것으로 생각하는 남성이 많다. 남성은 빠른 사정만을 바라지만 여성은 충분한 흥분 그 흥분이 더 연장되기를 바라는 것이 보통이다. 이런 여성의 심리는 헤아려서 성교 도중 깊은 결합에 이르게 될 때 잠시 운동을 중지하고 압박감을 준채로 있는 것이 좋다. 보통 질 벽과 자궁 질부만은 마찰 자극에 둔하지만 압박 자극에는 강한 반응이 있고 왕복운동의 단조로운 반복은 오히려 성감이 식어가기 쉬우므로 압박정지 상태를 가하면서 음경과 음핵 소음순 괄약근과 은은한 접촉을 한다. 또 한 가지 여성의 흥분이 덜 되었다고 느낄 땐 몇 번 왕복운동을 하고 압착정지 상태에서 입으로 손으로 애무를 해서 흥분을 시켜 절정감을 일으킬 수 있을 때 왕복운동을 다시 하는 것이다. 이 압박운동은 늙어서 즐길 수 있는 법이기도 하다.

3-3-4 회전운동

성기를 삽입한 채로 오른쪽 왼쪽으로 몸으로 음경을 축으로 맷돌질하는 것이다. 이것은 남성상위에서 남성이 회전운동을 하는 경우와 여성상위로 여성이 위에서 회전운동을 하는 두 가지가 있다. 회전 운동은 전진운동에서 일부만의 접촉되는 것과 치골로 올라 가버린 음핵을 강하게 간접 마찰시키는 방법이다. 회전운동은 연속적인 마찰행위이기 때문에 복잡하고 강한 자극을 동반하는데 그만큼 흥분도도 급격하고 강렬해서 매우 효과적이나 마찰 행위는 어느 성교 순간에 행할 일이지 지나치게 긴 시간은 필요한 것은 아니다. 성교운동 방법도 흥분의 단계처럼 정형된 틀이 있는 것이 아니다. 무엇보다 파트너와의 대화로 상대가 바라는 것과 자신이 좋아하는 방법과를 조화시켜야 한다. 성생활에서 일방통행은 몸이 크게 불편한 장애자에게나 있는 일이라는 것을 기억해야 한다.

3-4 후희

후희는 성교의 만족도를 지속시켜 주는 행위이다. 성교 후의 포옹이나 애무는 남녀 간의 성적 만족도를 지속시켜 주고 파트너에 대해 신뢰감과 애정을 쌓이도록 한다. 흥분의 4단계에서도 언급했지만 후희는 남성과 여성이 매우 다르다(**그림 7-16**). 남성은 성적절정과 동시에 사정을 하면 흥분이 급속도로 식어버려 기분 좋은 수면에 휩싸이고 싶어진다. 여성은 흥분이 느린 속도로 향상 되다가 성적절정 상태에 도달하고도 흥분과 쾌감도가 완만하게 하향하므로 이 시간을 짝해 주고 호흡을 같이해 주는 것이 남성의 매력이며 의무라고 할 수 있다. 부부간에 있어서 성교의 만족이 어느 한쪽만의 요구대로 진행된다면 이로 인해

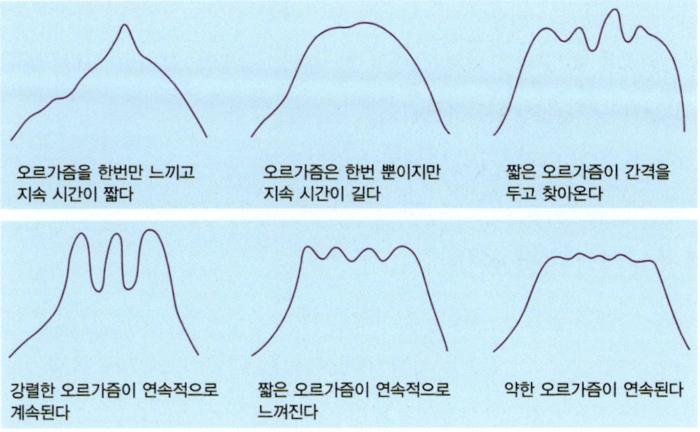

그림 7-16 여성 성감의 유형.
오르가즘이 지속된다.

틈이 생기고 파국을 자초할 위험이 있다. 미국은 4쌍 중 1쌍이 이혼하고 우리나라도 교육이 높은 젊은 층에 이혼율이 날로 높아가는 이때에 봉건시대에나 가능한 성의 일방통행은 있을 수 없는 것이요, 무 잘라 먹듯이 사정한 후 돌아누워 코 고는 성의 폭력은 심사숙고해야 한다.

어떤 남성은 직업 세계에서 시달리고 몸은 파김치가 된 상태에서 성교를 하고 자신에게는 전연 흥미가 없는 후희를 위해 고역을 치르라는 말이냐고 묻지만 후희를 할 수 없을 정도의 심신 상태라면 아예 성교를 시작하지 않아야 한다. 두 연인이 성교가 끝났다고 해서 곧바로 몸을 풀 필요는 없다. 몇 분동안 계속해서 서로 껴안으며 애무하는 것이 좋다. 작아진 음경이 서서히 질에서 빠져나오면서 많은 부부는 그대로 껴안은 채 깊은 잠이 들기도 하며 또는 자신들의 자리로 굴러 떨어지기도 한다. 후희의 중요성은여성의 흥분쇠퇴가 10~30분 걸린다는 것을 기억해서 성교의 마무리를 잘해주는 남성이 여성에게는 매우 매력적인 남성이 되는 것이다. 후희가 전희의 전주곡이 되게 하는 것은 젊은 부부들의 성행위요 마감으로서의 후희라도 성의를 다함으로 여성의 쾌감을 최대한 충족시켜 주는 것이다. 후희로서 성교의 마감을 잘하는 것이 행복한 성생활을 위해 필요하다.

4절 성교체위

성체위는 매우 다양하다. 문헌에 알려진 바로는 약 200여 종류로 알려져 있다. 그러나 많은 수의 체위가 요가라든지 하는 운동이 사전에 필요한 경우가 많아 성감의 고조가 감소하는 경향을 보이고 있다. 성감의 개발은 성감대에서 시작되므로 어려운 체위를 시도하려면 많은 제약이 따른다. 먼저 6가지의 체위를 알아보자.

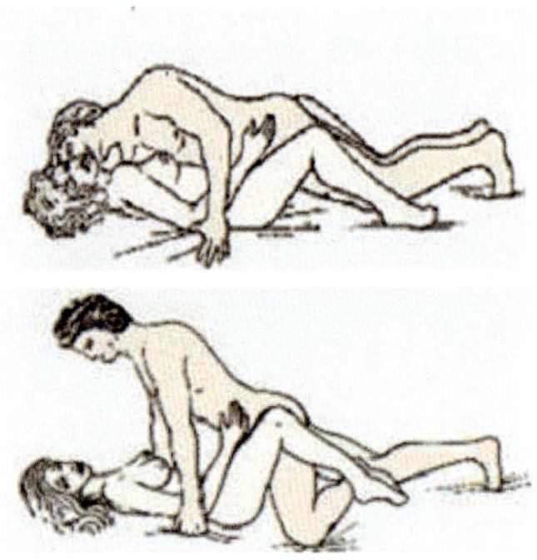

그림 7-17 남성상위의 일반형.

4-1 남성상위(정상위)

남성 상위는 인류가 성행위를 시작할 때부터 시작된 체위로서 모든 체위의 기본일 뿐 아니라 여성이 가장 즐기는 체위이기도 하다. 남성상위는 성교 기본을 숙달시키는 체위이며 변화가 단순하므로 신혼 때나 성경험이 적은 부부나 노약자에게 편한 체위이다(**그림 7-17, 1-18**).

4-1-1 남성상위의 장단점

남성상위의 일반적인 단점은 ***음경의 각도와 질의 각도가 불일치*** 하므로 이 각도를 맞추기 위해 하는 행동에서 신체에 부담이 크고 허리나 척추를 다칠 가능성이 있다. 또한 남성의 손동작이 부자유스럽고 여성의 능동적 참여를 어렵게 하며 삽입의 깊이를 조절하기 어렵다. 상대가 비만하거나 임신후기에는 안 쓰는 체위이다. 남성이 적극적이어야 하므로 사정을 참기 어려워 ***사정이 빠른*** 체위이기 때문에 체위의 변환이 필요하다. 남성상위에서 도입하여 남성상위로 마무리하게 되면 사정이 빠르기 때문에 성교시간이 매우 단축되므로 주로 다른 체위 변환 후 마지막으로 사정감각을 느끼면 다시 되돌아가 남성상위로 성행위를 마무리하는 마감체위로 사용해야 한다. 그러나 이점도 많다. 두 사람이 서로 애정을 확인하고 ***대화***를 심도 있게 하며 성적절정을 맞추는데 가장 적합한 체위이다. 또한 상대의 표정을 바로 읽을 수

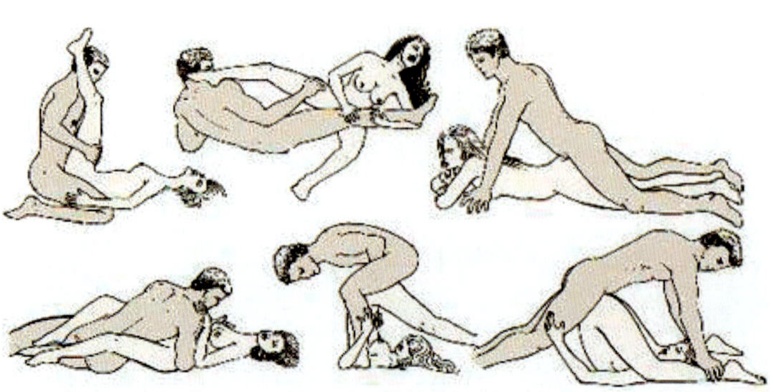

그림 7-18 남성상위의 변형.

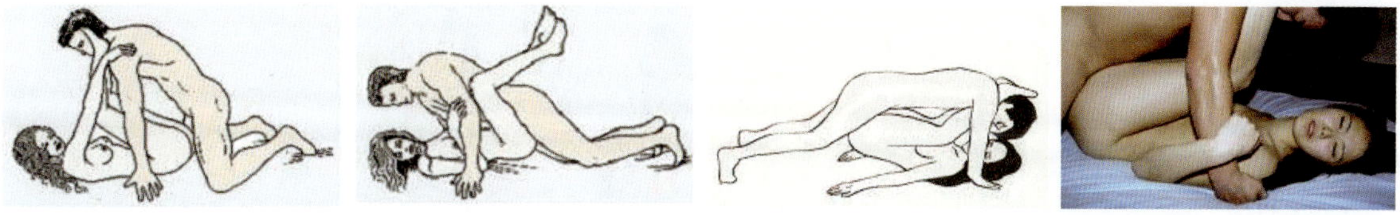

그림 7-19 굴곡위.

있고 숨소리나 고동도 바로 전해지며 자연스럽게 느끼는 체위이다. 키스, 귀와 목 유두의 자극이 가능하므로 성감대 자극에 유리한 체위이다. 피부 접촉 면적이 넓고 살결 마찰이 실감나며 임신의 가능성이 높은 체위이다. 부부의 칠할 이상은 남성상위로 성교를 끝낸다.

4-1-2 굴곡위와 체위변환

남성상위는 가장 리드미컬하게 움직일 수 있다. 남성상위는 각도의 불일치가 단점이므로 이를 맞추기 위한 변형체위로 굴곡위가 있다. 중국에서는 ***굴곡위***를 체위의 표준으로 삼고 있다(**그림 7-19**). 그래서 옛 중국의 춘화들이 체위하면 굴곡위를 다투어 그렸다. 한쪽 다리만 어깨에 걸치는 방볍, 두 쪽 다 걸치는 방볍, 두 다리로 남성의 허리를 감싸는 방법 등이 있는데 남성의 음경을 깊이 삽입할 수 있는 장점이 있는 반면 음경의 이탈 위험도 있다. 두 번째의 단점은 사정이 빠른 체위이므로 여성상위 등의 체위변환이 필요하다. 체위를 변환할 때는 삽입을 깊이 하여 변형 때 이탈되지 않도록 하는 것이 중요하다.

4-2 여성상위

인간은 권태나 싫증을 잘 느끼고 새로운 변화를 원하고 발전을 기도하기에 향상이 있는 것이다. 부부생활에 있어 단조로운 테크닉 구사는 성교 자체에 매너리즘에 빠지게 할 수가 있기에 성교체위의 새로운 발굴과 시도는 신선감을 주고 흥분을 돋우는 것이다. 여성상위는 결혼부부의 3/4가 때때로 많이 사용하는 인기 순위 2위의 성교체위다. 성을 남성이 지배하고 여성이 지배받던 시대에는 남성이 리드하고 남성의 의사에 의해 성행위가 진행 되었기에 남성상위(남편은 하늘 여자는 땅)가 전형적이었으나, 최근에 여성들이 성에 눈을 바로 뜨면서 남성주도의 성행위에 만족하지 않고 여성이 주도하여 자유롭게 움직일 수 있는 여성상위 자세를 즐기는 경향이 있게 되었다.

그림 7-20 여성상위.

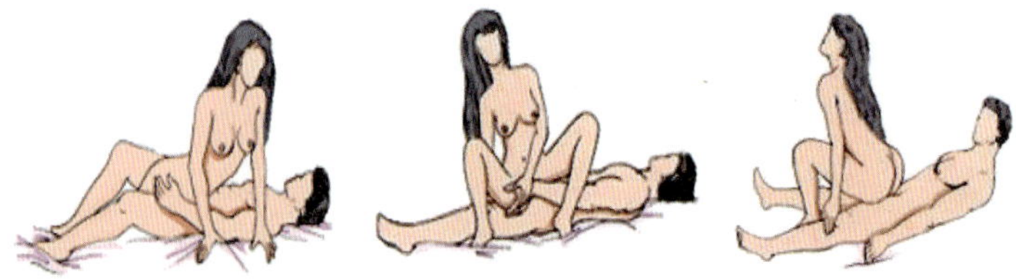

음경이 질내 삽입은 여성 뜻대로 깊게 혹은 얕게 할 수 있고 여성이 능동적으로 성교에 참여할 수 있으며 여성자신의 쾌감에 맞추어도 움직임, 속도, 심도를 조절할 수 있고 음핵 등 외음부를 남성의 치골에 밀착시킬 수 있고 특히 음핵자극을 좋아하는 여성은 가장 좋은 체위며 성적절정을 자신이 조절 할 수 있다(**그림 7-20**). 그러나 여성이 남성의 음경의 길이를 측정하기 어려워 ***음경의 이탈 가능성***이 있고 유방이 출렁이고 여성의 도취된 모습을 보인다고 하여 소극적인 여성들은 싫어한다. 즉 자기 몸위에 사랑하는 여인이 춤추며 흥분에 도취되는 모습은 남성에게 ***시각적자극***이 된다.

지속력에 자신이 없는 조루기미가 있는 남성이 여성상위 시도로 ***조루증을 치유***한 경우도 종종 있다. 여성 상위는 좌위상태에서 성기결합을 하되, 충분한 전희로 여성의 성감이 고조된 다음 시도해야 하며, 좌위에서 어느 정도 쾌감이 고조되었을 때 기승위로 바꾸어 여성에게 주도권을 주어야 한다. 기승의 자세에서 남성이 몸을 일으켜 앉으면서 다리를 벌리고 여성의 허벅지 부위를 당겼다 놓았다 하면서 벌려진 여성의 자궁 유방의 흔들림, 여성의 묘한 표정 등을 감상하며 사정시간을 연장시킨다(**그림 7-21, 7-22**).

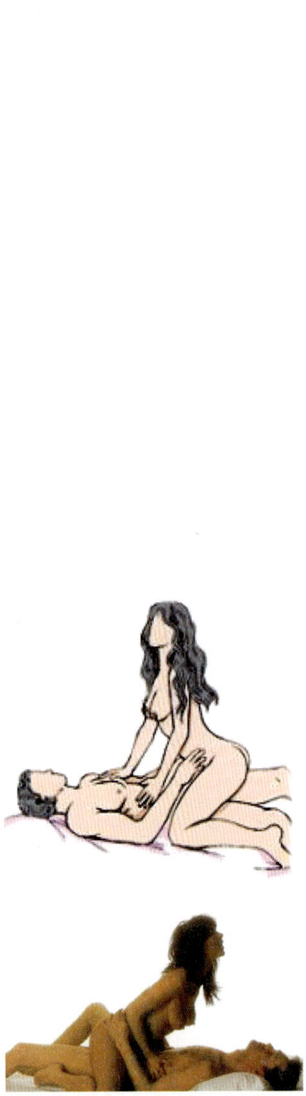

그림 7-21 남성의 시각적 자극.

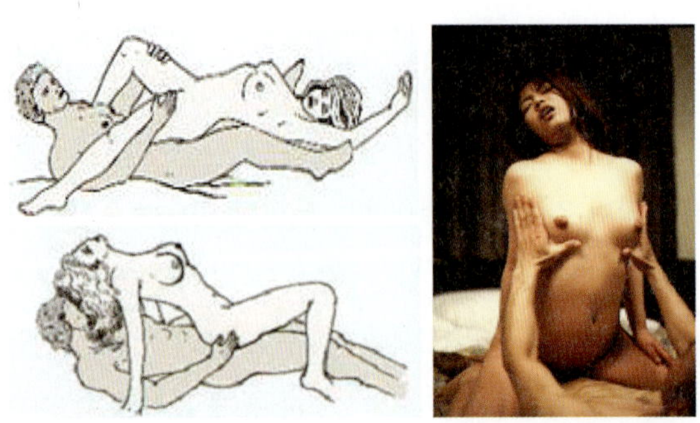

그림 7-22 여성 상위의 변형.

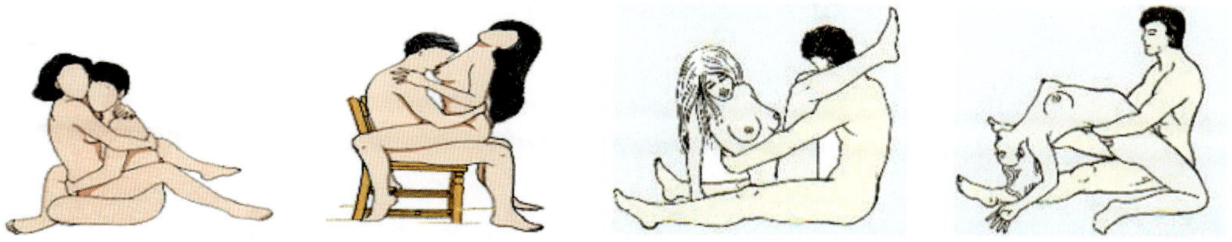

그림 7-23 좌위의 변형.

4-3 좌위

체위는 습관적인 점 개인의 성호의 문제도 있어서 어느 체위가 최고라고 일률적으로 말할 수는 없지만 인간의 체형, 성기의 위치, 각도, 크기, 등 생리적인 점을 고려한다면 남성상위 보다 좌위 쪽이 ***자연스러운 체위***라고 할 수 있다. 좌위는 ***몸의 각도***를 변환하는 것으로도 질 전벽, 질 후벽, 자궁입구 등 각 부위를 다양한 자극을 질에 줄 수 있다. ***심장과 허리 척추에 부담이 적고 체력 소모가 적으며***, 편안히 앉은 자세로 결합을 함으로 장시간 성교를 즐길 수 있는 장점이 있다. 어느 체위보다 밀착된 포옹을 할 수 있으며, 마음만 먹으면 ***어느 체위로도 변형이 가능***하다. 또한 남성의 손이 자유로워 ***여성의 성감대, 즉 여성의 유두에 자극을 주기 쉬운 장점***도 있다.

결점으로는 남성이 여성의 몸을 지탱하는 자세가 되기 때문에 남성의 몸의 움직임이 둔하게 된다. 여성은 성교를 시작하면 성교만 생각해서 흥분을 높이려고 눈을 감는다. 남성상위에는 가능하지만 여성상위나 좌위 등에서는 ***눈을 감는 것이 불가능***하다. 생리적으로 특별한 비만형이 아니면 성교 시 여성은 남성에 의해 중압감을 느끼지 않는다. 그러나 남성은 여성을 위에 올리면 ***중압감***을 느낀다. 성적절정을 느끼려면 남성상위로 체형을 변화하는 것이 바람직하다. 성적절정은 언제나 어디서나 동일한 것은 아니다. 체위가 다르면 다소는 새로운 감각의 성적절정을 체험한다. 성교체위 변형을 때때로 시도하면 체위에 따른 또 다른 새로운 감각의 성적절정을 체험할 수 있는 것이다(**그림 7-23**).

4-4 측위

측위는 전희 초기와 후희 때 많이 사용되고 ***느긋하게 서서히 성교를 할 때*** 사용되는 체위이다. 임산부나 비만형 남녀의 경우 부담이 적고 자궁에 충격을 주지 않기 때문에 태아에게 악영향을 걱정 않아도 되는 체위다. 이 체위로 성교 처음부터 끝까지 성행위를 하는 사람이 드물므로 정류소형, 잠깐 지나가는 형 이라고도 한다. 후희 때 대부분 사용하므로 안식위라고 하기도 한다. 양쪽이 피로하거나 건강이 좋지 않거나 비만할 때 사용한다. 키의 차이가 많이 날 때 이 체위를 좋아한다. 결점으로는 골반을 힘차게 밀착시키거나 음경을 깊이 삽입할 수 없다. 무언가 허전하고 자극이 불충분한 체위로 격렬한 율동을 하기 힘든 체위이므로 격렬한 율동 뒤에 잠깐 쉬는 체위로서는 안성맞춤이므로 부속체위나 성행위종결 체위라고 할 수 있다(**그림 7-24**).

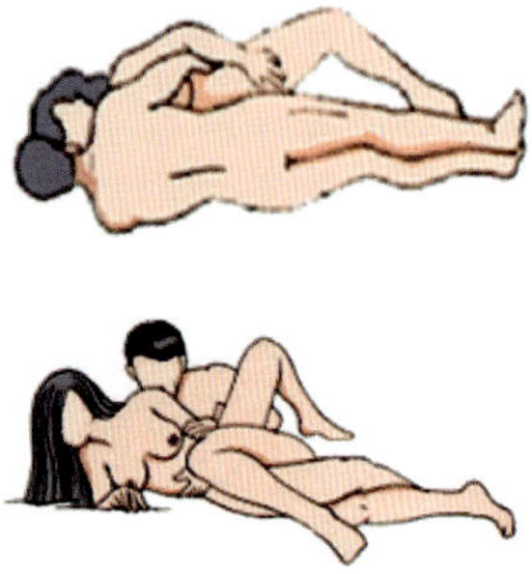

그림 7-24 측위의 다양성.

어떤 체위든지 성행위 중 고정시킬 필요는 없고, 측위는 전측위 후측위 할 것 없이 나름대로 가치가 있는 것이므로 그 체위의 장점이 무엇인가를 알아 취하고 장점이 다하고 단점이 나타나게 되면 다른 체위로 바꾸는 것이 좋을 것이다. 성교가 끝난 후 여성의 성감 하강과 밸런스를 맞추기 위하여 3~5분 정도 음경을 질에 삽입하고 가볍게 애무하거나 삽입한 채로 포옹하고 잠들고 싶으면 측위이상 좋은 체위가 없다. 수요는 공급의 어머니라는 격언처럼 측위도 성교 중에 필요가 있어 나온 것이니, 필요점을 찾아 활용할 가치가 있을 것이다.

4-5 후배위

후배위는 여자가 쭉 엎드려 있는 것과 엉덩이를 들고 있는 것 두 가지가 있는데 여성이 하반신을 바닥에 붙이고 엎드린 자세가 되면 음경과 질의 각도가 불일치해서 음경을 깊이 삽입하기가 어렵다. 여성의 배 밑에 담요라도 넣어 둔부를 올리면 삽입이 용이하다(**그림 7-25**).

후배위는 시각, 청각을 자극하는 체위라고 할 수 있다. 그러나 남성을 향하여 엉덩이를 내밀고 자신의 성기를 노출시키는 것은 ***여성의 수치심을 불러일으키므로 저항감이나 혐오감***이 없게 성체험이 얕거나 보수적 또는 경건을 좋아하는 여성들에게는 사용하지 않는 것이 좋다. 자칫 변태성욕이라고 생각하는 여성이 있다. 따라서 후배위는 갑자기 그 자세를 취하지 말고 성교체위를 바꾸는 과정에서 자연스럽게 나타내는 것 같이 하는 것이 바람직하다. 반쯤 일어서서 후배위에 왕복운동을 하면 여성이 많이 움직여서 그 반동이 직장에까지 자극이 가서 다른 체위에서 얻을 수 없는 쾌감이 있을 수 있다.

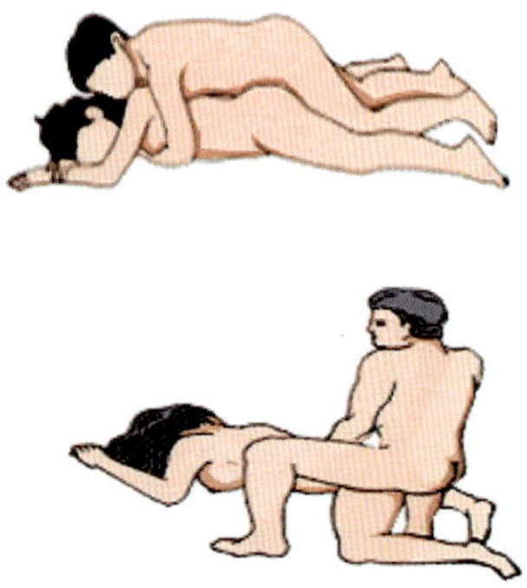

그림 7-25 후배위의 다양성.

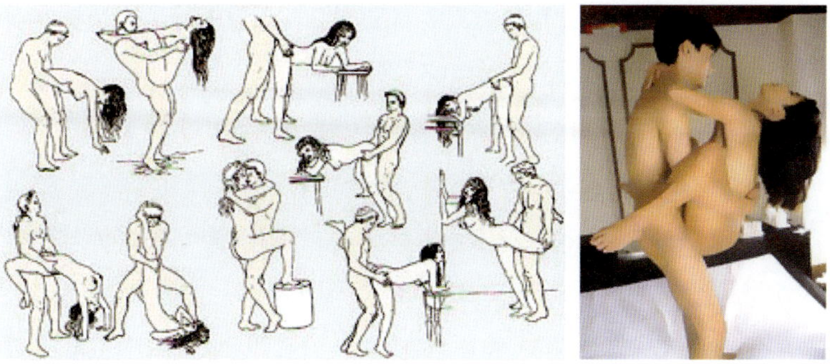

그림 7-26 입위의 다양성.

4-6 입위

두 사람이 선 채로 성기를 결합하는 체위로 서로의 ***성감이 상당히 고조되어 있거나 성경험이 풍부한 부부***가 아니면 시도하지 않는 것이 좋다. 입위는 보통 야외용이나 화장실용이나, 숏타임용이라고 한다. 성교 체위로는 상당히 불안정하고 결합도도 약하며 음경이 이탈할 가능성도 크고 왕복운동도 힘겨우며 남성이 여성을 전체로 들었다 놓았다 하기도 힘든 다. 여성의 한쪽 다리를 남성이 들어 올려 지탱하게 되면 삽입도 가능하지만 몸의 움직임이 자유롭지 못하다(**그림 7-26**). 입위는 침실을 떠나 욕실, 사무실, 야외에서 하는 성행위에 적합하다. 또 남자가 힘들면 옥내에서는 장롱이나 소파, 방의 벽 등에 옥외에서는 빌딩벽, 나무 등에 여성을 기대놓고 옷도 벗지 않은 채 야성적으로 남자다움을 표시하고 싶은 젊은이들이 많을 것이다. 입위는 부자연스럽고 불안정하고 주위를 두리번거려야 하기에 정신적으로 고조되어 흥분이 갑자기 높아져 짧은 순간에 플레이를 끝낼 수 있는 체위인지도 모른다. 단시간에 분위기를 높이는 전희적인 삽입체위로 연애 중에 비밀스럽게 빠른 접촉에 유용한 체위다.

4-7 소녀경의 구법

구법은 여성을 즐겁게 하면서 그 정기를 흡수하여 일곱 가지 희, 노, 우, 사, 비, 공, 경의 감정의 강한 흔들림으로 말미암아 생기는 질병의 원인을 없애고 여러 병의 원인을 잘라 버리는 강건법이다. 그 외 팔익이 있는데 남성의 강정법이고 여성의 질병과 고장도 고쳐주는 치료법이고, 칠손은 남성의 몸이 불편할 때 행하는 해가 없는 양생법이다. 24가지

체위는 참으로 건강을 바탕으로 하고 있으며 인간의 행복한 생활의 시발점에 착안하고 있는 체위이다.

용번(龍飜) : 사신 수 중앙 청룡의 용트림, 나는 형상, 호보(虎步) : 호랑이가 걷는 모양, 원박(猿搏) : 원숭이가 어깨에 걸쳐 있는 형상, 선부(蟬附) : 매미가 나무에 붙어있는 형상, 귀등(龜騰) : 거북이(구)가 하늘로 올라가는 형상, 봉상(鳳翔) : 수놈의 봉이 나는 모양, 토연호(兎吮豪) : 토끼가 가는 털을 빨고 있는 형상, 어접린(魚接鱗) : 물고기가 비늘을 문지르는 형상, 학교경(鶴交頸) : 학이 긴 목을 얽히게 하는 형상이 구법의 체위이다.

8 성 심리

1. 정상 및 비정상적인 성행위 2. 이상 성 행동
3. 성폭력(sexual violence) 4. 성기능의 문제

인간의 다양한 성행동을 정상, 비정상으로 구분하기 어렵다. 대부분의 사람들은 정상적인 성행동을 하지만 성도착이나 성 역할장애를 갖는 사람이 일부 있다. 청소년기는 충동적 성적 욕구가 생겼을 때 정상적인 욕구해소가 어려우므로 가까이 있는 대상과 사물에 따라 다양하게 표출될 가능성이 있다. 성기능의 이상을 성기능 부전이라고도 하는데 이것은 성교에서 오는 쾌감을 수용하는 기능이 저하되어 있는 상태를 말한다. 성에 있어서의 기능저하는 다른 생리적 질병이 주는 것과 같은 수준의 괴로움을 줄 수 있다. 활기찬 남성다움과 아름다운 여성다움이 온전한 성기능에서 근거하므로 성기능에 대한 올바른 이해는 건강한 성생활을 위해 필요하다.

1절 정상 및 비정상적인 성행위

1-1 정상과 비정상의 정의

사회적 및 도덕적 관점에서 다양한 인간의 성행위를 구분할 때 나타나는 개념으로 임상적인 관점에서 보면 심리적, 신체적인 건강상태를 포함하는 의미에서의 정상성을 기준으로 한 정의로써 성기능 부전자와 성기능 상실자를 비정상으로 구분한다. 그러나 신체적으로 정상인 경우에도 비정상적인 성행위를 할 수 있으므로 임상적인 면에서만 정상과 비정상을 구분하기 어렵다. 도덕 및 법률적인 관점에서 구분 해 보면 비정상적인 성행위 중 배우자 이외의 성교자는 범죄자인 경우지만 성행위에 국한시킨다면 정상적인 경우가 더 많으므로 일관성의 결여, 문화적 차이, 개인의 주관 등이 포함되어야 한다. 통계적인 정의방법으로 다수의 사람들이 사용하는 방법이지만 소수의 경우도 정상적인 성행위로 생각할 수도 있다. 그 외에 사회 문화적인 관점, 개인 간의 대인관계나 지방문화의 지방색 등이 관여한다. 성행위가 이루어진 내용을 고려해 보면 비정상적인 성행위란 하나의 관점으로 파악하기 어렵다. 따라서 위의 모든 관점을 고려해가며 보편타당하다고 인정하는 부분에서 정상과 비정상을 구분 지어야 한다.

1-2 사전적 정의

심리치료학회 사전에서 정의한 내용을 보면 '정상에서 벗어난 성행위라는 것은 혹자의 성에 대한 관심이 이성이 아닌 동성에 향하거나 다른 물체를 이용한 성행위, 또는 괴기한 상황에서의 성행위 즉 사체성교와 가학성 혹은 피학대성 성행위를 말하는 것'으로 되어 있다. 현재의 의견은 동성애를 인간사회에서 있을 수 있는 일로 규정하고 있으며 역사적으로 오래된 일로 비정상적인 성행위의 범주에 넣지 않는 실정이다. 이 사전의 내용을 수정하려는 운동이 일고 있다.

비정상적인 성행위 자들은 이성에 대한 성숙한 인간관계를 유지하는데 큰 어려움을 겪는다. 이러한 점을 고려한다면 비정상적이란 용어 보다 비전통적인 성행위란 용어로 변환하는 것이 옳다는 견해도 있으며, 변태라는 성도착이란 용어에서 ***성적일탈(deviation), 성적변이 (variation), 성적선택(alternative)***란 용어를 제시하기도 한다.

2절 이상 성 행동

성행동이 공격적이거나, 상대방의 동의 없이 강제로 이루어지거나, 사회적으로 인정되지 않는 행동의 경우를 말한다. 그러므로 사회적으로 비정상적인 성 행동으로 비난을 받을 뿐만 아니라, 불법적인 행동으로 타인에게 피해를 주게 된다. 성도착적 행동의 원인은 생리적, 기질적 요인도 배제할 수 없으나, 성장과정의 환경적 요인으로 발생되는 경우도 있다. 또, 청소년기의 특정한 행동이 성적충동을 해소시켜 주는 경험을 했을 경우 자신도 모르는 사이에 그 행동이 반복적으로 학습되고 강화되어 성도착증으로 발전하는 수도 있다.

개인차에 의해 다양성을 나타내며 인간관계 유지 어려움이 있다. 촉감의 여성보다 시각, 후각의 남성이 많으나 감염은 없다. 유능한 치료사, 정신과 전문의, 주사요법과 숙련된 카운슬링의 공동으로 개선할 수 있는 방법을 연구 중이다.

2-1 이상 성행동의 종류

이상 성행동은 비정상으로 성적 대상을 선택하거나 비정상적인 행동에서 성적 만족을 얻으려는 시도로 나타나는데, 이들은 자신의 성적 감정을 적절히 해소하는 방법을 몰라 엉뚱한 방법으로 표출하기도 하고, 여러 음란 매체를 통해 보이는 성 행동을 정상적인 것으로 생각하여, 자신을 시험해 보고 싶어 하다가, 자신도 모르는 사이에 습관이 되어 결국 노출증, 관음증, 가학증, 피학증, 접촉도착증 음란전화 등의 성도착증으로 발전하게 된다.

2-1-1 상대 성 도착증

이 기괴한 상황의 성애는 대개의 경우 ***저항이 없거나 미미***하다는 것에서 나타난다. 소아를 대상으로 한다면 저항이 미미하고 동물을 대상으로 하여도 애완용이라면 저항이 없는 경우가 흔하며 시간 역시 저항이 없다. 음란전화도 대상의 저항이 없으며 여러 상황도 자신의 의도대로 상대와는 관계가 없는 경우이다.

소아성애(pedophilia) 소아성애는 어린 아이를 대상으로 하여 성적인 흥분을 느끼는 경우를 말한다. 아동학대로 불리기도 하며 사춘기 이전의 아동들과의 성행위를 선호하는 것을 말하는데 어린이에 대한 병적인 성적 관심은 옛 그리스에서 나타난 남성 동성애자가 어린 소년을 상대로 하는 pederasty라는 동성애의 변형으로 간주되기도 한다. 법적으로 가장 문제가 되는 도착증으로 소아(13세 이하)와의 성행위 또는 성적 상상으로 성적 만족을 느끼는 경우로 대부분이 남자이며 중년 이후에 잘 나타난다. 성행위 상대를 어린이로만 선택하므로 강간범의 행위보다도 사회에 큰 충격을 주는 범죄행위이다(**그림 8-1**).

동물성애(zoophilia) 동물 편집적 성도착증으로 잘 알려진 동물성애는 동물을 성적 흥분의 대상으로 하는 경우이다. 사실상 역사적으로 오래된 성행위로 이에 대한 벽화가 전해지기도 한다. 실제 동물과 성행위를 하여 만족하는 경우와 단지 상상을 통하여 성적 만족감을 얻는 경우의 두 가지가 알려져 있다. 동물을 상대로 한 성행위는 bestiality(수간)라 한다. 수간은 성적인 흥분을 위한 대상으로 인간이 아닌 동물을 선택하는 것으로 동물과 성교를 하거나 동물로 하여금 자신의 성기를 핥게 하거나 문지르게 하기도 하는 행위이다. 가장 흔히 사용되는 동물은 자기가 키우고 있는 애완용 동물인 경우가 많다. 사용되는 동물

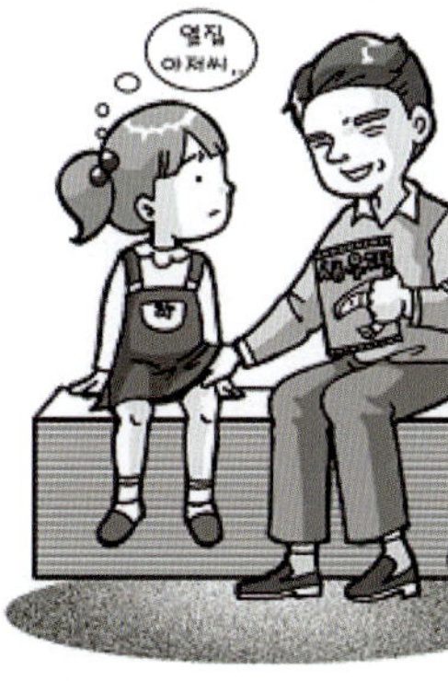

그림 8-1 소아성애.

은 소, 양, 개들이다(**그림 8-2, 8-3**). 사춘기에 동물과의 성애를 갖다가 정상적인 성행위로 돌아온 사람들의 사례도 나오고 동물과 성행위만을 평생 하는 자들도 있다(말과 성교하려다가 뒷발에 채였다는 이야기나 개와 성관계를 맺고 살았다는 옛날이야기들이 꾸민 이야기만은 아니라는 것을 상상할 수 있다.).

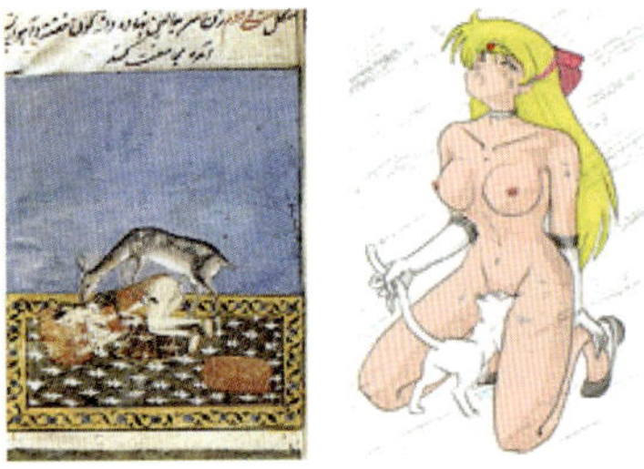

그림 8-2 벽화와 만화에서의 동물성애.

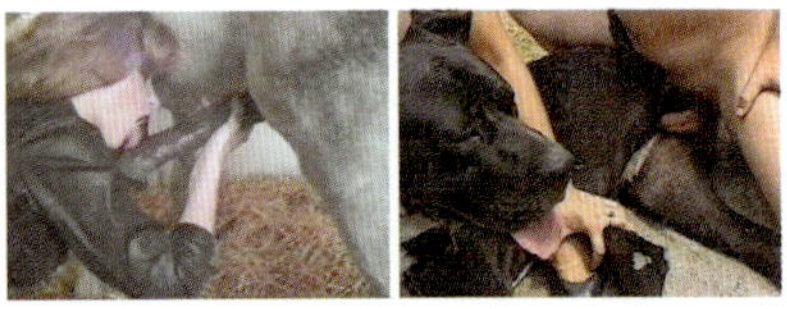

그림 8-3 동물성애의 실제상황.

시간증(necrophilia) 시간증은 성적 대상을 시체로 하는 경우를 말한다. 시체와 성교하는 경우는 시간이라 한다. 이러한 상태의 남성은 여성에 대하여 혐오감과 공포심을 갖고 있을 가능성이 있다. 그들이 유일하게 안심할 수 있는 여성이란 죽은 여성인 셈이다. 시간적 도착자는 대부분의 사람들이 시체를 보면 섬직한 느낌이 드는데 이들은 시체에 매력을 느껴 시체와 성행위를 한다. 의학적으로는 시체가 되면 모든 육체가 굳어 버리는데 굳어버린 질과 성행위를 한다는 것은 어렵지만 사회의 역사에서 사랑하는 여성이 죽었을 때 방부제를 이용하면서 성행위를 했다는 것이 꽤 많이 나타나는 것은 사실이다.

2-1-2 가학증과 피학증

가학증(sadism) 가학성애는 상대방에게 고통을 가함으로서 쾌락을 얻는 행위로 sadism이라고 한다. 이는 성적흥분을 얻기 위해 동의하지 않은 상대에 대하여 반복적, 의도적으로 심리적 또는 신체적 고통을 준 적이 있는 경우 나타난다. 또한 성적인 흥분을 위해 동의한 상대방에게 가벼운 상처를 주고 괴롭히면서 고통을 주는 것이 애용되거나 유일한 방식일 때나 성적 흥분에 도달하기 위해 동의한 상대방에 대해 광범위하고 지속적인 혹은 치명적일 수 있는 강간, 난폭한 성행동, 성적 살인 등의 신체적 상해를 가하는 경우에 가학증으로 진단한다(**그림 8-4**). 발로 차기, 물어뜯기, 채찍으로 때리기, 손으로 이곳저곳 때리기, 지독한 욕지거리 등이다(**그림 8-5**). 원인은 ***어린 아이가 부모의 성행위 장면을 목격했을 경우 성행위에서 아버지의 역할이 어머니를 구타하는 것으로 보이고 어머니는 고통의 신음소리로 들려진 것이 내적 심리에서 억압되어 있는 경우 나타난다.*** 또한 정을 받지 못하고 자랐거나 불신 속에서 억압을 받은 경험이 있는 사람에게 나타나기도 한다. 이의 개선 요법에는 심리적 억압상태를 풀어주는 ***역동심리법***과 반복적인 학습을 통하여 완화시키는 행위요법 중에서 ***중화요법***을 사용

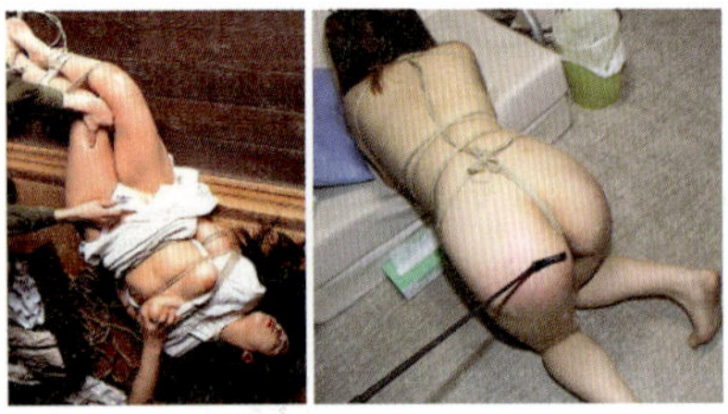

그림 8-4 가학증.

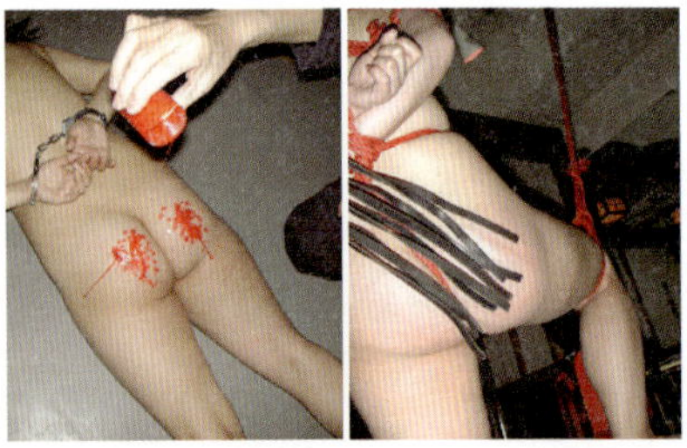

그림 8-5 가학증.

한다. 중화요법은 성적흥분을 가학의 상상 속에서 느끼게 한 다음 나체사진 등을 이용하여 여성에 대한 성적 자극을 느끼도록 유도하는 방법이다.

피학증(masochism) 이와 반대로 피학대 도착증이 있는데 이것은 자신의 육체적 고통을 받음으로써 성적인 만족을 얻는 경우를 말한다. 마조히즘이란 오스트리아의 소설가 작헤르 조호가 쓴 소설(모피를 입은 비너스)에서 비롯된 말이다. 소설의 주인공이 이성으로부터 신체적, 정신적 학대와 고통을 받음으로써 성적 만족을 얻는 이상 성욕의 성도착증에 걸려 있었기 때문에 심리학자 크라프트 에빙은 그러한 성도착자를 마조히스트 그러한 성도착증을 마조히즘이라고 불렀다. 마조히즘은 이성에게 정신적으로나 육체적으로 학대를 받을 때 성적 쾌감을 느끼는 심리 상태를 말하는데 넓은 의미로는 직접적인 성적 쾌락을 탐닉이라는 범주를 벗어나 자신의 극기적 수련이나 금욕적 생활을 통하여 종교적 표준을 달성하려는 고해까지를 포함한다고 주장하는 학자도 있다. 원인은 ***어린 시절 일찍 자위를 경험했을 때 포경인 상태에서 무리하게 자위를 하면 통증이 오고 그 다음에 성적 쾌감이 오는 것이 잠재의식 속에 내재되어 있을 경우 나타난다.*** 또한 어린 시절 성적인 장난을 하다가 들켜서 심한 벌을 받은 것이 원인이 되어 나타날 수도 있고, 성을 죄악시하는 사람들이 심리적으로 처벌을 받고자 하는 경우도 있다. 가학증과 마찬가지로 남자에게 많고 주로 성인 초기에 시작된다(**그림 8-6**).

가학피학증(sadomasochism) 성도착증 중 상대방을 괴롭히거나 자신이 괴롭힘을 당함으로서 성적인 쾌감을 경험하는 사람들이 여기에 속한다. 새도 마조히스트가 무서운 것은 합의한 또는 묵인한 연기에서부터 전혀 알지 못하는 사람의 실제 쾌락 살인까지 할 수 있는 무서운 증세다.

2-1-3 근친상간과 절편음란증

근친상간(incest) 한 가족 내의 상호간의 성관계 혹은 가까운 친척 즉, 너무 가까운 혈연관계이므로 결혼이 법적으로 금지된 사람들 간의 성관계를 말한다. 문학, 신화, 민속설화, 독재를 유지하는 수단으로 나타나기도 한다. 오이디푸스 콤플렉스나 신라의 성골제도가 이에 속한

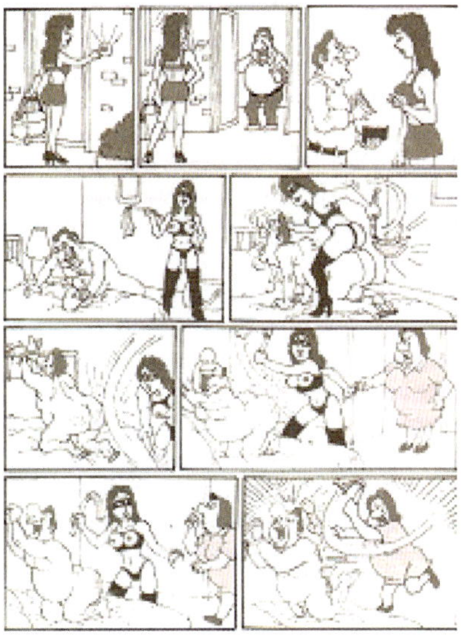

그림 8-6 피학증.

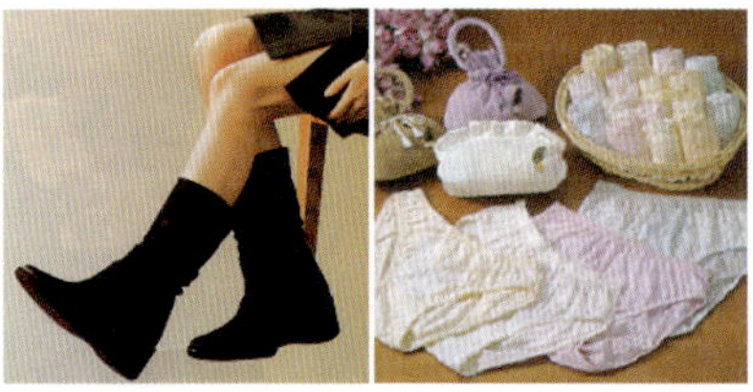

그림 8-7 절편음란증.

다. 현재 미개한 지역이나 사회적인 인간관계를 맺을 수 없는 저속한 수준의 가족에서 나타난다. 한국에서도 자주 나타나 매우 우려되는 상황이다. 근친상간적 욕망이란 개인이 의식적으로 인식하든 그렇지 않든 지간에 가까운 친척과 성적인 행위를 하려는 충동을 말한다.

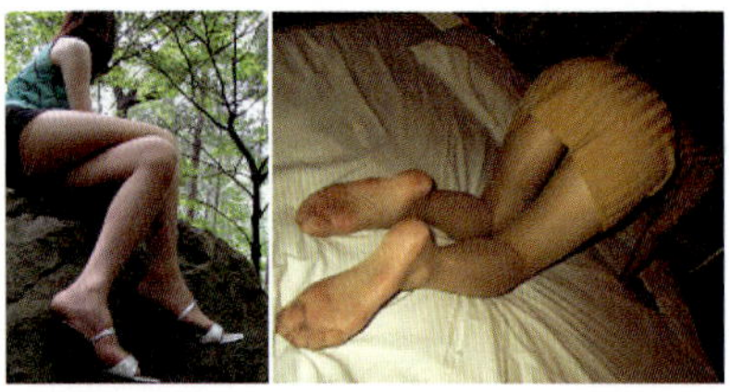

그림 8-8 절편음란증.

절편음란증(fetishism) 물질 편집적 성도착이라 말하는 절편음란증(節片淫亂症)은 ***성과는 직접적인 관계가 없는 사물***에 성행위의 관심을 보이는 것으로 그 물건의 예는 검은 장화, 붉은 내의, 여성의 속옷, 굽 높은 구두, 특이한 의상, 스타킹 등이다(**그림 8-7, 8-8**). 드물게 여성의 신체 일부인 ***머리카락, 손톱, 음모*** 등을 수집하기도 한다. 신체의 부분-가슴, 다리 등에 성적 흥분을 보이는 경우를 partialism이라 한다(**그림 8-9, 8-10, 8-11, 8-12**). 이의 원인으로는 ***자기가 매력을 느낀 여자로부터 거절당할 것을 두려워하여 자기 마음대로 통제할 수 있는 대상에서 성적 집착을 보인 경우이다.*** 이증의 개선 요법으로 ***행위요법***인 ***혐오감 반사법***과 ***전기충격법***이 개선 효과가 좋다고 알려져 있다. 혐오감 반사법은 좋아하는 물건에 오물을 묻혀 기피하게 하는 방법이다. 전기 충격요법은 좋아하는 물건을 준 뒤 성적흥분이 도달했을 때 전기로 충격을 주어 좋아하는 물건을 기피하도록 유도하는 방법이다.

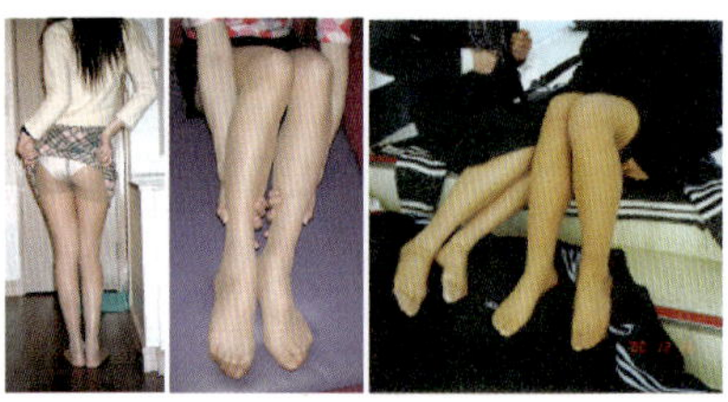

그림 8-9 부분 도착증 (다리).

2-1-4 매료 성도착증

관음증(voyerism) 관음증은 절시증(scoptophilia)이라고도 하며 타인의 성행위나 나체를 엿보는 행위 혹은 성적인 흥분을 얻기 위한 목

그림 8-10 부분도착증 (가슴).

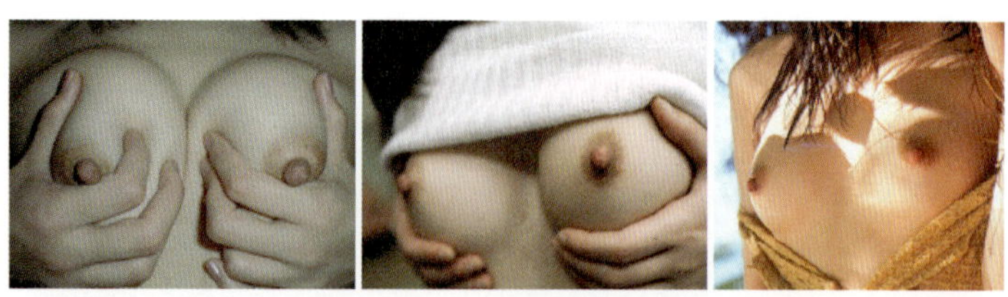

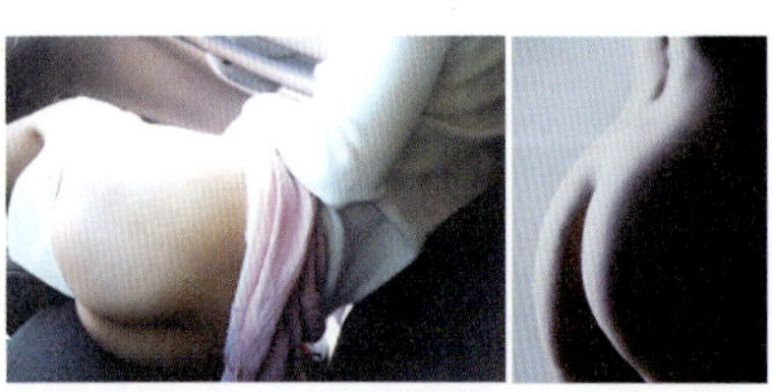

그림 8-11 부분도착증 (엉덩이).

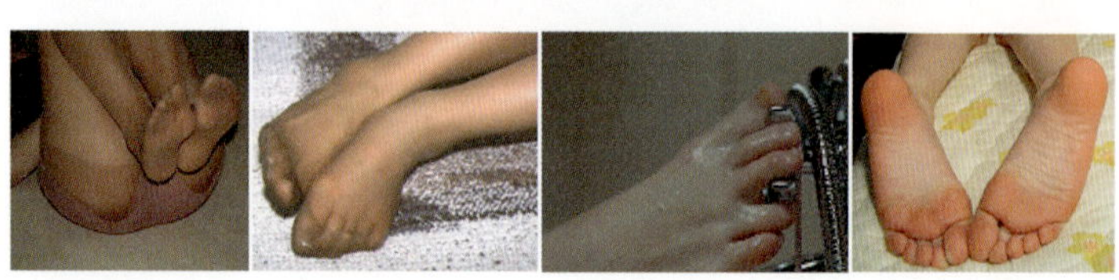

그림 8-12 부분도착증 (발).

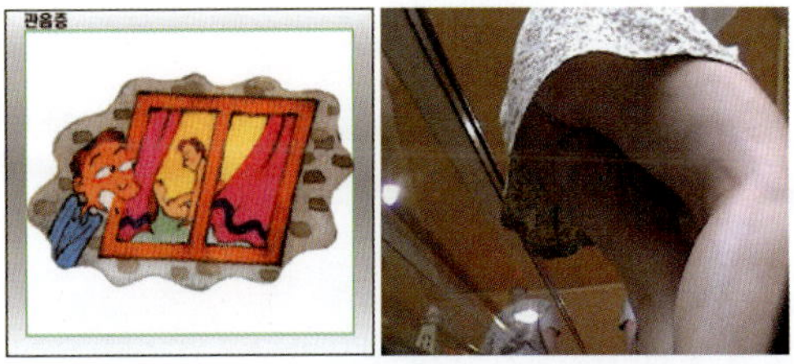

그림 8-13 관음증.

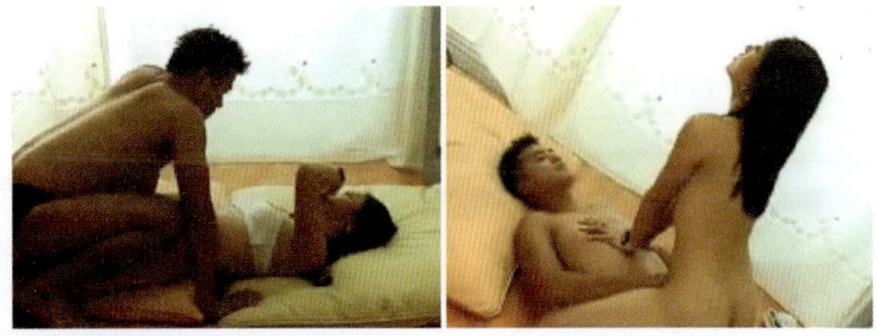

그림 8-14 몰래카메라.

적으로 모종의 모험을 의도적으로 행하는 사람을 말한다. 경계하지 않고 있는 사람들의 나체, 옷을 벗는 행동 또는 성행위를 반복해서 훔쳐보는 것에 대한 욕구로 공상을 반복하거나 그에 따라 행동하는 것이다. 이의 원인은 ***여자에게 거절당할 것의 염려 없이 자신은 숨어 있는 채로 성적 충동의 만족을 느끼는*** 증으로 대개가 성적 열등감에서 비롯된다. 대상자와의 성행위를 요구하지 않으며, 훔쳐보는 것만이 성적 흥분에 도달하는 유일한 방법이다(**그림 8-13**). 관음증은 에로틱한 대화, 에로틱한 사진을 보는 것, 음란전화를 거는 일, 스트립쇼를 보는 일, 포르노 비디오를 감상하는 일 등도 일종의 관음증이다(**그림 8-14**).

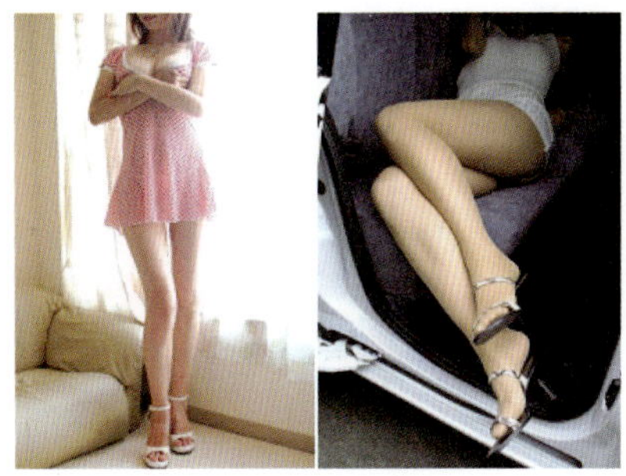

그림 8-15 여성의 과잉노출.

노출증(exhibitionism) 대중 앞에 나서기에 광분하는 사회에서 노출이 많이 생기는 시대에 나타난다. 옆이 트인 옷이나 속이 비쳐 보이는 옷, 또는 목둘레가 깊이 파인 옷을 입는 여성과 밀착성 바지를 입는 남성은 이 증세의 가벼운 경우일 것이다. 또한 속옷을 입지 않는 여성의 경우나 창문을 닫지 않고 습관적으로 옷을 입었다 벗었다 하는 사람도 이러한 경향이 있는 사람이다(**그림 8-15**). 그러나 이 증세는 성적인 흥분을 경험하기 위해 낯선 사람에게 자신의 성기를 노출하는 행동으로 상대방이 놀라거나 당황하는데서 성적 흥분과 극치 감을 경험한다. 대체로 여자가 홀로 거닐거나 여자가 자신을 피하기 힘든 장소에서 일어난다(**그림 8-16**). 자기 자신에 대한 열등감, 불안 등의 인격형태를 지니고 있고, 이성에 대한 열등감 때문에 관심을 끌기 위해서 노출 증상을 나타내는 경우, 남자의 경우 자신이 남성적인 역할에 적합하지 않다고 느껴서 자기 성기를 남에게 보임으로써

그림 8-16 노출증과 비웃음.

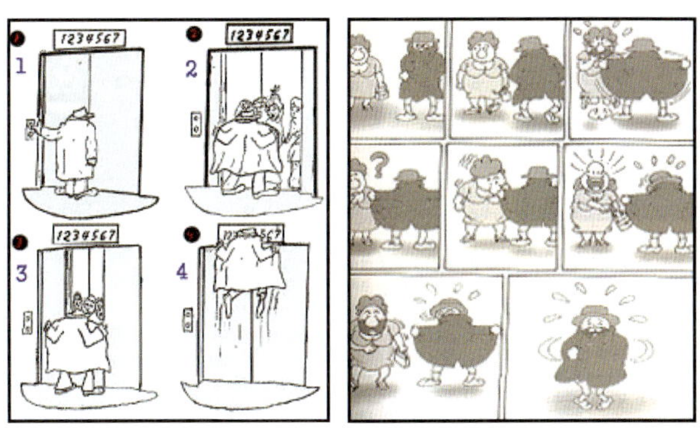

남성적인 면을 나타내 확인하려 하는 것, 이성에게 충격을 줌으로써 남자다움을 과시하고자 하는 심리이며 주로 사춘기 이후에 나타난다. 남성임을 과시하고 싶은 과시적 성격이나, 열등감에 사로잡혀 있거나 소심하고 내성적인 성격의 소유자에게 많이 발견된다.

이 노출증에 대한 대처 방법으로는 상대방의 무관심과 대수롭지 않게 여김에 좌절을 하고, 여자가 ***놀라지 않거나 무시***해 버리면 실망해 버린다. 피해자의 처지에서는 상대와 거리를 유지한 다음, ***무시***하는 것이 최선이라 한다. 특수한 경우를 제외하고 노출증은 강간범으로 발전하지는 않는다. 따라서 ***충고***나 ***꾸짖음, 질책***이 효과를 볼 수도 있다. 관음증이나 노출증 등은 모두 법적으로 처벌받게 되어 있다.

음란전화(obscene phone call) 이는 노출증과 유사한 면이 있다. 희생자가 놀라거나 충격을 받거나 혐오감을 갖거나 하게 되면 자신은 자위행위를 통해 성적인 극치 감을 느끼게 된다. 대부분 대인관계에 자신이 없는 사람이 상대방에게 자신이 알려질 염려가 없는 전화나, 통신 등의 매체를 이용하여 성적 욕구를 해소하려고 하는 경우이다. 주로 외설적인 표현을 사용하여 상대가 불쾌감과 공포를 갖게 되며 동일한 알려지지 않은 상대에게 반복적으로 사용하는 경향이 있다. 그러므로 음란전화를 받았을 때의 첫 대응이 중요하다. 일단 표적이 되게 되면 반복될 공산이 크므로 첫 음란전화에 감정적인 대응을 하지 않는 것이 중요하다. 조용히 무시하고 전화를 끊는 것이 좋고 다시 벨이 울려도 받지 않는 것이 좋다. 귀가 멀어 말을 못 알아듣겠다는 듯이 반문하는 것도 효과적인 방법이 될 수 있다. 심해지면 물론 경찰이나 전화국의 도움을 받아 해결해야 한다. 이러한 일탈 성행동을 보이는 남성이 희생자를 물리적으로 공격하는 일은 드물다고 한다.

기타 그밖에도 어떤 성도착증 범주에도 속하지 않은 것으로 분변애증, 소변애증, 오랄리즘 등이 있고 최근에 청소년층에서 나타나는 것 중 유기용매를 흡입하여 의도적인 질식 상태에 빠져 산소결핍으로 인해 변화된 의식 상태에서 성적인 쾌감을 추구하는 매우 위험한 성도착증도 있다.

2-1-5 약탈 도착증(강간, rape)

폭력에 의해서 성이나 사물을 탈취했을 때 욕정을 느끼는 경우다.

탈취하는 측과 탈취당하는 측의 역할을 상상하거나 연기하거나 한다.

강간은 공격성과 음란성이 결합되어 있는 행위다. 강제로 성교를 하기 위해 육체적 힘을 사용하든가 심리적인 협박 또는 성불가능한자(정신병과 장애자)를 통해서 자기만의 성적 욕구를 충족시키는 행위를 말한다. 남성의 성행위가 호르몬 안드로겐의 영향으로 공격성을 포함하고 있어서 정상적인 남성의 성행위와 강간자의 동기 사이에 차이를 분간하기 쉽지 않다. 필자의 강의를 듣는 학생들도 50%의 남학생들이 충동을 경험했다고 답하였다. 현재의 연구에서 유형만 분류했을 뿐이다. 게브하아드는 강간이 갇혀 있던 성욕의 폭발적인 표현으로 나타난 행위로 성행위와 육체적인 폭력, 즉 폭력이 우선이며, 여성에 대한 적개심이 있을 때 나타나는 형으로 학대 도착자로도 분류하는데 이것을 ***폭력형(assaultive)***이라 한다. 여자를 성적만족 대상으로만 가치를 인정하고 성행위를 위한 이용물로 간주하는 ***비도덕적 깡패형(amoral dilinquent)***, 음주가 선행된 상태에서 여성과 성행위를 하는 ***음주형 강간자(drinking aggressor)***, 여성을 주관적으로 존경 받을 여성과 천한 여성으로 가르고 천한 여성을 무시하고 강간이나 폭력이 정당하다고 생각하는 ***이중 표준 강간자(double standard aggressor)***로 분류했다. 이는 남성다운 패기의 결여되어 있거나 부족함을 느끼고 남성다움을 확인 못한 과시형 남자로 남성추구형강간자(masculine identity rapists)라고 한다.

2-1-6 의상도착증(transvestism) 및 성전환증(transsexualism)

의상도착증(transvestism) 남자가 성적인 흥분과 쾌감을 경험하기 위해서 상습적으로 여자의 옷을 입는 경우를 말한다. 여성적인 남성에서 보일 수 있다. 의상 도착증은 성도착증 범주에 넣지 안고 성역할의 비정상행위로 보는 견해가 있고 가정파탄, 어리석은 아버지, 어머니의 전횡들이 원인이라는 학설도 있다. 의상 도착자들은 대부분 남성이며, 그러나 여성 의상 도착자들이 남장을 해도 주위에서 이상스럽게 보지 않는 것은 이 때문인지도 모른다.

성전환증(transsexualism) 이차 성징이 정상적임에도 자신의 성을 부정하고 이성의 성을 희망하는 경우를 성전환증이라 한다. 자신이 해부학상 여자이어야 하는데 무언가 잘못되어서 남자인 것처럼 보이

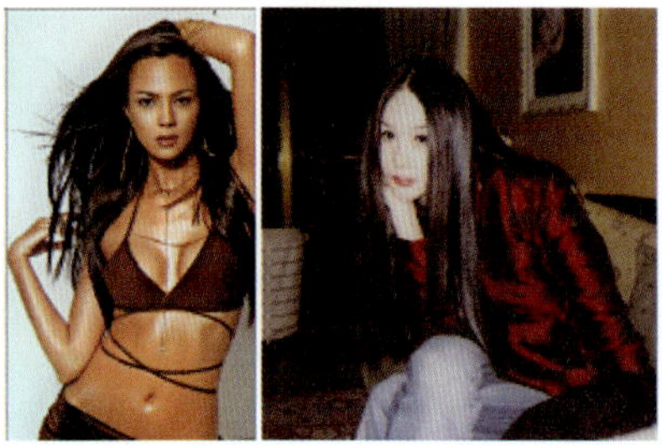

그림 8-17 트랜스 젠더.

는 것이라고 믿는 자들이다. 그로 인해 현재의 성의 특징을 없애려 하고 반대의 성으로 인정받으려고 힘쓰며 이 욕망이 극에 달하면 성전환 수술을 받기도 한다(**그림 8-17**). 수술은 인조음경을 만드는 것이 인공질을 만드는 것보다 어려워서 여성이 남성으로 전환하는 것이 남성이 여성으로 전환하는 것보다 수술 후 몸에 대한 만족도가 못하다 한다. 주로 성주체성 장애로 인하여 생긴다. 즉, 성을 형성해 가는 과정에서 이상이 생겨 자신의 성 주체성을 부정하고 이성을 성을 원하게 되는 것이다. 마음의 성과 몸의 성이 일치하지 않게 된 것이다.

남→여 성전환 수술은 먼저 호르몬 요법으로 호르몬을 투여하고, 가슴 수술, 수염 전기 분해로 제거, 목젖 제거, 목소리 훈련, 음경과 음낭 제거 성샘피부만 남겨 질 벽으로 이용, 6개월 정도의 요양기간, 인조 질 강에 확장기를 장치하여 수술한다. 문제점은 외형만 유사하게 고쳤을 뿐 질 내 윤활액, 임신, 월경, 난자 생산 불가능, 심리적 반응, 만족도의 저하 등이 나타난다.

여→남 성전환 수술은 더욱 어려워 수년의 입원이 필요하지만 수술의 방법은 먼저 호르몬 요법으로 남성호르몬을 투여하고, 유방과 내부 성기 제거, 음순의 표피 이용하여 음낭, 인조음경을 음핵 위에 덮고 인공 지주의 장착하여 수술한다.

2-1-7 다양한 이상 성행동

접촉도착증(frotteurism) 혼잡한 지하철이나 버스 안에서 자신의 음경이나 손을 옷을 입은 이성의 신체 부위에 비벼대는 욕구나 공상 또는 실제 행동에 옮기는 행위이다. 이들 환자의 경우 이러한 방법이 성적 만족을 얻는 유일한 경우가 많다. 이들 대부분은 매우 소극적인 성격이며 고립되어 있는 사람에게서 주로 나타난다. 모르는 이성의 신체를 만지거나 자신의 신체를 밀착시키는 행위가 이에 속한다. 상대방과 그 이상의 성적 관계를 시도하는 경우는 드물다. 치한이라는 말로 익숙한 개념이다.

배우자 교환(swinging, wife-swapping) 결혼한 부부가 서로 배우자를 교환하여 성경험을 갖는 것을 말한다. 솔로몬 제도의 주민들에 대한 보고가 있다. 흔히 불륜이라고 부르는, 혼외 관계와 다른 점은 당사자 부부가 이러한 불륜을 서로가 인정하고 있다는 점이다. 숨어서

하는 불륜보다 공개적으로 하는 배우자 교환을 더 도덕적이라고 생각한다거나, 결혼에 방해가 되지 않는다고 생각하는 특징이 있다. 익숙한 부부 사이에서의 교환과 남모르는 부부 사이에서의 교환 등이 보고되어 있다.

교역 도착증 매춘부도 아니요 남창도 아니면서 돈을 목적으로 하지 않고 오직 성적 쾌감을 얻기 위해 매춘부나 남창의 흉내를 내는 증상이다. 매춘부나 남창으로 변장하여 고객과 얘기를 할 수 있는 유로 텔레폰 콜을 이용하기도 하고 매춘부처럼 남자를 유혹해보고 유혹 당해 봄으로써 성교행위 전의 행동에서 쾌감을 느끼는 도착자들인데 근묵자흑(近墨者黑)으로 이들 중 일부는 매춘부가 되기도 하고 남창이 되는 수도 있다.

사이버섹스중독 인터넷 중독은 충동조절장애의 일종으로 마약이나 알코올중독처럼 심각한 정신과적 질환으로 간주되어 치료해야 한다는 주장이 빈번히 제기되고 있다. 인터넷 중독은 우울증, 양극성 기분장애, 분노, 자기비하감 등의 정신과적 문제를 일으키며 그 결과로 실직, 이혼, 파산, 고립감 등을 초래하기도 한다. 뿐만 아니라 인터넷 중독자는 '중독적 인격'으로 변해 약물중독이나 알코올중독 등에 쉽게 빠진다. 인터넷 중독 중 가장 흔한 것이 사이버섹스중독인데, 성인채팅룸에서 만난 상대와 온라인 섹스나 폰섹스 등에 탐닉하는 것을 말한다. 온라인 섹스를 위해 거의 매일 성인채팅룸을 찾아다니는 경우, 다음번엔 보다 나은 온라인 섹스 파트너를 만나 더 큰 성적 쾌락을 느낄 수 있을 것으로 기대하는 경우, 온라인섹스가 종종 폰섹스나 실제섹스로 이어지는 경우, 자신의 섹스 상대방(아내, 남편, 애인)에게 온라인 섹스사실을 숨기는 경우, 온라인 섹스에 대해 죄책감을 느끼는 경우, 온라인 섹스를 하는 도중 자위행위를 하는 경우 등은 이 이상성행동으로 진단한다. 사이버섹스의 성적 쾌감을 더 선호해서, 실제 섹스를 차츰 멀리하게 된다.

원조교제 용돈을 주는 대신 여학생을 섹스의 대상으로 삼는 성인 남자와 쉽게 돈을 벌 수 있다는 점을 이용하여 자기의 성을 상품화시키는 여학생 사이에 맺어지는 바람직하지 못한 교제를 원조교제라 한다. 성인 남자가 어린 여학생을 원조 즉 도움을 준다는 의미에서 원조교제라는 이름이 붙여진 것이다. 문제점은 청소년들은 아직 분별력이 부족하고 성인들은 무분별한 음성적인 일본의 문화를 모방하고 있다. 생활정보지에 이러한 것을 광고 내고 이용하는 사람들이 있어서 주의가 필요하며, 정부나 시민단체의 감시가 있어야 한다.

성중독, 색광증(sexual addiction, satyriasis, Don Juanism, nymphomania) 과도한 성욕을 통제할 수 없는 남성과 여성의 경우를 각각 이른다. 성행동을 강박적으로 추구하는 사람을 이른다. 상대방을 끊임없이 바꾸어 가며 무질서하게 성행위하는 경우도 알려져 있다. 희곡 속의 돈주앙이나 역사 속의 연산군이 그 예일 것이다. 성중독자란 표현을 사용할 수도 있을 것이다. 허무함, 우울, 불안감을 경감시키는 수단으로서 술이나 마약 대신으로 섹스를 이용한다는 식이다. 끊임없이 자위행위를 시도하든지, 기회가 있을 때마다 성적인 접촉을 시도하려고 한다든지, 공격적인 성적 충동을 강박적으로 느끼는 등의 통제할 수 없는 과도한 성욕을 지닌 사람들의 행동이 프로게스테론 계열 약물의 투여로 크게 개선되더라는 보고가 있다. 페노디아진 같은 도파민의 활동을 방해하는 물질이 색광증 남성의 성욕을 크게 감소시켰다는 보고도 있다.

2-2 이상 성행동의 개선요법

미국 같은 나라에서는 많지는 않지만 성도착증 치료 경험을 가진 유능한 치료사도 있고 성기능 장애치료에 경험이 많은 정신과 전문의들도 있다. 타인을 위험에 빠뜨리게 하는 성도착증에 유효한 치료법은 주사요법과 숙련된 카운슬링의 공동치료다. 많은 성도착증 환자들은 치료를 원하지 않는다. 범죄와 관련이 있을 때 대개 강제적으로 정신과 의사에게 온다. 그러나 치료에 대한 동기가 없어 적절한 치료가 어렵다. 환자가 협조하면 정신치료와 약물치료로 효과를 볼 수 있고, 원인되는 성기능 장애에 대한 보조치료도 사용된다. 성욕이 과다하여 위험할 때, 자위가 심할 때에는 성욕을 감퇴시키는 약물을 투여할 수도 있다. 무엇보다 예방이 가장 중요하며 예방은 소아기 때 성교육과 부모교육을 통해 가장 잘 수행될 수 있다.

2-2-1 역동심리법(psychodynamic approach)

억압된 잠재의식 속의 심리 갈등을 현실에 노출 시켜 절망하는 상태로부터 벗어나도록 유도하는 방법이 ***역동심리법***이다. 부전증이란 병리현상으로 그 안에 내재되어 있는 것인데 이것이 표면에 들어난 것 뿐이라는 인식을 주는 방법이다.

2-2-2 행위요법(behavioral approaches)

행위요법은 ***학습***에 의한 습득을 시키도록 유도하는 요법으로 역동심리법 보다 효과적이고 치료 시간의 단축도 가져올 수가 있다. 행위요법의 예를 보면 혐오감 반사법과 전기쇼크법은 절편 음란증에 유용하고 중화요법은 학대도착증을 나타내는 경우 유용한 치료법이다. 또한 남자다운 행동의 학습, 말투, 걸음걸이, 여자 나체 사진의 이용, 여자에 대한 관심 유도하는 행위요법은 성전환증의 치료에 효과적이다.

3절 성폭력(sexual violence)

3-1 성폭력이란?

대부분의 성폭력(sexual violence)은 여성에 대한 성폭행으로 함축하고 있다. 그 이유는 어떤 사회에서나 성폭행의 희생자가 대부분 여성이며 피해의 정도가 점점 심해지고 있기 때문이다. 강간, 여성과 어린이에 대한 성적학대가 서구사회에서는 오래전부터 사회경제, 교육적인 측면에서 문제가 되어 왔다. 우리나라도 사회가 서구화되어감에 따라 점점 성에 관한 문제들이 많아지고 있으며 강간을 비롯한 다양한 성폭력의 형태들이 나타나고 있다. 강간(rape)의 정의는 정신적 장애, 무능, 육체적 의존성이 없는 사람에게 강압이나 강요 혹은 사기로 성기를 타인의 성기, 항문 또는 신체의 어느 일부분에 불법적으로 삽입하는 경우를 말한다. 일층 악화된 강간이란 무기를 사용한 경우, 성병이나 임신 등의 육체적 상해를 입힌 경우, 집단 폭행한 경우, 13세 이하의 어린이에게 행한 강간의 경우를 말한다. 성폭력의 범주는 비단 강간뿐만 아니라 상대방에게 정신적, 육체적 피해를 주었다면 어떠한 형태든 그것은 마땅히 처벌의 대상이 되는 것이다.

3-2 성폭력의 원인

성폭력은 남성에게 내재하고 있는 고유한 본능이다. 만일 미개한 곳에서 억제되지 않고 산다면 성적인 욕구가 만족되지 못할 때는 언제나 강간을 저지르게 될 것이다.

성폭력은 어린 시절에 성적충격의 과거력을 가지고 있으며 이로 인해 자존심이 손상되고 무기력해져서 자신을 고립시키고 사회적 관계 특히 성인이 된 후의 성관계에 문제가 있게 된다. 그러나 일반적으로 성폭력을 강간으로만 생각해서는 안 된다. 언어, 접촉, 폭행 등으로 상대방에게 직접적인 정신적, 신체적 상해를 가하는 것들이 성폭력에 포함되기 때문에 원인들도 다양하게 나타난다. 성폭행은 사회적인 문제, 성적인 문제, 폭력이나 정신질환 등 여러 가지 요소가 복잡하게 얽혀 있어, 단순히 한 가지 요소만 이야기하기는 어렵다. 원인을 살펴보면 첫째는 왜곡된 사회적인 분위기, 둘째는 정조관과 순결론, 셋째는 남녀의 불평등 구조, 넷째는 왜곡된 성문화, 다섯 번째는 성교육의 부재 등을 들 수 있으며 개인마다 차이가 있어 더 다양한 원인들이 있다.

여러 가지 학설이 성폭행의 원인으로 제시되고 있는데 성폭력성사회(rape prone society)의 학설을 설명하면 다음과 같다. 남성은 힘이 세고 폭력을 휘둘러야 강인한 남자로 인정되고 여성은 임신, 출산하는 나약한 인간으로 인정되는 사회, 즉 남성과 여성의 역할이 이미 정해져 있어 사회에서 책임을 묻지 않게 되는 경우이다. 남성에서 성적인 문제가 생기면 '남자가 그럴 수도 있지'라고 쉽게 용서되지만 여성에게서 이러한 문제가 발생하면 피해자는 여성이 되어 처녀일 경우에는 인생을 망치게 되고 결혼한 여성일 경우에는 이혼을 당하여 결국은 주위로부터 외면당하게 되는 사회를 말한다. 더욱이 성폭행을 당한 여성은 그러한 일에 대한 모멸감과 수치심 등에 휩싸여 자신이 파멸되고 더렵혀졌다고 생각하고 누가 자신을 폭행했는지 에는 별로 관심이 없으며 다만 주위의 사람들의 시선에 더 많은 관심을 갖게 되고 그러한 환경을 벗어나기 위해 몸부림친다. 가해자뿐만 아니라 주위의 사람들이 그 여성에게 위로와 안정을 주는 것이 아니라 잘못을 여성에게로 돌려서 다른 형태의 또 다른 가해를 하는 그러한 사회가 바로 '성폭력성사회'이다.

3-3 성폭력의 유형

성폭력에는 단순한 언어폭행에서부터, 성적희롱, 성기노출, 어린이 성추행, 강간, 근친강간, 직장내성폭행, 데이트강간, 강도강간, 윤간, 아내강간, 위계에 의한 강간 등 다양하며 최근에는 음란전화를 통한 성폭력과 컴퓨터 통신을 비롯한 사이버섹스를 통한 성폭력 등 사회가 발전하는 추세와 맞추어 계속해서 다변화되어 가고 있다.

3-4 성폭행의 법률적 고찰

성폭력 후 생존자에 대한 의학적 처치 중에는 후에 재판에 계류되면 유용하게 될 피검 물을 채집하는 일도 포함된다. 비록 고발하거나 기소할 생각이 없다 하더라도 모든 피해자에서 이러한 자료들을 수집할 수 있는 기회는 단 한번뿐이며 피해자는 후에 마음을 바꾸어 고발할지도 모른다. 이 자료들은 생존자의 증언을 뒷받침하게 되며 또 한편으로는 죄 없는 피의자가 무고하게 기소되는 것을 예방할 수 있다. 명백한 외상이 있을 때에는 사전에 동의를 얻은 후 사진을 찍어 의학적 기록의 일부분으로서 보관해야 한다. 정충의 확인, acid phosphatase(ACP)의 분석, foreign antigen에 대한 조사 그리고 피해자의 신체나 의복에서 음모나 이물질에 대한 감정 또한 관례적으로 해야 한다.

3-5 성폭행 처치

생존자에 대한 의학적인 처치는 육체적 손상의 치료, 성병과 임신의 예방, 위기중재의 시작, 법의학적 증거물과 자료의 수집들을 포함하고 있다. 성폭행 피해자는 홍수나 화재에서 살아남은 사람과는 달리 가끔 피해에 대해 의심을 받거나 책망을 들을 때가 있다. 초기에 위기 중재를 할 수 있고 이때가 가장 효과가 좋다. 환자가 안도감을 갖도록 도와주어야 한다. 모든 피해자는 자기 몸이 더럽혀졌고 때로는 몸이 못쓰게 되어 파멸되었다고 생각한다. 강간당한 나를 남편이나 가족들은 어떻게 볼 것인지? 이러한 걱정들을 덜어주고 자존심을 되찾아주기 위하여 따뜻하고 직설적인 말로 이야기해 주는 것이 좋다. 대개 어른들은 심각한 심리적 후유증은 없으나 일련의 회복기간을 거친다는 것은 확실하다. 강간증상증후군(rape trauma syndrome)의 초기는 4~6주간 지속된다. 피해자는 공포, 분노 또는 죄책감을 표현할 수도, 하지 않을 수도 있다.

강간증상증후군은 제1기 급성기와 위축기 그리고 회복기로 나눈다. 급성기에는 수 시간에서 수일간 감정의 억제력을 완전히 잃은 사람에서부터 침착하게 행동의 자제력을 갖고 있는 사람에 이르기까지 여러 모양을 볼 수 있다. 육체적인 고통으로는 상처의 고통, 두통, 수면장애 등이 있고, 행동양식으로는 공포와 기분의 동요, 불안, 분노, 죄책감, 우울증, 집중력 장애 등이 나타난다. 위축기에는 장시간의 새 적응기로서 재편기라고도 한다. 이 시기에는 갑작스러운 회상과 악몽이 계속되고 공포증이 나타나는 수도 있다. 성병을 얻거나 임신을 하게 되면 회복은 더 어렵다. 이 기간은 수개월에서 수년이 걸리며 피해자가 자기 생활에 대한 통제력을 다시 얻게 되는 것이 중요하다. 이 시기에 주위의 관심과 배려가 피해자가 회복하는 시기와 정상적이 생활로 돌아오게 하는데 중요한 역할을 한다. 회복기는 사건을 잊고 상처로 그냥 남겨두는 시기이다. 이 시기에는 정상으로 회복되는 사람과 정신적으로나 육체적으로 성적 불능에 빠지는 사람으로 나뉜다. 성폭행을 당한 대부분의 피해자 3분의 1이 심각한 정신질환을 앓는 것을 보면 정상적으로 회복하는 데는 상당한 고뇌와 주위의 따뜻한 관심이 필요하다는 것을 알 수 있다. 과거에 정신질환이 있었다든지, 40세가 넘었다든지, 전혀 모르는 사람에게 성폭행을 당했다든지, 피해자 집에서 당한 경우 대부분이 정신 질환에 빠지게 된다.

성폭행을 당한 피해자는 인생에서 가장 불행한 일을 경험한 것이다. 피해자는 말할 것도 없이 가족과 주위의 많은 것이 파멸되고 혼란스러워진다. 피해자를 비롯하여 주위의 환경이 성폭행으로 입은 정신적 육체적 상처를 빨리 치유할 수 있도록 노력하는 열린사회가 될 수 있도록 노력해야한다.

3-6 성폭력 문제의 해결

일반적으로 성폭력을 당한 사람의 신고 건수는 2%에 불과하며 특정유형의 성폭력만이 노출되고 있다. 그 동안 감추어져 온 98%의 성폭력을 일반인들이 문제의 심각성과 본질을 바로 알게 하는 것이 중요하다.

우선 성폭행을 당한 피해자와 그 가족이 알아야하는 사항은 첫째, 즉시 병원을 찾아야한다. 24시간 이내에 폭행을 당했을 경우에는 그 당시 모습 그대로의 옷차림으로 몸을 씻지 말고 병원을 방문하여야 한다. 성교 18시간 이내에 질 내에서 사정된 정자가 발견되는 확률이 100%이나, 72시간이 지나면 발견률은 50%로 떨어진다. 따라서 피해자와 가족들은 주위에 알리는 것이 두렵고 힘들겠지만 용기를 내어 병원을 방문하여 증거로서 검사를 통해 확인해 두는 것이 중요하다. 둘째, 산부인과 치료를 받아 임신과 성병 예방을 해야 한다. 성폭행에 의해 임신이 되는 경우가 종종 있기 때문에 전문의의 계속적인 관찰이 필요하다. 또한 정신과의 치료를 함께 받는 것이 좋다. 일차적으로 산부인과에서 치료를 받은 후에 정신과를 방문하여 상담을 통하여 피해자의 안정과 대책을 논의하면서 치료를 겸하는 것이 중요하다. 셋째, 피해자 인식의 전환이 필요하다. 대체로 성폭행을 당한 사람은 가해자와의 성관계에 집착하여 자신의 정신과 육체가 파멸되었다고 느끼는 경우가 많이 있다. 그러나 그러한 생각은 자신에게 좋지 않는 영향을 미치게 된다. 힘들겠지만 성폭행은 폭행을 일종으로 사고를 당했다고 생각하여 가볍게 아픈 상처로서 묻어버리는 용기가 필요하다. 넷째 피해를 당한 후 자신의 주위 환경을 바꾸어서 과거에 알고 있던 많은 것들을 새롭게 시작하여 과거에 집착하지 않는 새로운 인생을 시작하는 것이 중요하다. 이상과 같이 피해자와 가족들은 이러한 점을 유념해두는 것이 필요하다.

3-7 성폭행에 대한 개인과 사회의 대책

3-7-1 개인적인 대책

성폭행에 대한 개인적인 대책을 정리해 보면 첫째 강간에 대한 잘못된 통념을 버리고, 우리 사회에 만연되어 있는 그릇된 순결관을 남녀 모두 극복해야 한다. 두 번째로는 성폭력 피해여성이 그들의 피해를 드러내놓고 말할 수 있는 분위기를 조성해야 한다는 것이다. 세 번째 대책은 우리의 아이들을 평등하게 키워 남자아이들로 하여금 저도 모르는 사이에 가해자가 되도록 해서는 안 된다는 것이다. 네 번째로는 가정에서부터 올바른 성교육을 시켜야 한다는 것이며, 다섯 번째 왜곡된 성을 조장하는 모든 유해환경에 대해 적극적으로 대처해야 한다는 것이다. 그리고 여섯 번째는 피해자들을 사랑으로 감싸고 이들이 정상적인 생활을 누릴 수 있도록 해야 한다는 대책이 필요하다.

3-7-2 사회제도적인 대책

사회제도적인 대책 마련 또한 필요하다. 먼저 지역마다 성폭력 피해여성을 다각적으로 도와주는 사랑의 센터와 상담소가 마련되어 피해여성을 위한 치료와 피난처 등을 제공하여야 한다. 또한 법적으로 가해자는 처벌받고 피해자는 권익을 보장받을 수 있는 제도를 확립시켜야 한다. 그리고 청소년들이 성역할이나 성에 대한 올바른 교육을 받은 수 있도록 교육제도와 교육과정을 만들어야 할 필요가 있다.

이상과 같이 성폭력은 사회가 다변화되고 주위의 유해환경이 많아지고 기계화 되어가는 인간의 메마른 인간성 등에 의해 만연되어가고 있다. 자라나는 우리 청소년들이 올바른 인생을 위해서 이제는 기성세대들이 이러한 문제를 해결할 수 있도록 함께 생각해야 할 것이다. 성폭력의 주범이 멀리 있기보다는 가까운 친인척을 통해서 많이 일어난다는 것은 보도를 통해서나 통계에 의해서 잘 나타나고 있으며 피해자의 연령이 점점 낮아지고 있다는 것도 심각한 사회문제가 된다. 부모들의 관심과 자녀들의 올바른 행동이 결국 성폭력으로부터 자신을 보호할 수 있는 예방책이 될 것이며 끊임없는 사랑으로 건강한 사회를 만들 수 있도록 해야겠다.

3-8 성폭력에 대한 잘못된 인식

성폭력에 대한 일반인들의 잘못된 생각을 바로 잡을 필요가 있다. 몇 가지 경우로 나누어 성폭력에 대한 일반적 생각이 옳지 않음을 지적해 보자.

성폭행을 '조금 난폭한 성관계' 정도로 생각하는 일반적 인식 때문에 피해자(대부분이 여성)는 사건을 신고하지 않고 사실을 은폐시키며 심한 절망감과 수치심으로 고통 받게 된다. 성폭행은 그러나 분명 성관계가 아니다. 단지 남성의 성이 공격 무기가 되어 여성의 성을 침해한 폭력행위인 것이다. 물론 남성 성기의 삽입이라는 행위가 일어났지만 여성의 의지와 상관없이 완력으로 이루어진 것이기 때문에 이를 성관계라 할 수 없다. 따라서 강간당한 여성은 순결을 잃은 것이 아니라 폭력을 당한 사고인 것이라 하겠다.

사람들은 성폭력 문제에 대해 심각하다고 느끼지만 대부분 '나와는 무관한 일', '나에게는 일어날 수 없는 일' 로 가볍게 넘긴다. 그러나 성폭력은 특정 연령계층이나 특정 장소에서 일어나는 것이 아니라 나이, 종교, 직업, 학력, 외모에 관계없이 여성 누구에게나 일어나고 있다는 사실에 주목해야 한다.

성폭력은 남성의 일시적 성충동 때문에 일어나는 '우발적 범죄'로 알고 있지만 이는 사실과 다르다. 여러 사례를 살펴보면 우발적인 범죄보다는 계획된 범죄가 많으며 가해자는 사전에 대상을 관찰하고 시간과 장소까지도 치밀하게 계획하고 실행에 옮기는 것으로 나타났다. 성폭력의 동기는 성충동에 따른 것도 있지만 자신에 대한 불만이나 분노, 소외감을 표출하는 수단으로 성폭력을 행사하는 경우가 더 많다. 또 자신의 남성다움을 엉뚱하게 성폭력으로 입증하는 경우도 종종 있다.

여성의 심한 노출이 성폭력을 불러일으키는 것은 사실이나 꼭 노출 때문만은 아니다. 한 통계에 따르면 어린이 성폭행이 전체 성폭행의 30%를 차지하고 있고 여름철에만 성폭행이 일어나지 않는다는 사실이 이를 입증한다 할 수 있다.

대부분의 성폭력이 낯선 사람에 의해 일어나는 것으로 알고 있는데 이는 잘못된 것이다. 아는 사람에 의한 성폭력이 전체 성폭력의 70%를 차지하고 있다. 친구나 친지, 가까운 이웃에 의해 성폭행당하는 경우가 많다는 사실을 알아야 한다.

우리는 흔히 성폭행범을 정신병자 정도로 생각하는데 그렇지 않다. 실제로 가해자를 조사한 결과 정신이상자는 극히 드물다. 오히려 성실한 직업인이나 학생 등 평소에는 착실한 사람으로 평가받는 사람들이 종종 성폭행범으로 드러나 충격을 주고 있다.

남자들은 종종 '여자가 끝까지 버티면 성폭행은 불가능 해'라고 쉽게 얘기한다. 정상적인 성관계시, 여성이 거부하겠다고 하면 어느 정도 일리 있는 얘기일 수 있으나 성폭행은 다르다. 성폭행범은 심하게 때려 실신시키거나 흉기로 위협 피해자의 의지를 무력하게 만든다. 피해자는 극도의 공포와 수치심으로 저항하기 보단 무력해지기 쉬운 것이다.

'부부간에 성폭행이 무슨 괜한 일이지'라고 생각하지만 부부간에도 강제적인 성관계는 엄연히 성폭행인 것이다. 아내는 남편의 소유물이 아니며 자신의 몸과 성에 관한 사항을 결정할 권리는 자신에게 있는 것이다. 아내 구타에 관한 보고서에 의하면 남편들은 심한 구타 후 강제적으로 성관계를 요구하는 경우가 많은데 구타당한 아내들은 이때가 가장 고통스럽다고 한다. 이는 분명 아내에 대한 성적 학대이자 강간행위이다.

3-9 통계로 본 우리나라 성폭력의 실태

경찰청의 보고에 의하면 우리나라의 성폭력 비율은 인구 10만 명당 9.8명으로 스웨덴 미국에 이어 3위에 해당한다. 그러나 신고 율은 매우 낮다. 형사정책연구원에 의한 신고 율은 전체 발생건수의 2.2%로 1천명에 5명 정도가 피해경험이 있다고 신고한 것이다.

여성개발원에 의한 연령별 피해현황을 보면 10세 미만은 9%, 10세에서 15세의 피해율은 16%이며, 15세에서 20세까지는 25%이고, 20세에서 25세 미만의 경우가 28.2%로 가장 높은 비율을 보였다. 25세 이상에서 30세 미만의 경우는 10세에서 15세의 경우와 같은 16%를 나타냈으며 30세 이상의 경우도 5.8%로 나타났다. 위에서 본 내용과 마찬가지로 성폭행의 피해 연령은 거의 정해져 있는 경우가 아니라 폭넓은 범위에서 나타난다는 특징이 있다. 따라서 젊은 여성만 성폭력을 당한다는 연령상 특정계층에서만 일어나는 것이 아님을 나타내고 있는 것이다.

형사정책연구원에서 작성된 성폭력의 사례 중 아는 사람에 의한 성폭력의 사례를 살펴보면 심한 경우가 80.6%로 매우 높은 수치를 보였으며 강간의 경우도 전체 강간사례에서 아는 사람에 의한 경우는 80.1%로 나타났으며 어린이 성추행도 74.3%로 나타나 낯선 사람에 의해서 일어난다고 생각하는 것이 잘못되었다고 볼 수 있는 것이다. 이들의 대부분은 친구, 선후배, 직장상사, 이웃, 친척 등에 의한 추행으로 보고되고 있다. 피해 장소에 관한 보고를 보면 한적한 길거리나 골목이 22.5%이고 한적한 곳이 17.2%이며 숙박업소가 39.6%로 가장 높은 것으로 나타났으며 야외의 한적한 곳이 22% 그리고 가해자의 집이 18.3%로 10%이상의 빈도를 보였다. 이러한 장소에 대한 사례를 보면 인적이 드문 장소에서 주로 일어남을 볼 수 있다.

3-10 성교육과 성폭력

남녀공학의 대학생을 상대로 2006년과 2008년 남학생 500명, 여학생

300명을 대상으로 하여 대학생들의 의견을 설문하였다. 다음과 같은 질문을 하여 학생들의 생각은 물었다. "성교육이 성병, 임신중절수술, 성폭력 등 사회적인 문제를 예방하는데 도움을 준다고 생각하십니까? 라는 질문을 하고 설문의 문항으로는 '예방할 수 있다'와 '전혀 도움을 주지 않는다', '큰 도움은 아니지만 긍정적이다', '오히려 문제를 야기할 수 있다', 그리고 '기타'의 문항을 채택하였다.

결과를 보면 '예방할 수 있다'의 문항을 나타낸 빈도의 수는 남학생의 경우 2006년에는 57.6%, 2008년의 경우는 41.1%로 낮아졌으며 여학생의 경우도 35.6%에서 33%로 낮아졌다. 그러나 '전혀 도움을 주지 않는다'의 빈도는 남학생의 경우 1.2%에서 4.7%로 높아지는 경향을 보였지만 여학생의 경우는 응답자가 없었다. '큰 도움은 아니지만 긍정적이다'라는 문항의 응답자는 남학생의 경우 40%에서 48.1%로, 여학생의 경우 58.6%에서 65%로 긍정적으로 대답하였다. '오히려 문제를 야기할 수 있다'라는 문항에의 응답자수는 남학생은 0.2%에서 5.1%로 높아졌지만 여학생의 경우는 5.8%에서 1%로 낮아졌다. '기타의견'으로는 남학생의 경우 '수박 겉핥기식의 성교육은 오히려 부정적이다 - 한국의 전형적인 성교육 방식', '고루, 더 자세히 보급시켜야 한다', '교육 환경, 방법이 좋다면 큰 도움이 있을 거라 생각됨'등의 의견이 있었으며 여학생의 경우 '성교육은 분명 도움을 주나 중, 고등학교 때 시행되는 성교육은 전혀 도움을 주지 않는다', '정말로 진지하고 좀 더 현실적 성교육이어야 한다', '지금의 성교육으로는 도움이 안되고 좀더 풍부하고 정확한 성교육이라면 도움이 될 것이다' 등의 의견이 있었다(**그림 8-18**). 이와 같은 결과가 나타난 것은 우리의 현실에서 성교육의 필요성은 대학생들 모두 인지하나 실질적인 결과를 예상할 수 없다고 생각하고 있는 것이다. 막연한 긍정적인 반응을 보인 것은 많은 생각이 과연 이러한 교육이 사회적 성문제에 어떻게 접근할 것인가에 대하여 현재의 성문제에서 좀 더 진전된 긍정적인 반응을 나타낼까하는 의구심을 보인다는 것이다. 위의 결과를 보면 실질적인 결과가 없고 상상력만 가지고 문항을 선택했다는 것에 문제점이 있다. 성교육과 앞으로의 교육의 방향을 정리하여 높은 빈도의 긍정적인 현실이 나타난다면 현 사회의 문제를 해결하는데 어느 정도는 기여할 것이라고 생각한다.

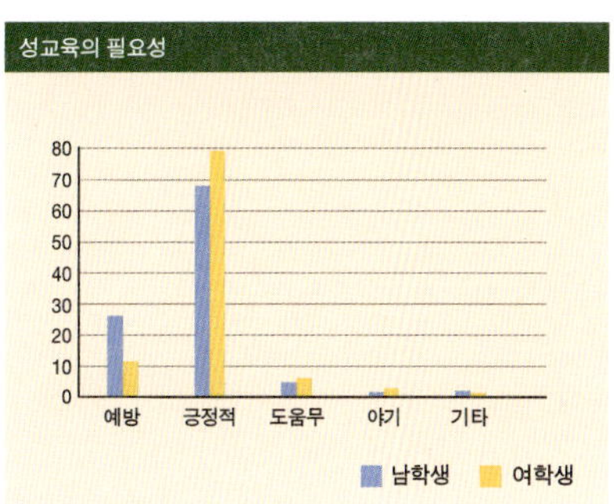

그림 8-18 성교육의 필요성.

4절 성기능의 문제

태아가 발생할 때의 호르몬작용, 성장시의 인간관계, 사춘기 친구의 영향, 보디 이미지, 자위나 이성의 경험, 육체적 정신적 건강, 파트너와의 성행위의 상호작용 등의 요인에 의해 비롯되는 경향을 보인다. 남성에 있어서는 세 가지의 주요 성기능에 문제점이 있는데 조루, 발기부전, 사정부전이다. 여성에 있어서 성적절정 부전과 질경, 그리고 성욕상실의 성기능 문제가 발견된다. 성교 중 성적절정 자체나 불능은 가만히 있어도 낫는 감기가 아니다. 치료나 상담을 주저해서는 불치로 가기 쉽다.

4-1 성기능 부전의 원인

성기능의 부전으로 이어지는 경우는 불안심리, 종교적 편견, 과도한 환경의 스트레스, 부모의 지나친 관습, 알콜 원인성 부전증, 여성의 도덕적 인습 등과 여러 원인이 복합적으로 나타나는 다인성 원인이 있다.

4-1-1 불안심리

일반적으로 개인의 차가 있기는 하지만 성교에 대한 불안심리가 근저에 깔려 나타나기도 한다. '성적 결함을 성상대자가 느낄까?'하는 걱정으로 충분한 흥분상태를 나타내지 못하여 실패를 가져오면 더 큰 불안심리가 나타난다. 성교의 욕망은 강한데 성기능은 쇠약해 지는 모순을 가져온다. 이러한 심리가 성기능 부전으로 이어지는 것이다.

4-1-2 종교적 편견

극단적인 종교적 독단이나 편견은 남성에게 발기부전과 사정부전증을 가져 올 수 있고 여성에게서는 성적절정 부전과 질경을 가져 올 수 있다. 이런 증세를 갖는 사람들의 특징은 성적표현은 어떤 형태이든 간에 모두 죄악시되는 가정에서 자랐다는 것이다. 성행위에 대해 배운 바가 없고 성행위는 오직 자손을 위해서만 존재한다는 것으로 성기능에 대해서는 무지해진다. 성적절정 부전증으로 이혼의 상태에 이른 어떤 여성의 상담사례에서 보면 그녀의 부친은 청교도정신에 입각한 도덕기준을 표준삼아 책임감과 금욕을 강조하고 성행위와 죄는 하나라는 고정관념을 가졌고 모친은 즐거움을 배제한 무감각한 여성으로 월경을 신의 저주로 여기는 가정에서 생활한 것이다. 이러한 종교적 편견은 여성의 부전증을 가져 올 수 밖에 없다.

4-1-3 과도한 환경의 스트레스

직업여성의 경우는 시간이 돈과 연결되기 때문에 서둘러서 남성을 당황하게 하는 성경험으로 과도한 스트레스를 받은 경우가 있다. 이는 선천적인 결함보다는 환경적인 거부감으로 실패를 경험한 경우이다. 이것이 문제시되는 것은 결혼을 했을 때 시간이 해결해 줄 것으로 생각했지만 가정불화가 생기기 시작하면 자신의 문제점에 우려감이 나타나고 발기 불능에 도달하는 경우도 있다.

4-1-4 부모의 지나친 간섭

모친이나 양친의 지나친 지배는 여러 부전증의 원인으로 나타난다. 어떤 모친은 자신의 아들을 편애하고 지나치게 광적으로 흔드는 경우 이 아들은 성년이 되어도 여성을 무서워하고 때로는 부전증으로 나타나는 경우가 있다. 이러한 경우 사소한 실패에도 지나치게 예민하고 또 자책하게 된다. 성기능이 무력하게 되면 자신의 무능 중에 하나라는 자책으로 체념하는 습관이 부전증으로 나타난다.

4-1-5 여성의 도덕적 인습

사회적인 인습으로 여성의 성욕은 대부분의 경우에 감추어야 하는 것으로 되어 있다. 젊은 여자가 성적인 욕구나 환상을 갖는 것은 정상적인 일인데도 불구하고 자신의 욕구를 표현해서는 안되는 것으로 가르침을 받는다. 감성을 억제하는 습관을 성인이 되었을 때 갑자기 이 억제의 습관을 변환시키기 어렵게 된다. 이러한 변화에 적응하기엔 시간이 걸리고 성기능 개발에 방해가 되는 것이다. 여성은 사실 남성의 성욕을 능가하는 무한한 성 본능의 심리를 갖고 있다고 학자들은 주장한다. 이러한 무한한 성욕이 사회의 부정적인 견해에 억제되어 지고 있다.

또 하나의 인습은 여성으로써 그들의 성행위가 수동적이어야 한다는 주장이다. 물론 여성이 자신의 성감이 고조화될 수 있는 상태는 남성이 적절한 수준까지 성기능을 발휘해 주어야 한다. 성기능의 문제가 남성에게 나타나면 여성의 성적절정에 피해를 입게되는 것이다. 도덕적 인습에 익숙하게 되면 자위나 자극에 의한 성적절정을 느낄 수 있지만 이것을 거부하게 되는 것이다.

4-2 조루증

4-2-1 조루의 정의

상식적인 정의는 1분 이내에 사정하는 것을 말한다. 루벤은 '5~10분 이내에 사정하는 것을 조루다'라고 정의하였는데 이는 킨제이에 의해 부정되었다. 킨제이의 연구 내용을 보면 전체 여성의 3/4의 여성은 삽입 후 2분 이내에 성적절정감을 느끼므로 루벤의 정의에 의하면 75%는 조루라는 결론이 나온다. 조루를 시간으로 정의하는 것이 옳지 않다는 것을 보여주는 연구이다.

일반적인 조루란 여성이 절정감에 이르기 전에 사정을 하는 경우를 말한다. ***카프란***은 조루를 시간으로 정할 수 없고 '***조루란 사정을 인위적으로 조정하는 능력의 부재***'라고 정의하였다. ***매스터즈와 존슨***은 '***조루란 성행위를 할 경우 여성의 성적 만족이 1/2를 넘지 않으면 조루***'라고 정의하였다. 조루의 정의 대한 학자들의 의견이 다양하므로 조루의 정의를 의학적으로 설정하기 어렵다. 현재에 받아 들이는 정의 방법은 카프란의 정의와 매스터즈와 존슨의 정의를 혼합한 정의를 받아 들이고 있다.

4-2-2 조루의 원인

조루의 원인은 심리적인 경향이 많은데 심인성조루란 심리적 원인을 주로 반영한 것이다. 병에 의한 조루를 기질적 원인으로 본다. 그리고 나이에 따른 연령적 원인이 있다.

심인성 조루 신혼부부는 성지식과 경험이 부족한 경우가 많다. 옳은 성지식을 갖지 못한 신혼부부의 경우 ***첫 성교에서 실패***하는데 이것이 심적으로 내재되어 ***성교 때마다 불안감과 초조감이 나타나 조루로 발전한다.*** 10대의 자위행위를 할 경우 ***남의 시선을 의식하게 되어 빠른 사정 습관***이 조루로 나타난다. ***미성년기에 직업여성과의 관계***를 할 경우 직업여성의 압력에 빠른 사정이 나타나 이것이 습관화되어 조루로 나타난다. 또한 많은 성행위 요구*여성에 대한 증오심과 복수심*으로 여성의 성적 즐거움을 배제하려는 심리에서 사정을 일찍 하게 되어 조루로 나타난다.

기질적 원인 기질적 원인은 육체적인 원인으로 ***수술을 했을 경우 예민한 감각***이 조루로 표출되며, 전립선, 방광, 요도, 정낭 등에 염증이 있을 때 나타난다. 뇌척수에 이상이 있을 경우, 당뇨, 알코올 중독, 모르핀 중독, 정관 팽대부의 발달, ***운동신경의 과민 반사*** 등이 조루의 원인이 된다.

연령적 원인 젊은이의 경우 성충동이 강력하여 빠른 사정이 나타나기도 하는데 이를 나이가 들면 해결되겠지 하는 생각은 위험하다. 나이가 들면 예민한 감각이 둔해지기는 하지만 심리적인 원인이 내재되었을 경우는 개선의 여지가 없어진다. 빠른 치료가 바람직하다.

4-2-3 조루의 치료

조루의 치료로 개발된 방법에는 여러 가지가 있는데 아래와 같은 치료법은 먼저 ***예고감각 인지법***이 선행되어야 한다. 이 방법은 남성이 사정을 느끼면 사정을 참을 수 없는 상태가 도래하는데 이 것이 사정 불가피 체험이라고 한다. 이 사정 불가피 체험의 이전 감각을 인지한다면 다음의 방법으로 치료가 가능하다. 이 예고감각 인지는 실습과 통제력, 노력과 자제력이 필요하다.

압착테크닉은 먼저 남성 음경의 발기를 유도한 후 음경을 감싸 쥔다. 이 것을 반복한 후 성교를 하는 방법을 고압적이 아닌 자세로 성교를 하다 이 예고 감각이 나타나면 여성에게 알리고 음경을 이탈 시켜 여성의 손으로 압착을 한다. 이렇게 하여 사정하려는 충동을 억제하는 것이다. 성교하는 동안에 질속에서 압착의 느낌을 갖도록 성교체위를 변형한다. 이러한 방법으로 97.3%의 치료 효과를 가져왔다고 보고되어 있다.

자위치료법이 있는데 자위하는 동안 예고감각이 나타나면 자위를 중단한 다음 엄지를 위로 둘째와 가운데 손가락을 아래로 귀두와 음경이 만나는 부위를 누르고 감각이 사라지면 다시 반복하는 것은 3~4회 반복하여 조루를 치료하는 방법이다. 이의 치료에는 꾸준한 노력과 인내가 필요하다.

정지테크닉은 예고 감각을 인지하면 성교움직임을 정지하고 사정 억제 후 다시 성움직임을 반복한다. 이렇게 점진적으로 사정을 억제하는 방법을 배우는 것이다. 정지의 난점은 성행위 자주 정지를 하면 여성의 불쾌감을 유발시킬 수 있으므로 여성의 이해와 협조가 필요하다

성행위는 성교 시간을 연장 할 수 있는데 이 방법으로는 ***공상으로 시간지연***, 자위 사정 후 성행위 하는 ***성교의 횟수 늘리는 방법***, 예민한 부분의 감각을 둔하게 하는 ***콘돔의 이용***, 회음부의 사정 근육을 강화하는 ***사정근육 강화법***, 사정 억제 능력을 개선하는 ***좌욕***, 사정이 빠른 남성상위를 배제하는 ***체위를 바꾸는 법*** 등이 있다.

4-3 발기 부전

발기부전은 성교를 완전히 마칠 수 없는 경우를 일차발기부전이라고 하며 성교 횟수의 25% 부전이 나타났을 경우 이차발기부전이라고 한다. 대개 드문 성기능 장애로 연령에 따라 25세 이하; 0.5%, 35세; 2%, 55세; 10%, 75세; 50%로 다양성을 보인다. 대체로 과도한 피로, 사회성 스트레스에서 나타나며, 고 혈당증의 결과 당뇨병환자의 발기부전도 나타냄을 볼 수 있다. 이 부전은 구조적인 잘못 보다 정신 심리적인 원인에 기인한다.

4-3-1 발기부전의 정의 및 종류

넓은 의미로 발기부전은 성욕이 저하되고 음경이 발기하지 않으며 사정이 빨리 되는 등의 성기능 장애이며 좁은 의미로 보면 음경의 발기가 되지 않아 성교를 할 수 없거나 ***음경이 발기한다 해도 경도를 일시적 혹은 계속적 유지 불능한 경우***를 말한다. 일차발기 부전과 이차발기부전이 있다.

절대적 발기부전은 발기는 하나 진입 전 발기 소실되는 경우이고, 비교적 발기부전은 진입 후 전후 운동직전 발기 소실되는 경우이다. 또한 조루형 발기부전은 너무 빠른 사정으로 발기 소실되는 경우이고, 불굴성 발기부전은 장시간의 성행위임에도 사정을 못하는 경우도 발기부전의 한 종류이다.

4-3-2 발기부전의 원인

질환이 원인이 되어 나타나는 부전을 ***기질성 발기부전***이라 하는데 혈관성, 신경성, 내분비성, 전신성 질병, 감각신경의 문란 및 약물과의 상관성에서 나타난다.

심리적인 원인으로 나타나는 경우를 ***심인성 발기부전***이라 하는데 불안한 정사심리, 사회적요인, 성지식의 결핍, 초기 성교의 실패, 창녀와의 이른 성 경험, ***부모의 지나친 지배***, 음주, 가정불화, 약물복용, 외부생식기에 대한 모욕감, 과로와 좋지 않은 환경에서 주로 나타난다.

심인성 발기부전 중 불안감에 따른 ***불안한 정서***가 원인이 되어 나타나는 발기부전은 대개의 경우 ***초조, 염려, 수치심, 억울, 좌절, 분노가 대뇌피질에 나쁜 영향을 주어 남성호르몬의 분비에 불균형 초래하여 발기부전이 나타나고, 억제형 체질에서 나타나며, 여성에게 만족감을 주지 못하는 경우 및 여자에의 숭배와 존경의 마음***에서 발기부전이 나타난다.

약품에 기인한 원인은 신경계통의 지장을 주고 질의 윤활성을 감소시키는 아이스멜린(Ismelin), 마약, 장복하면 성기능 장애로 나타나는 암페타민과 코카인, 알코올이 원인이 되어 나타나는 발기부전자는 호르몬 생산에 영향, 테스토스테론 분비 저하, 에스트로겐 분비 저하, 간의 질병, 신경계 질병, 감염이 저항력 약화, 영양실조 유발 등이 나타난다.

4-3-3 발기부전의 치료

치료에 앞서서 정확한 원인분석이 중요한데 질병이 원인이 경우는 질병을 치료해야하고 약물이 원인이면 투여를 금지해야 한다. 심리적 원인이면 부인의 적극적 협조가 필요하며 초조한 마음을 배제하고 억지 성교말고 쌍방이 즐거움을 얻도록 유도해야 한다.

수술로 치료하는 방법 음경의 발기를 유도시키는 발기 유발제를 사용하는 방법으로 음경 해면체에 발기 유발제 투여하여 강직성을 회복하고 자가 주사법 획득하여 일주일에 세 번 투여한다. 진공발기 유발법은 원통형 실린더와 자동펌프 및 고무고리를 장치하여 발기를 도와주게 한다. 음경보형물 삽입술은 인조음경의 장치인데 실리콘제재이다(**그림 8-19**). 항상 발기상태를 유지하고 있다는 문제점이 있었으

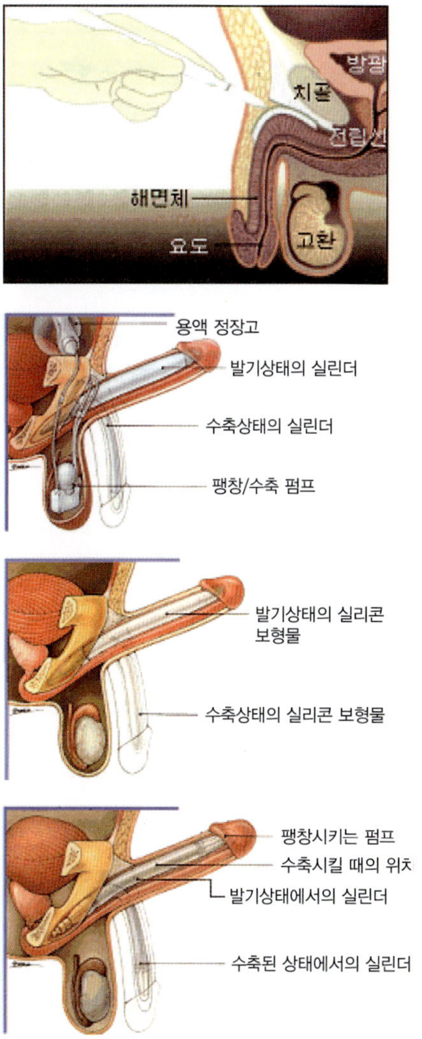

그림 8-19 음경 보형물 삽입.

그림 8-20 남성 보조용품.

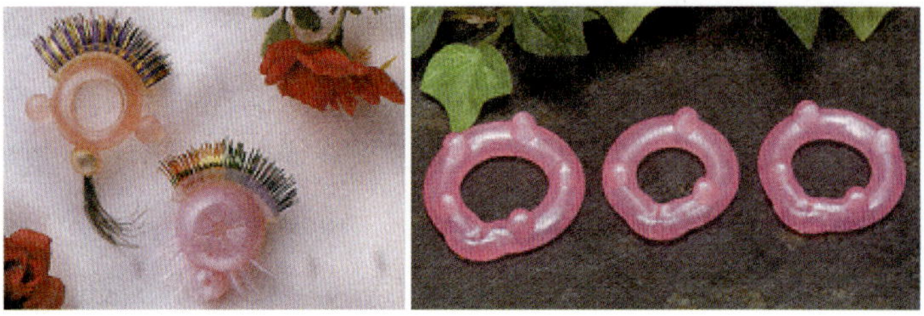

나 최근에 액체를 안에 이동 시켜 발기되는 자가 팽창형이 개발되었고 이의 종류에는 수압식과 비수압식이 있다. 그 외에 남성보조용품도 시판되고 있다(그림 8-20).

호르몬 요법 테스토스테론 프로피오네이트(Testosterone propionate)을 이틀에 한번씩 5~7회 계속 투여하는 방법과 융모막 고나도트로핀(Chorionic gonadotropin)을 3일에 한번 근육주사 하는 방법, 초산 토코페롤(D-alpha-tocopherol acetate)을 하루에 세 번 투여하는 방법, 메틸 테스토스테론(Methyl testosterone)을 복용하거나 부신피질 호르몬과 갑상선 호르몬으로 치료하기도 한다. 정신성 양위 환자에게는 남성호르몬제의 투여하는 것이 효과적이다. 현대의 비아그라는 발기가 소실되게 하는 신경회로를 차단함으로써 발기가 유지되도록 한다. 이 약의 부작용은 매우 강하여 잘못 복용했을 시 사망에까지 이르게 된다. 치료의 효과가 전혀 나타나지 않을 경우 시도하는 것이 바람직하다.

행위요법 학습을 통해 치료하는 행위요법에는 공포감이나 불쾌감에 계속 노출 시켜 이에 대해 무감각해지게 하는 ***민감성해소요법(systematic desensitization)***이 있다. 공포심을 줄여주고 성적흥분을 일으키도록 도와주는 방법인 ***감각촛점운동(sensate-focus)***은 몇 단계가 있는데 첫 단계는 즉각적인 성교를 배제하고, 두 번째 단계에서는 부인이 남편이 발기하도록 자극을 주고 발기가 소실 될 때까지 잠시 쉰다. 소실되면 다시 자극을 주는데 이러한 연습이 발기소실에 대한 우려감을 줄여주고 남자는 자신이 여전히 나태하고 노력을 하지 않는 한 발기부전은 다시 온다는 것을 알게된다. 세 번째 단계에서는 고압적이 아닌 성교자세인 여성 상위 체위를 이용하여 치료할 수 있다. ***다각형 행위요법(multimodal behavior therapy)***은 민감성해소요법과 감각촛점운동을 병행하여 치료하는 방법이다.

4-4 사정부전증

성교 시 절정감을 갖지 못하는 남성을 사정부전증이라 한다. 남성의 성교시간은 5-15분이 적당한데 그 이상이 걸리면 이 증세를 생각해 볼 수 있다. 성교나 자위 어떤 방법으로도 절정감을 갖지 못하는 경우와 자극이나 오랄 성행위에서는 느끼는 경우가 있다. 이의 원인은 ***근심과 걱정에 휩싸인 환경***이나 ***정신적 트러블***이 ***주요인***이다. 치료는 정신과적인 치료가 바람직하다.

4-5 여성의 부전

여성의 질환 중에는 심리적인 요인에 의해 발생하는 경우도 있다. 심신증은 심리적 원인이 깊이 관계되어 발생하는 신체질환으로 행동이나 감정을 겉으로 잘 드러내지 않는 사람이 마음속에 생긴 스트레스를 제대로 해소하지 못해 생기는 신체질환이다. 이의 증상으로 생리이상, 대하, 불임증, 질궤양, 외음궤양, 유산, 조산, 생리곤란증, 생리전긴장증, 불감증등이 나타난다. 가면우울증은 여성에서 나타나는데 불면, 식욕부진, 성욕부진, 생리불순으로 이어진다. 성욕 저하 원인은 인간관계의 갈등, 분노, 빈약한 신체 열등감, 낮은 자기평가, ***신뢰감 결여***, 성충동 강한 파트너의 압력, ***권태감***, 연애시절과 결혼 초의 성행위와 그 후 차이에서 오는 공허감으로 나타난다.

4-5-1 성적절정 부전증

희열의 극치감을 느끼지 못하는 여성으로 불감증 혹은 오르가즘 부전증이라고 한다. 대부분의 남성의 장목된 관념은 음경의 삽입 및 운동은 여성의 절정감에 충분하다고 생각하고 있으며, 음핵의 자극 필요성이 없다며 성교 중에 본인 자신이 파트너에 의한 음핵 접촉의 필요성을 간과한다. 음핵의 자극은 필수적으로 필요하며 음핵을 자극하여 성적절정이 되는 방법은 정당하고 성숙된 것이다. 성상대 여성의 절정감 진행 상황의 체크하는 것이 중요한데 쾌감이 줄어든다는 이유로 간과하고 있다. 여성도 남성과 같은 불감증은 없다라고 생각하지만 10%는 불감증이다. 음핵자극을 충분히 받고 음경삽입이 다음에 온다면 그 보다 나은 성행위는 없는 것이다.

성적절정 부전의 원인 *성의 무지*로 성 기능에 대한 지식이 없고 남성위주의 성생활에 익숙한 경우이다. 성생활은 한 쪽 성 위주의 성생활이 되어선 안되고 남녀공유의 성생활로 변환되어야 한다. ***공포심과 수동적 태도***에서도 원인을 찾아 볼 수 있는데 첫 성교에 대한 무서움과 불안감 그리고 흥분이 교차하거나, ***첫 경험의 통증***, 수동적이고 순종적인 자세에서 성적절정 부전이 나타난다. 그리고 ***과거의 좋지 않은 경험***에 따른 마음의 상처가 원한과 적개심으로 부전이 나타나는 경우가 있으며 ***과거 고백으로 인한 불안감***에서도 나타난다. 정직도 중요하지만 고백하지 않아야 할 것은 하지 않는 것이 바람직하다.

성적절정 부전의 치료 확실한 치료 방법은 없는데 긴장감이 없는 편안한 자세로 성교를 할 수 있는 분위기를 조성하는 것이 꼭 필요하다. 남성으로 하여금 성감대를 잘 알게 하고 성감대의 효과적인 자극법을 숙지 시켜 음핵의 기능과 여성이 불쾌하지 않게 손으로 자극하고 다양한 애무를 하는 것도 유용한 방법이다. 체위를 변환시켜 여성중심의 체위인 측위와 여성상위를 사용해 보는 것이 필요하다.

4-5-2 질경과 성교 시 통증

질 입구의 근육이 경직되어 성교가 불가능한 경우가 질경이며 성적접촉 자체가 불쾌감을 유발하게 된다. 음핵의 자극으로는 성적절정을 갖으나 성교는 불가능경우인데 진단은 골반검사에 의해서 알 수 있다. 이것을 일반적으로 선천적인 질경이라고 한다. 공포증에 의한 질의 경직과는 구별된다. 남성측이 오해할 소지가 있으므로 진단 시 남편과 같이 질경의 강도를 측정해 보는 것이 바람직하다. 치료는 확장기의 순차적인 삽입으로 100% 치료를 가져 왔다고 하나 다른 보고에 3%의 실패가 기록되었다고 반박하였다.

성교 시 통증은 정상이 아닌 경우가 많다. 질 감염증, 회복되지 않은 회음절개의 상처, 자궁내막증, 폐경 후 질 조직의 변화, 요도감염증, 성에 대한 불안이나 죄의식, 부부불화에서 주로 나타나므로 성지식의 증진과 부부화목의 시도가 바람직하다.

질의 장애로 성행위를 하지 못하는 경우가 있는데 낮은 수준의 에스트로겐으로 질 윤활액 감소한 경우 질의 통증과 질이 손상될 염려가 있다. 삽입곤란을 느낄 경우는 적절한 흥분과 혈관충혈 부재한 경우와 강간의 경우 공포감 불안에서 오는 심리적 요인에 의한 질의 윤활화 불능일 때 주로 나타난다.

행복한 결혼생활과 부부화목을 꾀할 때 서로 믿음을 주고 받으며 성행위에서는 남성의 ***적극적인 애무***와 여성의 히스테리성 방어기전을 완화시키는 ***순응적 반응***이 필요하다. 여성의 성장 최후과정은 성적절정을 느끼는 때이기 때문이다.

성폭력 범죄에 관한 법률

제 1 장 총칙

제 1 조 (목적)

이 법은 성폭력범죄를 예방하고 그 피해자를 보호하며, 성폭력범죄의 처벌 및 그 절차에 관한 특례를 규정함으로써 국민의 인권신장과 건강한 사회질서의 확립에 이바지함을 목적으로 한다.

제 2 조 (정의)

1. 이 법에서 "성폭력범죄"라 함은 다음 각호의 1에 해당하는 죄를 말한다.
   1) 형법 제22장 풍속을 해하는 죄중 제242조(음행매개), 제243조(음서등의 반포등), 제244조(음서등의 제조등) 및 제245조(공연음란)의 죄
   2) 형법 제31장 약취와 유인의 죄중 추행 또는 간음을 목적으로 하거나 추업에 사용할 목적으로 범한 제288조(영리등을 위한 약취, 유인, 매매등), 제292조(약취,유인, 매매된 자를 수수 또는 은닉. 다만, 제288조의 약취, 유인이나 매매된 자를 수수 또는 은닉한 죄에 한한다), 제293조 (상습범. 다만, 제288조의 약취, 유인이나 매매된 자 또는 이송된 자를 수수 또는 은닉한 죄의 상습범에 한한다), 제294조(미수범. 다만, 제288조의 미수범 및 제292조의 미수범중 제288조의 약취, 유인이나 매

매된자를 수수 또는 은익한 죄의 미수범과 제293조의 상습범의 미수범중 제288조의 약취, 유인이나 매매된 자를 수수 또는 은익한 죄의 상습범의 미수범에 한한다)의 죄

3) 형법 제32장 정조에 관한 죄중 제297조(강간), 제298조(강제추행), 제299조(준강간,준강제추 행), 제300조(미수범), 제301조(강간등에 의한 치사상), 제302조(미성년자등에 대한 간음), 제 303조(업무상위력등에 의한 간음) 및 제305조(미성년자에 대한 간음, 추행)의 죄

4) 형법 제339조(강도강간)의 죄

5) 이 법 제5조(특수강도강간등) 내지 제14조(통신매체이용음란)의 죄

2. 제1항 각호의 범죄로서 다른 법률에 의하여 가중처벌되는 죄는 성폭력범죄로 본다.

제 3 조 (국가와 지방자치단체의 의무)

1. 국가와 지방자치단체는 성폭력범죄를 예방하고 그 피해자를 보호하며 유해환경을 개선하기 위하여 필요한 법적, 제도적 장치를 마련하고 필요한 재원을 조달하여야 한다.
2. 국가와 지방자치단체는 청소년을 건전하게 육성하기 위하여 청소년에 대한 성교육 및 성폭력 예방에 필요한 교육을 실시하여야 한다.

제 4 조 (피해자에 대한 불이익처분의 금지)

성폭력범죄의 피해자를 고용하고 있는 자는 누구든지 성폭력범죄와 관련하여 피해자를 해고하거나 기타 불이익을 주어서는 아니된다.

제 2 장 성폭력범죄의 처벌 및 절차에 관한 특례

제 5 조 (특수강도강간등)

1. 형법 제330조(야간주거침입절도) 또는 제331조(특수절도)의 죄를 범한 자가 동법 제297조(강간) 내지 제299조(준강간, 준강제 추행)의 죄를 범한 때에는 사형.무기 또는 5년이상의 징역에 처한다.

제 6 조 (특수강간등)

1. 흉기 기타 위험한 물건을 휴대하거나 2인이상이 합동하여 형법 제297조(강간)의 죄를 범한 자는 무기 또는 5년이상의 징역에 처한다.
2. 제1항의 방법으로 형법 제298조(강제추행)의 죄를 범한 자는 3년이상의 유기징역에 처한다.
3. 제1항의 방법으로 형법 제299조(준강간,준강제추행)의 죄를 범한 자는 제1항 또는 제2항의 예에 의한다.
4. 제1항의 방법으로 신체장애로 항거불능인 상태에 있음을 이용하여 여자를 간음하거나 사람에 대하여 추행한 자도 제1항 또는 제2항의 예에 의한다.

제 7 조 (친족관계에 의한 강간등)

1. 존속등 연장의 친족이 형법 제297조(강간)의 죄를 범한 때에는 5년이상의 유기징역에 처한다.
2. 존속등 연장의 친족이 형법 제298조(강제추행)의 죄를 범한 때에는 3년이상의 유기징역에 처한다.
3. 제1항의 친족의 범위는 4촌이내의 혈족으로 한다.
4. 제1항 및 제2항의 존속 또는 친족은 사실상의 관계에 의한 존속 또는 친족을 포함한다.

제 8 조 (장애인에 대한 준강간등)

신체장애로 항거불능인 상태에 있음을 이용하여 여자를 간음하거나 사람에 대하여 추행한 자는 형법 제297조(강간) 또는 제298조(강제추행)에 정한 형으로 처벌한다.

제 9 조 (강간등 상해.치상)

1. 제6조의 죄를 범한 자가 사람을 상해하거나 상해에 이르게 한 때에는 무기 또는 7년이상의 징역에 처한다.
2. 제7조 또는 제8조의 죄를 범한 자가 사람을 상해하거나 상해에 이르게 한 때에는 무기 또는 5년 이상의 징역에 처한다.

제 10 조 (강간등 살인.치사)

1. 제5조 내지 제8조의 죄 또는 형법 제297조(강간) 내지 제299조(준강간.준강제추행)의 죄를 범한자가 사람을 살해한 때에는 사형 또는 무기징역에 처한다.
2. 제6조의 죄를 범한 자가 사람을 사망에 이르게 한 때에는 무기 또는 10년이상의 징역에 처한다.
3. 제7조 또는 제8조의 죄를 범한 자가 사람을 사망에 이르게 한 때에는 무기 또는 7년이상의 징역에 처한다.

제 11 조 (업무상 위력등에 의한 추행)

1. 업무, 고용 기타관계로 인하여 자기의 보호 또는 감독을 받는 사람에 대하여 위계 또는 위력으로써 추행한 자는 2년이하의 징역 또는 500만원이하의 벌금에 처한다.
2. 법률에 의하여 구금된 사람을 감호하는 자가 그 사람을 추행한 때에는 3년이하의 징역 또는 1천 500만원 이하의 벌금에 처한다.

제 12 조 (미수범)

제5조 내지 제11조의 미수범은 처벌한다.

제 13 조 (공중밀집장소에서의 추행)

대중교통수단, 공연, 집회장소 기타 공중이 밀집하는 장소에서 사람을 추행한 자는 1년이하의 징역 또는 300만원이하의 벌금에 처한다.

제 14 조 (통신매체이용음란)

자기 또는 다른 사람의 성적 욕망을 유발하거나 만족시킬 목적으로 전화, 우편, 컴퓨터 기타 통신매체를 통하여 성적 수치심이나 혐오감을 일으키는 말이나 음향, 글이나 도화, 영상 또는 물건을 상대방에게 도달하게 한 자는 1년이하의 징역 또는 300만원이하의 벌금에 처한다.

제 15 조 (고소)

제11조, 제12조(제11조의 미수범에 한한다), 제13조 및 제14조의 죄

는 고소가 있어야 공소를 제기할 수 있다.

제 16 조 (보호관찰)

1. 법원이 성폭력범죄를 범한 자에 대하여 형의 선고를 유예할 경우에는 1년동안 보호관찰을 받을 것을 명할 수 있다. 다만, 성폭력범죄를 범한 자가 소년인 경우에는 반드시 보호관찰을 명하여야 한다.
2. 법원이 성폭력범죄를 범한 자에 대하여 형의 집행을 유예할 경우에는 그 집행 유예기간 내에서 일정기간동안 보호관찰을 받을 것을 명할 수 있다. 다만, 성폭력범죄를 범한 자가 소년인 경우에는 반드시 보호관찰을 명하여야 한다.
3. 성폭력범죄를 범한 자로서 형의 집행중에 가석방된 자는 가석방기간동안 보호관찰을 받는다. 다만, 가석방을 허가한 행정 관청이 필요가 없다고 인정한 때에는 그러하지 아니하다.
4. 보호관찰에 관하여 이 법에 정한 사항 이외의 사항에 관하여는 보호관찰법을 준용한다.

제 17 조 (보호감호)

제5조 내지 제12조의 죄는 사회보호법 제5조(보호감호)의 별표에 규정된 죄로 본다.

제 18 조 (고소제한에 대한 예외)

성폭력범죄에 대하여는 형사소송법 제224조(고소의 제한)의 규정에 불구하고 자기 또는 배우자의 직계존속을 고소할 수 있다.

제 19 조 (고소기간)

1. 성폭력범죄중 친고죄에 대하여는 형사소송법 제230조(고소기간) 제1항의 규정에 불구하고 범인을 알게 된 날부터 1년을 경과하면 고소하지 못한다. 다만, 고소할 수 없는 불가항력의 사유가 있는 때에는 그 사유가 없어진 날부터 기산한다.
2. 형사소송법 제230조(고소기간)제2항의 규정은 제1항의 경우에 이를 준용한다.

제 20 조 (특정강력범죄의처벌에관한특례법의 준용)

1. 성폭력범죄에 대한 처벌절차에는 특정강력범죄의 처벌에 관한 특례법 제7조(증인에 대한 신변안전조치), 제8조(출판물 등으로부터의 피해자보호), 제9조(소송진행의 협의), 제12조(간이공판절차의 결정) 및 제13조(판결선고)의 규정을 준용한다.
2. 제5조, 제6조, 제9조, 제10조 및 제12조(제5조, 제6조, 제9조 및 제10조의 미수범에 한한다)의 죄는 특정강력 범죄의 처벌에 관한 특례법 제2조(적용범위)제1항의 규정에 의한 특정강력범죄로 본다.

제 21 조 (피해자의 신원과 사생활비밀누설금지)

1. 성폭력범죄의 수사 또는 재판을 담당하거나 이에 관여하는 공무원은 피해자의 주소, 성명, 연령, 직업, 용모 기타 피해자를 특정하여 파악할 수 있게 하는 인적사항과 사진등을 공개하거나 타인에게 누설하여서는 아니된다.
2. 제1항에 규정된 자는 성폭력범죄의 소추에 필요한 범죄구성 사실을 제외한 피해자의 사생활에 관한 비밀을 공개하거나 타인에게 누설하여서는 아니된다.

제 22 조 (심리의 비공개)

1. 성폭력범죄에 대한 심리는 그 피해자의 사생활을 보호하기 위하여 결정으로 이를 공개하지 아니 할 수 있다.
2. 증인으로 소환받은 성폭력범죄의 피해자와 그 가족은 사생활 보호등의 사유로 증인신문의 비공개를 신청할 수 있다.
3. 재판장은 제2항의 신청이 있는 때에는 그 허가여부 및 공개, 법정외의 장소에서의 신문등 증인의 신문방식 및 장소에 관하여 결정할 수 있다.
4. 법원조직법 제57조(재판의 공개) 제2항 및 제3항의 규정은 제1항 및 제3항의 경우에 이를 준용한다.

제 3 장 성폭력 피해 상담소등

제 23 조 (상담소의 설치)

1. 국가 또는 지방자치단체는 성폭력피해상담소(이하 "상담소" 라 한다)를 설치, 운영할 수 있다.
2. 국가 또는 지방자치단체외의 자가 상담소를 설치.운영하고자 할 때에는 서울특별시장, 직할시장 또는 도지사(이하 "시 · 도지사" 라 한다)에게 신고하여야 한다.
3. 상담소의 설치기준과 신고등에 관하여 필요한 사항은 보건 사회부령으로 정한다.

제 24 조 (상담소의 업무) 상담소의 업무는 다음과 같다.

1. 성폭력피해를 신고받거나 이에 관한 상담에 응하는 일
2. 성폭력피해로 인하여 정상적인 가정생활 및 사회생활이 어렵거나 기타 사정으로 긴급히 보호를 필요로 하는 사람을 병원 또는 성폭력피해자보호시설로 데려다 주는 일
3. 가해자에 대한 고소와 피해배상청구등 사법처리절차에 관하여 대한변호사협회, 대한법률구조공단 등 관계기관에 필요한 협조와 지원을 요청하는 일
4. 성폭력범죄의 예방 및 방지를 위한 홍보를 하는 일
5. 기타 성폭력범죄 및 성폭력피해에 관하여 조사.연구하는 일

제 25 조 (보호시설의 설치)

1. 국가 또는 지방자치단체는 성폭력피해자보호시설(이하 "보호시설"이라 함)을 설치, 운영할 수 있다.
2. 사회복지법인 기타 비영리법인은 시, 도지사의 허가를 받아 보호시설을 설치, 운영할 수 있다.
3. 보호시설의 설치기준과 허가등에 관하여 필요한 사항은 보건 사회부령으로 정한다.

성매매방지및피해자보호등에관한법률

제1조 (목적) 이 법은 성매매를 방지하고 성 매매피해자 및 성을 파는 행위를 한 자의 보호와 자립의 지원을 목적으로 한다.

제2조 (정의) 이 법에서 사용하는 용어의 정의는 다음과 같다.

1. "성매매"라 함은 성매매알선등행위의처벌에관한법률 제2조제1항제1호에 규정된 행위를 말한다.
2. "성매매알선등행위"라 함은 성매매알선등행위의처벌에관한법률 제2조제1항제2호에 규정된 행위를 말한다.
3. "성매매 목적의 인신매매"라 함은 성매매알선등행위의처벌에관한법률 제2조제1항제3호에 규정된 행위를 말한다.
4. "성매매피해자"라 함은 성매매알선등행위의처벌에관한법률 제2조제1항제4호에 규정된 자를 말한다.

제3조 (국가 등의 책임)

❶ 국가와 지방자치단체는 성매매를 방지하고 성매매피해자 및 성을 파는 행위를 한 자(이하 "성매매피해자등"이라 한다)의 보호와 자립의 지원을 위하여 다음 각호의 사항에 대한 법적·제도적 장치를 마련하고 필요한 행정적·재정적 조치를 취하여야 한다.

1. 성매매, 성매매알선등행위 및 성매매 목적의 인신매매를 방지하기 위한 조사·연구·교육·홍보
2. 성매매피해자등의 보호와 자립을 지원하기 위한 시설(외국인 여성을 위한 시설을 포함한다)의 설치·운영

❷ 국가는 성매매 목적의 인신매매의 방지를 위한 국제협력의 증진을 위하여 노력하여야 한다.

제4조 (성매매 예방교육) 초·중·고등학교의 장은 성에 대한 건전한 가치관 함양과 성매매를 방지하기 위하여 대통령령이 정하는 바에 따라 성매매 예방교육을 실시하여야 한다.

제5조 (지원시설의 종류)

❶ 성매매피해자등을 위한 지원시설(이하 "지원시설"이라 한다)의

종류는 다음 각호와 같다.

1. 일반지원시설 : 성매매피해자등을 대상으로 6월 이내의 범위에서 숙식을 제공하고 자립을 지원하는 시설
2. 청소년지원시설 : 청소년인 성매매피해자등을 대상으로 1년 이내의 범위에서 숙식을 제공하고, 취학·교육 등을 통하여 자립을 지원하는 시설
3. 외국인여성지원시설 : 외국인여성인 성매매피해자등을 대상으로 3월(성매매알선등행위의처벌에관한법률 제11조의 규정에 해당하는 외국인여성에 대하여는 그 해당기간) 이내의 범위에서 숙식을 제공하고, 귀국을 지원하는 시설
4. 자활지원센터 : 성매매피해자등을 대상으로 자활에 필요한 지원을 제공하는 이용시설

❷ 일반지원시설의 장은 6월 이내의 범위에서 여성가족부령이 정하는 바에 따라 지원기간을 연장할 수 있다. 〈개정 2005.3.24〉

❷ 청소년지원시설의 장은 청소년이 19세에 달할 때까지 여성가족부령이 정하는 바에 따라 지원기간을 연장할 수 있다. 〈개정 2005.3.24〉

제6조 (지원시설의 설치)

❶ 국가 또는 지방자치단체는 지원시설을 설치·운영할 수 있다.

❷ 국가 또는 지방자치단체외의 자가 지원시설을 설치·운영하고자 할 때에는 시장·군수·구청장(자치구의 구청장을 말한다. 이하 같다)에게 신고하여야 한다.

❸ 지원시설의 설치기준·신고절차 및 종사자의 자격기준·수 등에 관하여 필요한 사항은 여성가족부령으로 정한다. 〈개정 2005.3.24〉

제7조 (지원시설의 업무)

❶ 일반지원시설은 다음 각호의 업무를 행한다. 〈개정 2005.3.24〉

1. 숙식의 제공
2. 심리적 안정 및 사회적응을 위한 상담 및 치료

3. 질병치료 및 건강관리를 위한 의료기관에의 인도 등 의료지원
4. 수사기관의 조사 및 법원의 증인신문에의 동행
5. 법률구조기관등에의 필요한 협조 및 지원요청
6. 자립자활교육의 실시와 취업정보 제공
7. 국민기초생활보장법 등 사회보장관련법령에 따른 급부의 수령지원
8. 기술교육(위탁교육을 포함한다)
9. 다른 법률이 지원시설에 위탁한 사항
10. 그 밖에 여성가족부령이 정하는 사항

❷ 청소년지원시설은 제1항 각호의 업무외에 진학을 위한 교육을 제공하거나 교육기관에 취학을 연계하는 업무를 행한다.

❸ 외국인여성지원시설은 제1항제1호 내지 제5호ㆍ제9호의 업무 및 귀국을 지원하는 업무를 행한다.

❹ 자활지원센터는 다음 각호의 업무를 행한다. 〈개정 2005.3.24〉

1. 자활공동체 등의 운영
2. 취업 및 기술교육(위탁교육을 포함한다)
3. 취업 및 창업을 위한 정보의 제공
4. 그 밖에 사회적응을 위하여 필요한 지원으로서 여성가족부령이 정하는 사항

제8조 (지원시설에의 입소 등)

❶ 지원시설에 입소하고자 하는 자는 당해 지원시설의 입소규정을 준수하여야 한다.

❷ 지원시설에서 제공하는 프로그램을 이용하고자 하는 자는 당해 지원시설의 이용규정을 준수하여야 한다.

❸ 지원시설의 장은 입소규정 및 이용규정을 준수하지 아니하거나 그 밖에 단체생활을 현저히 저해하는 행위를 하는 입소자 또는 이용자에 대하여는 퇴소 또는 이용중단 등 필요한 조치를 할 수 있다.

❹ 지원시설의 입소 및 이용절차, 입소규정 및 이용규정 등에 관하여 필요한 사항은 여성가족부령으로 정한다. 〈개정 2005.3.24〉

제9조 (지원시설의 운영)

❶ 지원시설의 장은 입소자 또는 이용자의 인권을 최대한 보장하여야 한다.

❷ 지원시설의 장은 입소자 및 이용자의 사회적응능력 등을 배양시킬 수 있는 상담·교육·정보제공 및 신변보호 등에 필요한 지원을 하여야 한다.

❸ 지원시설의 장은 입소자의 건강관리를 위하여 입소후 1월 이내에 건강진단을 실시하고 건강에 이상이 발견된 경우에는 의료급여법에 의한 의료급여의 수급 등 필요한 조치를 하여야 하며, 필요한 경우 의료기관에 질병치료 등을 의뢰할 수 있다.

❹ 지원시설의 운영방법·운영기준 등에 관하여 필요한 사항은 여성가족부령으로 정한다. 〈개정 2005.3.24〉

제10조 (상담소의 설치)

❶ 국가 또는 지방자치단체는 성매매피해상담소(이하 "상담소"라 한다)를 설치·운영할 수 있다.

❷ 국가 또는 지방자치단체외의 자가 상담소를 설치·운영하고자 할 때에는 시장·군수·구청장에게 신고하여야 한다.

❸ 상담소에는 상담실을 두어야 하며, 이용자를 임시로 보호하기 위한 보호실을 운영할 수 있다.

❹ 상담소의 설치기준, 신고절차, 운영기준, 상담원 등 종사자의 자격기준 및 수 등에 관하여 필요한 사항은 여성가족부령으로 정한다. 〈개정 2005.3.24〉

제11조 (상담소의 업무 등) 상담소는 다음 각호의 업무를 행한다. 〈개정 2005.3.24〉

1. 상담 및 현장방문
2. 지원시설이용에 관한 고지 및 지원시설에의 인도 또는 연계
3. 성매매피해자의 구조
4. 제7조제1항제3호 내지 제5호의 업무
5. 다른 법률이 상담소에 위탁한 사항

6. 성매매피해자등의 보호를 위한 조치로서 여성가족부령이 정하는 사항

제12조 (수사기관의 협조) 상담소의 장은 성매매피해자를 구조할 긴급한 필요가 있는 때에는 관할 경찰관서의 장에게 그 소속 직원의 동행을 요청할 수 있으며, 요청을 받은 경찰관서의 장은 특별한 사유가 없는 한 이에 응하여야 한다.

제13조 (성매매피해자등의 의사존중) 지원시설 또는 상담소의 장은 성매매피해자등의 명시한 의사에 반하여 지원시설에 입소하게 하거나 제10조제3항의 보호를 할 수 없다.

제14조 (의료비의 지원)

❶ 국가 또는 지방자치단체는 제9조제3항의 규정에 따라 지원시설의 장이 의료기관에 질병치료 등을 의뢰한 경우에 의료급여법상의 급여가 실시되지 아니하는 치료항목에 대한 의료비용의 전부 또는 일부를 지원할 수 있다.

❷ 제1항의 규정에 의한 의료비용의 지원범위 및 절차 등에 관하여 필요한 사항은 여성가족부령으로 정한다. 〈개정 2005.3.24〉

제15조 (비용의 보조)

❶ 국가 또는 지방자치단체는 지원시설 및 상담소의 설치ㆍ운영에 소요되는 비용을 보조할 수 있다.

❷ 제1항의 규정에 의한 비용의 보조범위 등에 관하여 필요한 사항은 대통령령으로 정한다.

제16조 (지도 · 감독)

❶ 여성가족부장관, 특별시장ㆍ광역시장ㆍ도지사(이하 "시ㆍ도지사"라 한다), 또는 시장ㆍ군수ㆍ구청장은 지원시설 또는 상담소의 장으로 하여금 필요한 보고를 명하거나 자료를 제출하게 할 수 있으며, 관계공무원으로 하여금 지원시설 또는 상담소에 출입하여 관계서류 등을 검사하게 할 수 있다. 〈개정 2005.3.24〉

❷ 제1항의 규정에 의하여 출입·검사를 행하는 공무원은 출입하기 전에 방문 및 검사 목적·일시 등을 지원시설 또는 상담소의 장에게 통보하여야 하며, 출입시에는 그 권한을 표시하는 증표를 지니고 관계인에게 이를 내보여야 한다.

제17조 (폐지·휴지 등의 신고) 제6조제2항 또는 제10조제2항의 규정에 따라 신고한 지원시설이나 상담소를 폐지 또는 휴지하거나 그 운영을 재개하고자 하는 자는 여성가족부령이 정하는 바에 따라 시장·군수·구청장에게 신고하여야 한다. 〈개정 2005.3.24〉

제18조 (영리목적운영의 금지) 이 법에 의한 지원시설 또는 상담소는 영리를 목적으로 설치·운영하여서는 아니된다.

제19조 (비밀엄수 등의 의무) 지원시설 또는 상담소의 장이나 이를 보좌하는 자 또는 그 직에 있었던 자는 직무상 알게 된 비밀을 누설하여서는 아니된다.

제20조 (지원시설 및 상담소의 폐쇄 등)

❶ 여성가족부장관, 시·도지사 또는 시장·군수·구청장은 지원시설 또는 상담소가 다음 각호의 어느 하나에 해당하는 때에는 그 업무의 정지 또는 폐지를 명하거나 지원시설 및 상담소를 폐쇄할 수 있다. 〈개정 2005.3.24〉

1. 지원시설이나 상담소가 제6조제3항 또는 제10조제4항의 규정에 따른 설치기준에 미달하게 된 때
2. 제16조제1항의 규정을 위반하여 정당한 사유없이 보고를 하지 아니하거나 거짓으로 보고한 때
3. 제18조의 규정을 위반한 때
4. 지원시설·상담소의 장 또는 그 종사자들이 입소자·이용자에 대하여 성폭력범죄의처벌및피해자보호등에관한법률 제2조제1항의 범죄를 범한 때
5. 사회복지사업법 제40조제1항제3호 및 제3호의2에 해당하는 경우
6. 이 법 또는 이 법에 의한 명령을 위반한 때

❷ 제1항의 규정에 의하여 업무의 정지 또는 폐지를 명하거나 지원시설 및 상담소를 폐쇄하고자 하는 때에는 청문을 실시하여야 한다.

❸ 제1항의 규정에 의한 처분의 세부적인 종류·기준에 관하여 필요한 사항은 여성가족부령으로 정한다. 〈개정 2005.3.24〉

제21조 (권한의 위임) 여성가족부장관 또는 시·도지사는 이 법에 의한 권한의 일부를 대통령령이 정하는 바에 따라 시·도지사 또는 시장·군수·구청장에게 위임할 수 있다. 〈개정 2005.3.24〉

제22조 (벌칙) 다음 각호의 어느 하나에 해당하는 자는 1년 이하의 징역 또는 500만원 이하의 벌금에 처한다.

1. 제6조제2항의 규정에 의한 신고를 하지 아니하고 지원시설을 설치·운영한 자
2. 제10조제2항의 규정에 의한 신고를 하지 아니하고 상담소를 설치·운영한 자
3. 제18조 또는 제19조의 규정을 위반한 자
4. 제20조의 규정에 의한 명령을 위반한 자

제23조 (양벌규정) 법인의 대표자나 법인 또는 개인의 대리인·사용인 그 밖의 종사자가 그 법인 또는 개인의 업무에 관하여 제22조의 위반행위를 한 때에는 그 행위자를 벌하는 외에 그 법인 또는 개인에 대하여도 동조의 벌금형을 과한다.

제24조 (과태료)

❶ 다음 각호의 어느 하나에 해당하는 자는 300만원 이하의 과태료에 처한다.

1. 제16조제1항의 규정에 따른 관계공무원의 출입·검사를 거부·방해 또는 기피한 자
2. 제17조의 규정을 위반한 자

❷ 제1항의 규정에 의한 과태료는 대통령령이 정하는 바에 따라 여성가족부장관, 시·도지사 또는 시장·군수·구청장(이하 "부과

권자"라 한다)이 부과ㆍ징수한다. 〈개정 2005.3.24〉

❸ 제2항의 규정에 따른 과태료처분에 불복이 있는 자는 그 처분의 고지를 받은 날부터 30일 이내에 부과권자에게 이의를 제기할 수 있다.

❹ 제2항의 규정에 따라 과태료처분을 받은 자가 제3항의 규정에 의하여 이의를 제기한 때에는 부과권자는 지체없이 관할법원에 그 사실을 통보하여야 하며, 그 통보를 받은 관할법원은 비송사건절차법에 의한 과태료의 재판을 한다.

❺ 제3항의 규정에 따른 기간 이내에 이의를 제기하지 아니하고 과태료를 납부하지 아니한 때에는 국세체납처분 또는 지방세체납처분의 예에 의하여 이를 징수한다.

성매매방지및피해자보호등에관한법률시행규칙

제1조 (목적) 이 규칙은 성매매방지및피해자보호등에관한법률 및 동법시행령에서 위임된 사항과 그 시행에 관하여 필요한 사항을 규정함을 목적으로 한다.

제2조 (지원시설의 지원기간 연장)

❶ 성매매방지및피해자보호등에관한법률(이하 "법"이라 한다) 제5조제1항의 규정에 의한 성매매피해자 등을 위한 지원시설(이하 "지원시설"이라 한다)중 법 제5조제1항제1호의 규정에 의한 일반지원시설의 장은 법 제5조제2항의 규정에 의하여 입소자 본인이 지원기간의 연장을 희망하는 경우 당해 지원시설에 종사하는 상담원의 의견을 들어 6월 이내의 범위에서 지원기간을 연장할 수 있다.

❷ 지원시설중 법 제5조제1항제2호의 규정에 의한 청소년지원시설의 장은 법 제5조제3항의 규정에 의하여 입소자 본인이 지원기간의 연장을 희망하고 법정대리인의 동의가 있는 경우 법 제10조의 규정에 의한 성매매피해상담소(이하 "상담소"라 한다)의 장

의 의견을 들어 입소자가 19세에 달할 때까지 지원기간을 연장할 수 있다. 다만, 법정대리인의 소재불명 등의 사유로 동의를 받는 것이 불가능한 경우에는 본인의 동의로써 그 법정대리인의 동의에 갈음한다.

❸ 법 제16조제1항의 규정에 의하여 지원시설의 장은 제1항 및 제2항의 규정에 의하여 입소자의 지원기간을 연장한 경우에 연장사유를 명시하여 지원기간을 연장한 날부터 15일 이내에 시장 · 군수 · 구청장(자치구의 구청장을 말한다. 이하 같다)에게 보고하여야 한다.

제3조 (지원시설 및 상담소의 신고절차)

❶ 법 제6조제2항 또는 법 제10조제2항의 규정에 의하여 지원시설 또는 상담소의 설치신고를 하고자 하는 자는 별지 제1호서식에 의한 성매매피해자지원시설(상담소)설치신고서(전자문서로 된 신고서를 포함한다)에 다음 각호의 서류(전자문서를 포함한다. 이하 같다) 전부를 첨부하여 시장 · 군수 · 구청장에게 제출하여야 한다. 다만, 전자정부구현을위한행정업무등의전자화촉진에관한법률 제21조제1항의 규정에 의한 행정정보의 공동이용을 통하여 제출서류에 대한 정보를 확인할 수 있는 경우에는 그 확인으로 제출서류에 갈음할 수 있다.

1. 법인의 정관(법인인 경우에 한한다) 1부
2. 운영에 필요한 재산목록(소유 또는 사용할 수 있는 권리를 증명할 수 있는 서류를 첨부하여야 한다) 1부
3. 법인등기부등본(법인인 경우에 한한다) 1부
4. 운영계획서 및 예산서 각 1부
5. 지원시설 또는 상담소의 평면도(시설의 층별 및 구조별 면적을 표시하여야 한다) 1부
6. 지원시설 또는 상담소에 종사할 직원의 명단과 자격증 사본(자격증이 필요한 경우에 한한다) 각 1부

❷ 시장 · 군수 · 구청장이 제1항의 규정에 의한 성매매피해자지원시설(상담소)설치신고서를 수리한 때에는 별지 제2호서식에 의

한 성매매피해자지원시설(상담소)설치신고필증을 신고인에게 교부하여야 한다.

❸ 제2항의 규정에 의하여 지원시설 또는 상담소의 설치신고를 마친 자가 지원시설 또는 상담소의 장, 명칭, 소재지 또는 입소정원을 변경하고자 하는 경우에는 법 제16조제1항의 규정에 의하여 별지 제3호서식에 의한 성매매피해자지원시설(상담소)변경통지서(전자문서로 된 통지서를 포함한다)에 다음 각호의 서류를 첨부하여 시장・군수・구청장에게 보고하여야 한다.

1. 입소자 조치계획서(지원시설의 입소정원 변경에 한한다) 1부
2. 운영에 필요한 재산목록(지원시설의 소재지 또는 입소정원의 변경에 한하며, 소유 또는 사용할 수 있는 권리를 증명하는 서류를 첨부하여야 한다) 1부
3. 지원시설 또는 상담소의 설치신고필증

❹ 시장・군수・구청장은 제2항의 규정에 의하여 지원시설(상담소)설치신고필증을 교부하거나 제3항의 규정에 의하여 지원시설(상담소)변경통지를 받은 경우에는 그 때부터 15일 이내에 특별시장・광역시장・도지사(이하 "시・도지사"라 한다)를 거쳐 여성가족부장관에게 보고하여야 한다. 〈개정 2005.6.23〉

제4조 (지원시설 및 상담소의 설치기준) 법 제6조제3항 및 법 제10조제4항의 규정에 의한 지원시설 및 상담소의 설치기준은 별표 1과 같다.

제5조 (지원시설 및 상담소 종사자의 자격기준 · 수 등) 법 제6조제3항 및 법 제10조제4항의 규정에 의하여 지원시설 및 상담소에 두어야 할 종사자의 자격기준은 별표 2와 같고, 지원시설 및 상담소 종사자수의 기준은 별표 3과 같다.

제6조 (지원시설의 입소 · 이용대상) 법 제8조제1항 및 동조제2항의 규정에 의하여 지원시설에 입소하거나 이용할 수 있는 자는 법 제3조제1항의 규정에 의한 성매매피해자 및 성을 파는 행위를 한 자(이하 "성매매피해자등"이라 한다)로서 다음 각호의 어느 하나에 해당하는 경우로 한다. 다만, 제2호 및 제3호의 경우에는 본인의 명시적인 의사에 반하여 입소하거나 이용하게 할 수 없다.

1. 본인이 희망하는 경우. 다만, 청소년보호시설에 입소하는 경우에는 법정대리인의 입소동의가 있는 경우에 한하며, 법정대리인의 소재불명 등의 사유로 입소동의를 받는 것이 불가능한 경우에는 지원시설 또는 상담소 상담원의 상담결과에 따라 지원시설의 장이 입소여부를 판단할 수 있다.
2. 상담소의 장으로부터 입소 또는 이용요청을 받은 경우
3. 성매매알선등행위의처벌에관한법률 제6조제2항의 규정에 의하여 검사 또는 사법경찰관으로부터 지원시설에의 인계요청을 받은 경우
4. 성매매알선등행위의처벌에관한법률 제14조제1항제4호의 규정에 의하여 지원시설에의 감호위탁 보호처분 결정을 받은 경우

제7조 (지원시설의 입소 · 이용절차 등)

❶ 법 제8조제4항의 규정에 의하여 지원시설에 입소하거나 이용하고자 하는 자는 다음 각호의 구분에 따른 서류를 지원시설의 장에게 제출하여야 한다.

1. 본인이 희망하는 경우 : 별지 제4호서식의 입소동의서
2. 상담소의 장으로부터 입소 또는 이용요청을 받은 경우 : 상담소의 장이 작성한 별지 제5호서식의 성매매피해자지원시설 입소(이용)요청서 및 별지 제6호 또는 별지 제7호서식에 의한 상담기록카드
3. 검사 또는 사법경찰관으로부터 지원시설에의 인계요청을 받은 경우 : 검사 또는 사법경찰관이 작성한 지원시설에의 인계요청서
4. 지원시설에 감호위탁 보호처분 결정을 받은 경우 : 판사의 감호위탁 보호처분 결정문

❷ 지원시설의 장은 제1항의 규정에 의한 입소 또는 이용요청을 받은 경우 정원초과 등의 특별한 사유가 없는 한 입소 또는 이용결정을 하여야 한다.

❸ 지원시설의 장이 성매매피해자등의 입소 또는 이용을 결정한 때

에는 별지 제6호 또는 별지 제7호서식에 의한 상담기록카드 및 별지 제8호서식에 의한 입소ㆍ이용자카드를 작성하여 유지하여야 한다. 다만, 제1항제2호의 규정에 의하여 상담소의 장으로부터 입소요청을 받은 경우에는 별도로 상담기록카드를 작성하지 아니하여도 된다.

❹ 법 제8조제3항의 규정에 의하여 지원시설의 장은 지원시설의 입소자 또는 이용자가 다음 각호의 어느 하나에 해당하는 경우에는 퇴소조치를 하거나 이용을 중단시켜야 한다.

1. 법 제5조의 규정에 의한 지원기간이 만료된 경우
2. 퇴소 또는 이용중단을 희망하는 경우. 다만, 제6조제4호의 규정에 의하여 입소한 자를 제외한다.
3. 성매매알선등행위의처벌에관한법률 제4조 각호의 어느 하나에 해당하는 행위를 한 경우
4. 지원시설의 내부규정에 의한 퇴소사유에 해당하는 경우
5. 거짓 그 밖의 부정한 방법으로 입소한 경우

❺ 법 제16조제1항의 규정에 의하여 지원시설의 장은 입소ㆍ이용대상자의 입소ㆍ이용 또는 퇴소ㆍ이용중단을 결정한 경우에는 15일 이내에 그 사실을 시장ㆍ군수ㆍ구청장에게 보고하여야 한다.

제8조 (지원시설 및 상담소의 운영방법 · 운영기준) 법 제9조제4항 및 법 제10조제4항의 규정에 의한 지원시설 및 상담소의 운영기준은 별표 4와 같다.

제9조 (지원시설 종사자 등의 신분증 발급)

❶ 시장ㆍ군수ㆍ구청장은 지원시설 및 상담소의 장, 사무국장 및 상담원에게 별지 제9호서식에 의한 신분증을 발급할 수 있다.

❷ 시장ㆍ군수ㆍ구청장은 별지 제10호서식에 의한 상담원 등 종사자의 신분증 발급 및 관리대장을 작성ㆍ유지하여야 한다.

❸ 제1항의 규정에 의하여 신분증을 발급받은 자가 퇴직하는 경우에는 발급받았던 신분증을 시장ㆍ군수ㆍ구청장에게 반납하여야 한다.

제10조 (의료비의 지원범위) 법 제14조제2항의 규정에 의하여 국가 또는 지방자치단체는 다음 각호의 치료항목에 대한 의료비용중 의료급여법상의 급여가 실시되지 아니하는 의료비용의 전부 또는 일부를 지원할 수 있다.

1. 성병감염여부의 진찰 · 검사 및 감염된 성병의 치료비용
2. 성매매 또는 성매매와 관련한 폭력으로 인한 상해의 치료비용
3. 알코올 및 약물중독의 치료 · 보호비용
4. 성매매로 인한 정신질환 [기분장애, 불안장애(외상후 스트레스 증후군), 섭식장애, 인격장애, 정신분열증, 해리성장애, 성적장애 등]의 치료비용
5. 성매매로 인하여 임신한 성매매피해자등의 검사 및 출산 등 임신과 관련한 비용
6. 성매매와 관련된 것으로 판단되는 문신제거 및 피부질환 치료비용
7. 그 밖에 성매매피해 질환을 확인하기 위한 검진에 소요되는 비용(초음파, 자기공명영상 및 양전자 단층촬영을 포함한다)

제11조 (운영실적 등의 보고)

❶ 법 제16조제1항의 규정에 의하여 지원시설 또는 상담소의 장은 지원시설의 반기별 입소 · 이용현황 및 상담소의 반기별 운영실적을 그 반기 다음달 15일까지 시장 · 군수 · 구청장에게 보고하여야 한다.

❷ 제1항의 규정에 의하여 보고를 받은 시장 · 군수 · 구청장은 그 반기 다음달 말일까지 보고 받은 내용을 시 · 도지사를 거쳐 여성가족부장관에게 보고하여야 한다. 〈개정 2005.6.23〉

제12조 (지원시설 또는 상담소의 폐지 등 신고)

❶ 법 제17조의 규정에 의하여 지원시설 또는 상담소를 폐지 또는 휴지하거나 운영을 재개하고자 하는 자는 별지 제11호서식에 의한 성매매피해자폐지(휴지 · 운영재개)신고서(전자문서로 된 신고서를 포함한다)에 다음 각호의 구분에 따른 서류를 첨부하여 시장 · 군수 · 구청장에게 제출하여야 한다.

1. 폐지 또는 휴지후의 입소자 조치계획서(폐지 또는 휴지하는 지원시설의 경우에 한한다) 1부
2. 폐지 또는 휴지후의 지원시설 또는 상담소의 재산에 관한 사용 또는 처분계획서(폐지 또는 휴지의 경우에 한한다) 1부
3. 지원시설 또는 상담소의 설치신고필증(폐지의 경우에 한한다)
4. 지원시설 또는 상담소에 종사할 직원의 명단과 자격증 사본(휴지전과 종사자를 달리하여 운영재개하는 경우에 한한다)

❷ 시장 · 군수 · 구청장이 제1항의 규정에 의한 폐지(휴지 · 운영재개)신고서를 수리한 때에는 15일 이내에 시 · 도지사를 거쳐 여성가족부장관에게 보고하여야 한다. 〈개정 205.6.23〉

제13조 (행정처분의 기준)

❶ 법 제20조제3항의 규정에 의한 지원시설 또는 상담소에 대한 행정처분의 세부기준은 별표 5와 같다.

❷ 시장 · 군수 · 구청장이 제1항의 규정에 의하여 행정처분을 한 때에는 별지 제12호서식에 의한 행정처분기록대장에 그 처분내용을 기록하여 유지하여야 한다.

제14조 (과태료의 징수절차) 성매매방지및피해자보호등에관한법률시행령 제5조제4항의 규정에 의한 과태료의 징수절차에 관하여는 국고금관리법시행규칙을 준용한다.

부칙 〈제12호,2004.11.5〉

제1조 (시행일) 이 규칙은 공포한 날부터 시행한다.

제2조 (다른 법령의 폐지) 윤락행위등방지법시행규칙은 이를 폐지한다.

제3조 (지원시설 및 상담소 종사자의 자격에 관한 경과조치) 이 규칙 시행 당시 종전의 윤락행위등방지법시행규칙에 의하여 복지시설 및 여성복지상담소에 두는 종사자의 자격이 인정되어 복지시설 및 여성복지상담소에 종사하고 있던 자는 이 규칙 시행일부터 2년 이내에 여

성부장관 또는 여성부장관으로부터 상담원 등 종사자에 대한 교육실시를 위탁받은 자가 개설·운영하는 교육을 이수할 것을 조건으로 하여 이 규칙 제5조 및 별표 2에 의한 지원시설 및 상담소에 두는 종사자의 자격이 있는 것으로 본다. 이 경우 종전의 윤락행위등방지법시행규칙에 의하여 총무의 자격이 인정되던 자는 이 규칙 제5조 및 별표 2에 의한 사무국장의 자격이 있는 것으로 본다.

제4조 (입소자에 관한 경과조치) 이 규칙 시행 당시 종전의 윤락행위등방지법시행규칙의 규정에 의한 복지시설에 입소하고 있던 자는 최초로 당해 복지시설에 입소한 날에 이 규칙에 의한 지원시설에 입소한 것으로 본다.

제5조 (다른 법령과의 관계) 이 규칙 시행당시 다른 법령에서 종전의 윤락행위등방지법시행규칙 또는 그 규정을 인용하고 있는 경우 이 규칙중 그에 해당하는 규정이 있는 때에는 이 규칙 또는 이 규칙의 해당 규정을 인용한 것으로 본다.

부칙(여성가족부 직제 시행규칙) 〈제1호,2005.6.23〉

제1조 (시행일) 이 규칙은 공포한 날부터 시행한다.

제2조 생략

제3조 (다른 법령의 개정) ❶ 내지 ❸ 생략

❹ 성매매방지및피해자보호등에관한법률시행규칙 일부를 다음과 같이 개정한다.

제3조제4항, 제11조제2항, 제12조제2항 및 별표 2의 제1호중 "여성부장관"을 각각 "여성가족부장관"으로 한다.

❺ 내지 ❼ 생략

성매매알선등행위의처벌에관한법률안(대안)

제안이유 및 주요내용

■ 제안경위

가. 2002년 9월 11일 조배숙의원외 85인이 발의한 성매매알선등행위의 처벌및방지에관한법률안, 2001년 11. 27일 조배숙의원외 2인이 소개한 성매매알선등범죄의처벌및방지에관한법률제정청원을 각각 제234회 국회(정기회) 제9차 법제사법위원회(2002. 11. 1)에 상정하여 심사한 후 법안심사제1소위원회에 회부함.

나. 법안심사제1소위원회는 동 법률안과 동 청원을 제238회 국회(정기회) 제1차(2003. 4. 24), 제243회 국회(정기회) 제3차(2003. 11. 19) · 제4차(2003. 12. 24) 및 제245회 국회(임시회) 제1차(2004. 2. 26) 법안심사제1소위원회에서 전문위원 및 정부관계자를 참석시킨 가운데 심도 있는 심사를 한 결과, 동 법률안과 동 청원을 각각 폐기하고 하나의 법률안으로 입안하여 위원회 대안으로 제안하기로 함.

다. 제245회 국회(임시회) 제9차 법제사법위원회(2004. 2.26)는 법안심사 제1소위원장의 심사보고를 듣고 법안심사제1소위원회가 제안한 대안을 우리 위원회안으로 받아들여 동 법률안과 동 청원을 본회의에 부의하지 아니하고 위원회대안을 제안하기로 함.

■ 제안이유

우리사회의 성매매 및 성매매알선등행위는 현행법에서 금지하고 있음에도 불구하고 계속해서 확산되고 있는 실정임. 이는 성매매를 강요하거나 성매매를 알선 · 유인하는 등 성매매의 공급 및 중간 매개체들이 다양화 되고 있기 때문임.

따라서 성매매 공급자와 중간매개체를 차단하기 위하여 성매매 목적의 인신매매를 처벌하고, 벌칙에 있어서 성매매 강요 · 알선 등 행위에 대하여 형태별로 다양화하여 형량을 강화하며, 성매매알선등행위로부터 취득한 금품 그 밖의 재산상 이익은 몰수 · 추징하고, 성매매알선등행위를 신고한 자에 대한 보상금을 지급하며, 성매매 강요 · 알선 등 행위자가 성을 파는 자에 가지는 채권을 무효화 하고,

성을 파는 행위를 한 자를 보호하기 위하여 성매매피해자 성매매의 형사처벌 제외, 수사 · 재판과정에서 신뢰관계 있는 자의 동석, 신고자등

에 대한 법정심리의 비공개를 규정함으로써 우리 사회에 만연되어 있는 성매매알선등행위와 성매매를 근절하려는 것임.

■ 주요골자

가. 성매매알선등행위, 성매매 목적의 인신매매 , 성매매피해자의 개념을 도입함(안 제2조).

나. 성매매피해자의 성매매 불처벌과 신고한 자 또는 성매매피해자를 조사하거나 증인으로 심문하는 경우 특정범죄신고자등보호법의 규정을 준용 하도록 함(안 제6조).

다. 신고자등을 법원에서 증인으로 신문하거나 수사기관이 조사하는 경우 신뢰관계 있는 자의 동석이 가능하도록 하고, 청소년 등의 경우 특별한 사유가 없는 한 동석을 허용하도록 함(안 제8조).

라. 법원은 신고자등의 사생활 보호 또는 신변보호 등을 위하여 결정으로 심리를 공개하지 아니할 수 있도록 함(안 제9조).

마. 성매매알선등 행위를 한 자가 성을 파는 행위를 하였거나 할 자에게 가지는 채권은 계약의 형식이나 명목에 관계없이 무효로 하고, 그 채권을 양도하거나 그 채무를 인수 한 경우에도 이를 무효로 하며, 검사 또는 사법경찰관은 성을 파는 자의 채무불이행사건을 수사할 때 당해 채권이 불법원인채권이지 여부를 확인하여 수사에 참작하도록 함(안 제10조).

바. 외국인 여성이 이 법에 규정된 범죄를 신고하거나 외국인 여성을 성매매피해자로 수사하는 때에는 당해 사건을 불기소 처분하거나 공소를 제기할 때까지 출입국법상의 강제퇴거명령이나 보호의 집행을 유예 하도록 함(안 제11조).

사. 성매매를 한 자에 대하여 보호처분을 할 수 있도록 하며, 보호처분 기간은 6월, 사회봉사 · 수강명령은 100시간을 초과하지 못하도록 함(안 제12조 및 제15조).

아. 상매매의 강요 · 알선 · 광고 등 행위태양에 따라 벌칙을 세분화하고 강화함(안 제18 내지 제21조).

자. 성매매강요죄 또는 성매매알선등행위죄를 범할 목적으로 단체 또

는 집단을 구성하는 경우는 폭력행위등처벌에관한법률 제4조(단체등의 구성 · 활동)의 예에 의하여 처벌 하도록 함(안 제22조).

차. 이 법에 규정된 범죄를 범한 자가 수사기관에 신고하거나 자수한 때에 는 형을 감경 또는 면제하며, 범죄단체 구성성원이 성매매 강요죄를 범한 경우 이를 신고한 자에게 보상금을 지급할 수 있도록 함(안 제26 조 및 제28조).

성매매알선 등 행위의 처벌에 관한 법률

제1장 총칙

제1조 (목적) 이 법은 성매매ㆍ성매매알선등행위 및 성매매 목적의 인신매매를 근절하고, 성매매피해자의 인권을 보호함을 목적으로 한다.

제2조 (정의)

❶ 이 법에서 사용하는 용어의 정의는 다음과 같다.

1. "성매매"라 함은 불특정인을 상대로 금품 그 밖의 재산상의 이익을 수수ㆍ약속하고 다음 각목의 어느 하나에 해당하는 행위를 하거나 그 상대방이 되는 것을 말한다.
   가. 성교행위
   나. 구강ㆍ항문 등 신체의 일부 또는 도구를 이용한 유사성교행위
2. "성매매알선등행위"라 함은 다음 각목의 어느 하나에 해당하는 행위를 하는 것을 말한다.
   가. 성매매를 알선ㆍ권유ㆍ유인 또는 강요하는 행위
   나. 성매매의 장소를 제공하는 행위
   다. 성매매에 제공되는 사실을 알면서 자금ㆍ토지 또는 건물을 제공하는 행위
3. "성매매 목적의 인신매매"라 함은 다음 각목의 어느 하나에 해당하는 행위를 하는 것을 말한다.
   가. 성을 파는 행위 또는 형법 제245조의 규정에 의한 음란행위를 하게 하거나, 성교행위 등 음란한 내용을 표현하는

사진ㆍ영상물 등의 촬영대상으로 삼을 목적으로 위계ㆍ위력 그 밖에 이에 준하는 방법으로 대상자를 지배ㆍ관리하면서 제3자에게 인계하는 행위

나. 가목과 같은 목적으로 청소년보호법 제2조제1호의 규정에 의한 청소년(이하 "청소년"이라 한다), 사물을 변별하거나 의사를 결정할 능력이 없거나 미약한 자 또는 대통령령이 정하는 중대한 장애가 있는 자나 그를 보호ㆍ감독하는 자에게 선불금 등 금품 그 밖의 재산상의 이익을 제공ㆍ약속하고 대상자를 지배ㆍ관리하면서 제3자에게 인계하는 행위

다. 가목 및 나목의 행위가 행하여지는 것을 알면서 가목과 같은 목적이나 전매를 위하여 대상자를 인계받는 행위

라. 가목 내지 다목의 행위를 위하여 대상자를 모집ㆍ이동ㆍ은닉하는 행위

4. "성매매피해자"라 함은 다음 각목의 어느 하나에 해당하는 자를 말한다.

가. 위계ㆍ위력 그 밖에 이에 준하는 방법으로 성매매를 강요당한 자

나. 업무ㆍ고용 그 밖의 관계로 인하여 보호 또는 감독하는 자에 의하여 마약류관리에관한법률 제2조의 규정에 의한 마약ㆍ향정신성의약품 또는 대마(이하 "마약등"이라 한다)에 중독되어 성매매를 한 자

다. 청소년, 사물을 변별하거나 의사를 결정할 능력이 없거나 미약한 자 또는 대통령령이 정하는 중대한 장애가 있는 자로서 성매매를 하도록 알선ㆍ유인된 자

라. 성매매 목적의 인신매매를 당한 자

❷ 다음 각호의 어느 하나에 해당하는 경우에는 대상자를 제1항제3호 가목에서 규정한 지배ㆍ관리하에 둔 것으로 본다. ?

1. 선불금 제공 등의 방법으로 대상자의 동의를 얻은 때에도 그 의사에 반하여 이탈을 제지한 경우

2. 타인을 고용ㆍ감독하는 자, 출입국ㆍ직업을 알선하는 자 또

는 그를 보조하는 자가 성을 파는 행위를 하게 할 목적으로 여권 또는 이에 갈음하는 증명서를 채무이행 확보 등의 명목으로 제공받은 경우

제3조 (국가 등의 책무)

❶ 국가 및 지방자치단체는 성매매, 성매매알선등행위 및 성매매 목적의 인신매매의 예방과 근절을 위한 교육 및 홍보 등에 관하여 법적·제도적 대책을 마련하고, 필요한 재원을 조달하여야 한다.

❷ 국가는 성매매 목적의 인신매매 방지를 위한 국제협력의 증진과 형사사법의 공조의 강화에 노력하여야 한다.

제4조 (금지행위) 누구든지 다음 각호의 어느 하나에 해당하는 행위를 하여서는 아니된다.

1. 성매매
2. 성매매알선등행위
3. 성매매 목적의 인신매매
4. 성을 파는 행위를 하게 할 목적으로 타인을 고용·모집하거나 성매매가 행하여 진다는 사실을 알고 직업을 소개·알선하는 행위
5. 제1호·제2호 및 제4호의 행위 및 그 행위가 행하여지는 업소에 대한 광고행위

제5조 (다른 법률과의 관계) 이 법에서 규정한 사항에 관하여 청소년의성보호에관한법률에 특별한 규정이 있는 경우에는 그 법이 정하는 바에 따른다.

제2장 성매매피해자 등의 보호

제6조 (성매매피해자에 대한 처벌특례와 보호)

❶ 성매매피해자의 성매매는 처벌하지 아니한다.

❷ 검사 또는 사법경찰관은 수사과정에서 피의자 또는 참고인이 성매매피해자에 해당한다고 볼 만한 상당한 이유가 있을 때에는

지체없이 법정대리인ㆍ친족 또는 변호인에게 통지하고, 신변보호, 수사의 비공개, 친족 또는 지원시설ㆍ성매매피해상담소에의 인계 등 그 보호에 필요한 조치를 하여야 한다. 다만, 피의자 또는 참고인의 사생활 보호 등 부득이한 사유가 있는 경우에는 통지하지 아니할 수 있다.

❸ 법원 또는 수사기관이 이 법에 규정된 범죄를 신고(고소ㆍ고발을 포함한다. 이하 같다)한 자 또는 성매매피해자(이하 "신고자등"이라 한다. 이하 같다)를 조사하거나 증인으로 신문할 경우에는 특정범죄신고자등보호법 제7조 내지 제13조를 준용한다. 이 경우 같은 법 제9조 및 제13조를 제외하고는 보복을 당할 우려가 있을 것을 요하지 아니한다.

제7조 (신고의무 등)

❶ 성매매방지및피해자보호등에관한법률 제5조제1항의 규정에 의한 지원시설 및 같은 법 제10조의 규정에 의한 성매매피해상담소의 장이나 그 종사자가 업무와 관련하여 성매매피해사실을 알게 된 때에는 지체없이 수사기관에 신고하여야 한다.

❷ 누구든지 이 법에 규정된 범죄를 신고한 자에 대하여 그 신고를 이유로 불이익을 주어서는 아니된다.

❸ 다른 법률에 규정이 있는 경우를 제외하고는 신고자등의 인적사항이나 사진 등 그 신원을 알 수 있는 정보나 자료를 인터넷 또는 출판물에 게재하거나 방송매체를 통하여 방송하여서는 아니된다.

제8조 (신뢰관계에 있는 자의 동석)

❶ 법원은 신고자등을 증인으로 신문하는 때에는 직권 또는 본인ㆍ법정대리인이나 검사의 신청에 의하여 신뢰관계에 있는 자를 동석하게 할 수 있다.

❷ 수사기관은 신고자등을 조사하는 때에는 직권 또는 본인ㆍ법정대리인의 신청에 의하여 신뢰관계에 있는 자를 동석하게 할 수 있다.

❸ 청소년, 사물을 변별하거나 의사를 결정할 능력이 없거나 미약

한 자 또는 대통령령이 정하는 중대한 장애가 있는 자에 대하여 제1항 및 제2항의 규정에 따른 신청이 있는 경우에는 재판 또는 수사에 지장을 초래할 우려가 있는 등 특별한 사유가 없는 한 신뢰관계에 있는 자를 동석하게 하여야 한다.

❹ 제1항 내지 제3항의 규정에 따라 신문이나 조사에 동석하는 사람은 진술을 대리하거나 유도하는 등으로 수사나 재판에 부당한 영향을 끼쳐서는 아니된다.

제9조 (심리의 비공개)

❶ 법원은 신고자등의 사생활 또는 신변보호를 위하여 필요한 때에는 결정으로 심리를 공개하지 아니할 수 있다.

❷ 증인으로 소환받은 신고자등과 그 가족은 사생활 또는 신변보호를 위하여 증인신문의 비공개를 신청할 수 있다.

❸ 재판장은 제2항의 규정에 의한 신청이 있는 때에는 그 허가여부, 법정 외의 장소에서의 신문 등 신문의 방식 및 장소에 관하여 결정할 수 있다.

❹ 제1항 및 제3항의 규정에 의한 심리의 비공개에 관하여는 법원조직법 제57조제2항 및 제3항의 규정을 준용한다.

제10조 (불법원인으로 인한 채권무효)

❶ 성매매알선등행위를 한 자, 성을 파는 행위를 할 자를 고용·모집하거나 그 직업을 소개·알선한 자 또는 성매매 목적의 인신매매를 한 자가 그 행위와 관련하여 성을 파는 행위를 하였거나 할 자에게 가지는 채권은 그 계약의 형식이나 명목에 관계없이 이를 무효로 한다. 그 채권을 양도하거나 그 채무를 인수한 경우에도 또한 같다.

❷ 검사 또는 사법경찰관은 제1항의 불법원인과 관련된 의심이 있는 채무의 불이행을 이유로 고소·고발된 사건을 수사할 때에는 금품 그 밖의 재산상의 이익 제공이 성매매의 유인·강요나 성매매 업소로부터의 이탈방지수단으로 이용되었는지 여부를 확인하여 수사에 참작하여야 한다.

❸ 검사 또는 사법경찰관은 성을 파는 행위를 한 자나 성매매피해자를 조사할 때에는 제1항의 채권이 무효인 사실과 지원시설 등을 이용할 수 있음을 본인 또는 법정대리인 등에게 고지하여야 한다.

제11조 (외국인여성에 대한 특례)

❶ 외국인여성이 이 법에 규정된 범죄를 신고하거나 외국인여성을 성매매피해자로 수사하는 때에는 당해 사건을 불기소처분하거나 공소를 제기할 때까지 출입국관리법 제46조의 규정에 의한 강제퇴거명령 또는 같은 법 제51조의 규정에 의한 보호의 집행을 하여서는 아니된다. 이 경우 수사기관은 출입국관리사무소에 당해 외국인여성의 인적사항과 주거를 통보하는 등 출입국 관리에 필요한 조치를 취하여야 한다.

❷ 검사는 제1항의 사건에 대하여 공소를 제기한 후에는 성매매피해실태, 증언 또는 배상의 필요성 그 밖의 정황을 고려하여 출입국관리사무소장 등 관계기관의 장에게 일정한 기간을 정하여 제1항의 규정에 따른 강제퇴거명령의 집행을 유예하거나 보호의 일시해제를 요청할 수 있다.

❸ 제1항 및 제2항의 규정에 따라 강제퇴거명령의 집행을 유예하거나 보호의 일시해제를 하는 기간 중에는 당해 외국인여성에게 지원시설 등을 이용하게 할 수 있다.

❹ 수사기관은 외국인여성을 성매매피해자로 조사하는 때에는 소송촉진등에관한특례법에 따른 배상신청을 할 수 있음을 고지하여야 한다.

❺ 성매매피해자인 외국인여성이 소송촉진등에관한특례법에 따른 배상 신청을 한 때에는 그 배상명령이 확정될 때까지 제1항의 규정을 준용한다.

제3장 보호사건

제12조 (보호사건의 처리)

❶ 검사는 성매매를 한 자에 대하여 사건의 성격ㆍ동기, 행위자의

성행 등을 고려하여 이 법에 의한 보호처분에 처함이 상당하다고 인정하는 때에는 특별한 사정이 없는 한 보호사건으로 관할법원에 송치하여야 한다.

❷ 법원은 성매매 사건의 심리결과 이 법에 의한 보호처분에 처함이 상당하다고 인정하는 때에는 결정으로 사건을 보호사건의 관할법원에 송치할 수 있다.

제13조 (관할)

❶ 이 법에서 정한 보호사건(이하 "보호사건"이라 한다)의 관할은 성매매를 한 장소나 성매매를 한 자의 거주지 또는 현재지를 관할하는 가정법원으로 한다. 다만, 가정법원이 설치되어 있지 아니한 지역에 있어서는 해당 지역의 지방법원(지원을 포함한다. 이하 같다)으로 한다.

❷ 보호사건의 심리와 결정은 단독판사가 행한다.

제14조 (보호처분의 결정 등)

❶ 판사는 심리의 결과 보호처분이 필요하다고 인정할 때에는 결정으로 다음 각호의 어느 하나에 해당하는 처분을 할 수 있다.

1. 성매매가 이루어질 우려가 있다고 인정되는 장소나 지역에의 출입금지
2. 보호관찰등에관한법률에 의한 보호관찰
3. 보호관찰등에관한법률에 의한 사회봉사ㆍ수강명령
4. 삭제 〈2005.3.24〉
5. 성매매방지및피해자보호등에관한법률 제10조의 규정에 의한 성매매피해상담소에의 상담위탁
6. 성폭력범죄의처벌및피해자보호등에관한법률 제33조의 규정에 의한 전담의료기관에의 치료위탁

❷ 제1항 각호의 처분은 이를 병과할 수 있다.

❸ 법원은 보호처분의 결정을 한 때에는 지체없이 검사, 보호처분을 받은 자, 보호관찰관 또는 보호처분을 위탁받아 행하는 지원시설ㆍ성매매피해상담소 또는 의료기관(이하 "수탁기관"이라 한

다)의 장에게 통지하여야 한다. 다만, 국가가 운영하지 아니하는 수탁기관에 보호처분을 위탁할 때에는 그 기관의 장으로부터 수탁에 대한 동의를 얻어야 한다.

❹ 법원은 제1항제2호 내지 제6호의 처분을 한 때에는 교육ㆍ상담ㆍ치료나 보호관찰에 필요한 자료를 보호관찰관 또는 수탁기관의 장에게 송부하여야 한다.

❺ 보호관찰, 사회봉사ㆍ수강명령에 관하여 이 법에 정한 사항 외의 사항에 관하여는 보호관찰등에관한법률을 준용한다.

제15조 (보호처분의 기간) 제14조제1항제1호ㆍ제2호ㆍ제4호 및 제5호의 규정에 의한 보호처분의 기간은 6월을, 같은 항 제3호의 규정에 의한 사회봉사ㆍ수강명령은 100시간을 각각 초과할 수 없다.

제16조 (보호처분의 변경)

❶ 법원은 검사ㆍ보호관찰관 또는 수탁기관의 장의 청구가 있는 때에는 결정으로 1회에 한하여 보호처분의 종류와 기간을 변경할 수 있다.

❷ 제1항의 규정에 의하여 보호처분의 종류와 기간을 변경하는 때에는 종전의 처분기간을 합산하여 제14조제1항제1호ㆍ제2호ㆍ제4호 내지 제6호의 규정에 의한 보호처분기간은 1년을, 같은 항 제3호의 규정에 의한 사회봉사ㆍ수강명령은 200시간을 각각 초과할 수 없다.

제17조 (다른 법률의 준용)

❶ 성매매 사건의 보호처분에 관하여 이 법에서 정하지 아니한 사항에 대하여는 가정폭력범죄의처벌등에관한특례법 제13조 내지 제17조ㆍ제19조 내지 제28조ㆍ제30조 내지 제32조제1항ㆍ제34조 내지 제38조ㆍ제43조ㆍ제44조 및 제46조 내지 제55조를 준용하되, "가정폭력범죄"는 "성매매"로, "가정보호사건"은 "보호사건"으로 본다. 다만, 임시조치, 피해자 또는 법정대리인의 권리에 관한 조항 등 성질상 성매매 사건에 적용할 수 없는 규정은 준용하지 아니한다.

❷ 이 법에서 규정한 사항외에 보호사건의 조사·심리에 관하여 필요한 사항은 대법원규칙으로 정한다.

제4장 벌칙등

제18조 (벌칙)

❶ 다음 각호의 어느 하나에 해당하는 자는 10년 이하의 징역 또는 1억원 이하의 벌금에 처한다.

1. 폭행 또는 협박으로 성을 파는 행위를 하게 한 자
2. 위계 또는 이에 준하는 방법으로 성을 파는 자를 곤경에 빠뜨려 성을 파는 행위를 하게 한 자
3. 친족·고용 그 밖의 관계로 타인을 보호·감독하는 것을 이용하여 성을 파는 행위를 하게 한 자
4. 위계 또는 위력으로 성교행위 등 음란한 내용을 표현하는 영상물 등을 촬영한 자

❷ 다음 각호의 어느 하나에 해당하는 자는 1년 이상의 유기징역에 처한다.

1. 제1항의 죄(미수범을 포함한다)를 범하고 그 대가의 전부 또는 일부를 받거나 이를 요구·약속한 자
2. 위계 또는 위력으로 청소년, 사물을 변별하거나 의사를 결정할 능력이 없거나 미약한 자 또는 대통령령이 정하는 중대한 장애가 있는 자로 하여금 성을 파는 행위를 하게 한 자
3. 폭력행위등처벌에관한법률 제4조에 규정된 범죄단체나 집단의 구성원으로서 제1항의 죄를 범한 자

❸ 다음 각호의 어느 하나에 해당하는 자는 3년 이상의 유기징역에 처한다.

1. 타인을 감금하거나 단체 또는 다중의 위력을 보이는 방법으로 성매매를 강요한 자
2. 성을 파는 행위를 하였거나 할 자를 고용·관리하는 것을 이용하여 위계 또는 위력으로 낙태하게 하거나 불임시술을 받게 한 자
3. 성매매 목적의 인신매매를 한 자

4. 폭력행위등처벌에관한법률 제4조에 규정된 단체나 집단의 구성원으로서 제2항제1호 또는 제2호의 죄를 범한 자

❹ 다음 각호의 어느 하나에 해당하는 자는 5년 이상의 유기징역에 처한다.

1. 업무·고용 그 밖의 관계로 인하여 보호 또는 감독을 받는 자에게 마약등을 사용하여 성을 파는 행위를 하게 한 자
2. 폭력행위등처벌에관한법률 제4조에 규정된 단체나 집단의 구성원으로서 제3항제1호 내지 제3호의 죄를 범한 자

제19조 (벌칙)

❶ 다음 각호의 어느 하나에 해당하는 자는 3년 이하의 징역 또는 3천만원 이하의 벌금에 처한다.

1. 성매매알선등행위를 한 자
2. 성을 파는 행위를 할 자를 모집한 자
3. 성을 파는 행위를 하도록 직업을 소개·알선한 자

❷ 다음 각호의 어느 하나에 해당하는 자는 7년 이하의 징역 또는 7천만원 이하의 벌금에 처한다.

1. 영업으로 성매매알선등행위를 한 자
2. 성을 파는 행위를 할 자를 모집하고 그 대가를 지급받은 자
3. 성을 파는 행위를 하도록 직업을 소개·알선하고 그 대가를 지급받은 자

제20조 (벌칙)

❶ 다음 각호의 어느 하나에 해당하는 자는 3년 이하의 징역 또는 3천만원 이하의 벌금에 처한다.

1. 성을 파는 행위 또는 형법 제245조의 규정에 의한 음란행위 등을 하도록 직업의 소개·알선할 목적으로 광고(각종 간행물·유인물·전화·인터넷 그 밖의 매체를 통한 행위를 포함한다. 이하 같다)를 한 자
2. 성매매 또는 성매매알선등행위가 행하여지는 업소에 대한 광고를 한 자
3. 성을 사는 행위를 권유 또는 유인하는 광고를 한 자

❷ 영업으로 제1항의 규정에 의한 광고물을 제작ㆍ공급하거나 광고를 게재한 자는 2년 이하의 징역 또는 1천만원 이하의 벌금에 처한다.

❸ 영업으로 제1항의 규정에 의한 광고물이나 광고가 게재된 출판물을 배포한 자는 1년 이하의 징역 또는 500만원 이하의 벌금에 처한다.

제21조 (벌칙)

❶ 성매매를 한 자는 1년 이하의 징역이나 300만원 이하의 벌금ㆍ구류 또는 과료에 처한다.

❷ 제7조제3항의 규정을 위반한 자는 500만원 이하의 벌금에 처한다.

제22조 (범죄단체의 가중처벌) 제18조 또는 제19조에 규정된 범죄를 목적으로 단체 또는 집단을 구성하거나 그러한 단체 또는 집단에 가입한 자는 폭력행위등처벌에관한법률 제4조의 예에 의하여 처벌한다.

제23조 (미수범) 제18조 내지 제20조의 미수범은 처벌한다.

제24조 (징역과 벌금의 병과) 제18조제1항ㆍ제19조ㆍ제20조 및 제23조(제18조제2항 내지 제4항의 미수범을 제외한다)의 경우에는 징역과 벌금을 병과할 수 있다.

제25조 (몰수ㆍ추징) 제18조 내지 제20조에 규정된 죄를 범한 자가 그 범죄로 인하여 얻은 금품 그 밖의 재산은 몰수하고, 이를 몰수할 수 없는 때에는 그 가액을 추징한다.

제26조 (형의 감면) 이 법에 규정된 죄를 범한 자가 수사기관에 신고하거나 자수한 때에는 형을 감경하거나 면제할 수 있다.

제27조 (양벌규정) 법인의 대표자나 법인 또는 개인의 대리인ㆍ사용인 그 밖의 종업원이 그 법인 또는 개인의 업무에 관하여 제18조 내지 제23조의 죄를 범한 때에는 행위자를 벌하는 외에 당해 법인 또는 개인에 대하여도 각 해당 조의 벌금형을 과하고, 벌금형이 규정되어 있지 않은 경우에는 1억원 이하의 벌금에 처한다.

❶ 제18조제2항제3호, 동조제3항제3호ㆍ제4호, 동조제4항 및 제22조의 범죄를 수사기관에 신고한 자에 대하여는 보상금을 지급할 수 있다.

❷ 제1항의 규정에 의한 보상금의 지급기준 및 범위에 관하여 필요한 사항은 대통령령으로 정한다

성의 이해 설문지 및 결과

1. 이 과목을 선택하게 된 동기는 무엇입니까?

	남학생 : 2876,	여학생 : 1239
① 흥미(재미, 궁금)롭기 때문에	남학생 : 39.8%,	여학생 : 32.2%
② 올바른 성지식을 알기 위해	남학생 : 22.7%,	여학생 : 19.5%
③ 학점을 잘 주기 때문	남학생 : 0.5%,	여학생 : 1.0%
④ 친구나 선후배의 권유로	남학생 : 24.5%,	여학생 : 37.3%
⑤ 기타의견	남학생 : 12.4%,	여학생 : 10.0%

2. 성 혹은 sex라는 말을 처음 접해 본 적은 언제 입니까?

	남학생 : 2876,	여학생 : 1239
① 초등학교	남학생 : 62.3%,	여학생 : 46.6%
② 중학교	남학생 : 35.7%,	여학생 : 49.2%
③ 고등학교	남학생 : 1.6%,	여학생 : 3.4%
④ 대학교	남학생 : 0.4%,	여학생 : 0.1%
⑤ 기타의견	남학생 : 0.1%,	여학생 : 0.7%

3. 우리나라의 성의식이 어떠하다고 생각하십니까?

	남학생 : 2876,	여학생 : 1239
① 문란하다	남학생 : 8.3%,	여학생 : 1.7%
② 상당히 보수적이다	남학생 : 9.6%,	여학생 : 10.2%
③ 그저 그렇다	남학생 : 20.9%,	여학생 : 14.4%
④ 외국에 비하여 보수적이다	남학생 : 56.1%,	여학생 : 71.2%
⑤ 기타의견	남학생 : 5.2%,	여학생 : 2.5%

4. 성지식을 배우는 데 거의 다 중요하지만 가장 중요하다고 생각되는 것은 다음 중 무엇입니까?

	남학생 : 2876,	여학생 : 1239
① 활용도(실전에 응용)	남학생 : 26.4%,	여학생 : 16.1%
② 이성과의 상이한 감정 이해	남학생 : 52.7%,	여학생 : 44.1%
③ 임신 출산을 위해	남학생 : 14.0%,	여학생 : 34.7%
④ 단지 흥미를 위해	남학생 : 0.8%,	여학생 : 0.8%
⑤ 기타의견	남학생 : 6.2%,	여학생 : 4.2%

5. 현 매체 상에 성 자료나 책자들이 홍수와도 같이 쏟아지는데 당신의 생각은 어떠합니까? 남학생 : 2876, 여학생 : 1239

① 그저 그렇다 남학생 : 15.8%, 여학생 : 9.3%

② 성이 그저 흥미 위주로 왜곡되었다고 생각 남학생 : 64.3%, 여학생 : 74.6%

③ 이러한 책자는 꼭 필요하다 남학생 : 7.8%, 여학생 : 3.4%

④ 성을 이해할 수 있는 바람직한 현상이다 남학생 : 9.0%, 여학생 : 8.5%

⑤ 기타의견 남학생 : 3.1%, 여학생 : 4.2%

6. 결혼을 한다면 다 중요하지만 특히 중요한 순으로 3가지만 나열하면 어떠한 순서입니까? (기타가 중요하다면 어떠한 면인가를 밝히고 중간에 삽입 하십시오.)

남학생 : 2876, 여학생 : 1239

① 재산 남학생 : 6.3%, 여학생 : 13.6%

② 외모 남학생 : 13.3%, 여학생 : 1.5%

③ 성격 남학생 : 31.0%, 여학생 : 35.8%

④ 사랑 남학생 : 39.1%, 여학생 : 36.0%

⑤ 건강 남학생 : 8.0%, 여학생 : 10.2%

⑥ 가족관계 남학생 : 1.5%, 여학생 : 1.5%

⑦ 기타 남학생 : 0.7%, 여학생 : 1.4%

7. 성교육이 성병, 인공 임신중절 수술, 성폭력 등 사회적인 문제를 예방하는데 도움을 준다고 생각하십니까? 남학생 : 2876, 여학생 : 1239

① 예방할 수 있다 남학생 : 25.6%, 여학생 : 11.0%

② 큰 도움은 아니지만 긍정적이다 남학생 : 68.0%, 여학생 : 79.7%

③ 전혀 도움을 주지 않는다 남학생 : 4.4%, 여학생 : 5.9%

④ 오히려 문제를 야기할 수 있다 남학생 : 0.8%, 여학생 : 2.5%

⑤ 기타의견 남학생 : 1.3%, 여학생 : 0.8%

8. 현재 남학생들은 성교를 몇 %나 경험 했을 것이라고 생각하십니까?

남학생 : 2876, 여학생 : 1239

① 80% 이상　　남학생 : 36.4%,　　여학생 : 34.7%

② 60 - 7,80%　　남학생 : 37.2%,　　여학생 : 33.1%

③ 4,50 - 60%　　남학생 : 17.3%,　　여학생 : 26.3%

④ 20 -3,40%　　남학생 : 7.5%,　　여학생 : 4.2%

⑤ 19% 이하　　남학생 : 1.6%,　　여학생 : 1.7%

9. 현재 여학생들은 성교를 몇 %나 경험 했을 것이라고 생각하십니까?

남학생 : 2876,　　여학생 : 1239

① 80% 이상　　남학생 : 10.1%,　　여학생 : 2.5%

② 60 - 7,80%　　남학생 : 27.4%,　　여학생 : 15.3%

③ 4,50 - 60%　　남학생 : 38.2%,　　여학생 : 43.2%

④ 20 -3,40%　　남학생 : 17.8%,　　여학생 : 31.4%

⑤ 19% 이하　　남학생 : 6.5%,　　여학생 : 7.6%

10. 여성단체에서 성폭행의 정의는 여성에게 성적으로 불쾌감을 유발하는 행위로 규정되어 있습니다. 당신이 만약 성폭행의 범위를 정의한다면 어느 정도라고 생각하십니까?　　남학생 : 2876,　여학생 : 1239

① 여성 단체의 의견에 전적으로 동의

남학생 : 14.0%,　　여학생 : 41.5%

② 음란스러운 언어와 가벼운 포옹　　남학생 : 25.1%,　　여학생 : 15.3%

③ 옷 위 성기부위를 닿거나 신체적 접촉

남학생 : 40.8%,　　여학생 : 35.6%

④ 성교행위　　남학생 : 15.2%,　　여학생 : 4.2%

⑤ 기타의견　　남학생 : 4.9%,　　여학생 : 3.4%

11. 당신이 생각하는 여친, 남친(일반적 친구 이상의 관계)의 기준을 성적으로 정 한다면 어느 정도 이십니까?　　남학생 : 2876,　　여학생 : 1239

① 일반적으로 데이트할 정도　　남학생 : 11.9%,　　여학생 : 10.2%

② 키스할 정도　　남학생 : 34.4%,　　여학생 : 49.2%

③ 성기 이외의 신체 밀착이나 접촉　　남학생 : 21.2%,　　여학생 : 30.5%

④ 성교행위　　남학생 : 26.1%,　　여학생 : 7.6%

⑤ 기타의견　　남학생 : 6.5%,　　여학생 : 2.5%

12. 남편이 부인의 분만과정을 지켜보는 것이 좋다고 생각하십니까? 아니라면 이유는 무엇이십니까? 남학생 : 2876, 여학생 : 1239

① 예 남학생 : 89.1%, 여학생 : 89.0%

② 아니요 남학생 : 6.2%, 여학생 : 8.5%

③ 기타의견 남학생 : 4.7%, 여학생 : 2.5%

13. 동성애에 관하여 어떻게 생각하십니까?

남학생 : 2800, 여학생 : 1225

① 매우 긍정적 남학생 : 0.1%, 여학생 : 7.7%

② 긍정적으로 이해하는 정도 남학생 : 10.6%, 여학생 : 40.4%

③ 이해는 하지만 부정적 남학생 : 53.1%, 여학생 : 42.3%

④ 매우 부정적 남학생 : 37.0%, 여학생 : 7.7%

⑤ 기타의견 남학생 : 0.2%, 여학생 : 3.7%

14. 혼전성교에 관하여 어떻게 생각하십니까?

남학생 : 2800, 여학생 : 1225

① 사랑한다면 무방하다 남학생 : 65.3%, 여학생 : 55.8%

② 쾌락을 위한 혼전성교도 무방하다

남학생 : 14.5%, 여학생 : 5.8%

③ 결혼이 전제된다면 무방하다 남학생 : 14.1%, 여학생 : 31.7%

④ 절대로 안된다 남학생 : 2.6%, 여학생 : 5.8%

⑤ 기타의견 남학생 : 3.5%, 여학생 : 1.0%

15. 당신의 결혼상대가 혼전성교의 경험이 있다면 어떻게 생각하십니까?

남학생 : 2800, 여학생 : 1225

① 개의하지 않는다 남학생 : 19.0%, 여학생 : 14.4%

② 과거의 일이니까 라고 생각 남학생 : 48.9%, 여학생 : 43.3%

③ 당장 파혼 남학생 : 3.5%, 여학생 : 2.9%

④ 상대방의 행동에 따라 결정 남학생 : 27.0%, 여학생 : 37.5%

⑤ 기타의견 남학생 : 1.6%, 여학생 : 1.9%

16. 혼전동거에 관하여 어떻게 생각하십니까?

	남학생 : 2800,	여학생 : 1225
① 하고 싶다	남학생 : 23.5%,	여학생 : 11.5%
② 하고 싶지만 사회적 여건상	남학생 : 36.7%,	여학생 : 28.8%
③ 선호하지 않는다	남학생 : 32.5%,	여학생 : 47.1%
④ 말도안된다	남학생 : 3.5%,	여학생 : 8.7%
⑤ 기타의견	남학생 : 3.9%,	여학생 : 3.8%

17. 일반 여성들의 안전을 위하여 윤락여성이 필요하다고 보십니까?

	남학생 : 2800,	여학생 : 1225
① 꼭 필요하다	남학생 : 11.9%,	여학생 : 6.7%
② 절대 있어서는 안된다	남학생 : 4.2%,	여학생 : 8.7%
③ 안전과는 무관하므로 부정적이다	남학생 : 34.4%,	여학생 : 58.7%
④ 안전과는 무관하지만 긍정적이다	남학생 : 43.1%,	여학생 : 13.5%
⑤ 기타의견	남학생 : 6.4%,	여학생 : 12.5%

18. 여학생만 답해 주십시오. 남성이 성에 관하여 이야기(음란한)를 하면 당신은 어떻게 생각하십니까?

	여학생 : 1225
① 같이 대화한다	여학생 : 20.2%
② 무시한다	여학생 : 28.8%
③ 불쾌하게 생각한다	여학생 : 44.2%
④ 성폭행으로 생각한다	여학생 : 0.1%
⑤ 기타의견	여학생 : 6.6%

19. 남학생만 답해 주십시오. 자신 성기의 외모 (크기나 굵기)에 대하여 어떻게 생각하십니까?

	남학생 : 2800
① 자부심을 느낀다	남학생 : 6.8%
② 정상적이다	남학생 : 84.9%
③ 비정상적으로 느낀다	남학생 : 2.3%
④ 수치심을 느낀다	남학생 : 1.9%
⑤ 기타의견	남학생 : 4.2%

20. 성 혹은 sex라는 말을 듣고 연상되는 것을 적어주십시오.

21. 이성에 대하여 시각적 혹은 다른 면으로 성적충동을 느낄 경우가 있다면 언제입니까? 남학생 : 2800, 여학생 : 1225

① 아름다운 얼굴(외모) 남학생 : 10.6%, 여학생 : 3.8%

② 다정한 매너 남학생 : 2.3%, 여학생 : 16.3%

③ 노출(우람,균형 잡힌 몸이나 미니스커트) 남학생 : 67.8%, 여학생 : 19.2%

④ 접촉 남학생 : 15.4%, 여학생 : 40.4%

⑤ 기타의견 남학생 : 3.9%, 여학생 : 20.2%

22. 당신의 첫 번째 성적흥분 대상으로 기억되는 상대가 있었다면 누구입니까? 남학생 : 2800, 여학생 : 1225

① 중, 고등학교 선생님 남학생 : 11.6%, 여학생 : 2.9%

② 대학교 선후배 남학생 : 3.2%, 여학생 : 3.8%

③ 이성친구 남학생 : 79.7%, 여학생 : 69.2%

④ 친인척 누이 혹은 오빠 남학생 : 2.3%, 여학생 : 1.0%

⑤ 기타의견 남학생 : 3.2%, 여학생 : 23.1%

23. 당신이 생각하는 순결을 잃었다의 기준은 어느 정도 이십니까?

남학생 : 2800, 여학생 : 1225

① 키스나 가슴 남학생 : 3.2%, 여학생 : 3.8%

② 성기의 접촉 남학생 : 11.9%, 여학생 : 16.3%

③ 성교행위 남학생 : 73.0%, 여학생 : 72.1%

④ 마음 남학생 : 7.7%, 여학생 : 3.8%

⑤ 기타의견 남학생 : 4.2%, 여학생 : 3.8%

24. 피임의 여러 가지 방법 중 당신이 만약 사용한다면 어느 방법을 사용하겠습니까? 남학생 : 2800, 여학생 : 1225

① 자연피임법 남학생 : 11.3%, 여학생 : 3.8%

② 기구(콘돔)의 사용　　　　남학생 : 82.3%,　　여학생 : 88.5%
③ 경구피임약의 사용　　　　남학생 : 3.2%,　　여학생 : 3.8%
④ 질 좌약의 사용　　　　남학생 : 0.6%,　　여학생 : 0.1%
⑤ 기타의견　　　　남학생 : 2.6%,　　여학생 : 3.7%

25. 정관수술이나 난관결찰술 같은 영구 불임수술에 관하여 어떻게 생각하십니까?　　　　남학생 : 2800,　　여학생 : 1225
① 가족계획으로 좋다고 본다　　　　남학생 : 29.9%,　　여학생 : 32.7%
② 무책임한 행동이다　　　　남학생 : 4.8%,　　여학생 : 4.8%
③ 생각해 보지 않았다　　　　남학생 : 44.7%,　　여학생 : 48.1%
④ 매우 위험한 일이다　　　　남학생 : 18.0%,　　여학생 : 12.5%
⑤ 기타의견　　　　남학생 : 2.6%,　　여학생 : 1.9%

26. 만약 성충동(성적흥분 혹은 강한느낌)을 느낀 적이 있다면 구체적으로 어떠한 상황입니까? 중복선택가능, 여학생은 주관적
① 노출이 심한 복장의 여성을 볼 때　남학생 : 25.0%
② 마음에 드는 여성을 볼 때　　　　남학생 : 14.0%
③ 포르노를 볼 때　　　　남학생 : 22.6%
④ 뉴스에서 강간범이 나올 경우　　　　남학생 : 0.1%
⑤ 여자와 단둘이 있어 분위기가 으슥할 때
　　　　남학생 : 17.5%
⑥ 엘리베이터에서　　　　남학생 : 1.2%
⑦ 밤길을 홀로 걷는 여자를 볼 때　　남학생 : 0.9%
⑧ 술 먹고 외모가 야한 여자를 볼 때　남학생 : 16.8%
⑨ 기타의견　　　　남학생 : 1.9%

27. 성행위가 성립되는 기본적인 조건 중 첫 번째는 무엇이라고 생각하십니까?　　　　남학생 : 3359,　　여학생 : 1909
① 결혼　　　　남학생 : 1.9%,　　여학생 : 4.6%
② 사랑　　　　남학생 : 49.2%,　　여학생 : 69.7%
③ 밀폐된 공간과 분위기　　　　남학생 : 6.1%,　　여학생 : 8.0%
④ 서로의 공감대　　　　남학생 : 42.5%,　　여학생 : 22.9%
⑤ 기타의견　　　　남학생 : 0.3%,　　여학생 : 0.0%

28. 남 녀간의 성행위에서 다 중요하지만 아래 요소 중 가장 중요한 요소는 무엇이라고 생각하십니까? 남학생 : 3359, 여학생 : 1909

① 남성의 정력 남학생 : 4.5%, 여학생 : 4.6%

② 성적인 기술 남학생 : 24.1%, 여학생 : 35.8%

③ 봉사정신 남학생 : 31.3%, 여학생 : 15.6%

④ 상대의 몸매 남학생 : 18.4%, 여학생 : 2.8%

⑤ 기타의견 남학생 : 21.7%, 여학생 : 38.5%

29. 성적인 비디오 (포르노)나 기타 영상매체 (음란서적이나 음란사진)에 대했을 때의 느낌은? 남학생 : 3359, 여학생 : 1909

① 속이 매스꺼웠다 남학생 : 2.9%, 여학생 : 19.3%

② 불쾌했다 남학생 : 7.5%, 여학생 : 29.4%

③ 재미 있었다 남학생 : 58.3%, 여학생 : 15.6%

④ 따라 하고 싶었다 남학생 : 19.5%, 여학생 : 2.8%

⑤ 기타의견 남학생 : 11.8%, 여학생 : 33.0%

30. 남학생만 답해주십시오. 만약 이성친구나 배우자가 불가항력적으로 성범죄를 당했다면 어떻게 하시겠습니까?

남학생 : 3359

① 당장 헤어지겠다 남학생 : 0.3%

② 일단 위로한 뒤 나중에 가서 생각하겠다

남학생 : 47.3%

③ 아무일 없던 것 처럼 지낸다 남학생 : 7.8%

④ 사랑하는 사람이므로 더욱더 사랑하겠다

남학생 : 37.2%

⑤ 기타의견 남학생 : 7.5%

31. 여학생만 답해주십시오. 만약 자신이 모르는 사람에게 불가항력적으로 성범죄를 당했다면 이성친구나 배우자와 어떻게 하시겠습니까?

여학생 : 1909

① 배우자(이성친구)인 남자와 그냥 헤어지겠다 여학생 : 10.1%

② 배우자(이성친구)인 남자를 사랑하므로 남자의 태도에 따라 결정하겠다 여학생 : 57.8%

③ 아무일 없던 것처럼 지낸다　　여학생 : 3.7%

④ 배우자(이성친구)가 사랑하는 사람이므로 더욱 더 사랑하겠다

여학생 : 3.7%

⑤ 기타의견　　여학생 : 1.9%

32. 안정되지 못한 상황(성폭행이거나 원치않는 경우)에서 성행위 후 임신한 경우 어떻게 하시겠습니까?　　남학생 : 3359,　　여학생 : 1909

① 생명은 소중 임신 중절 수술을 할 수 없다

남학생 : 12.8%,　　여학생 : 4.6%

② 부득이한 경우 임신중절수술을 해야한다

남학생 : 53.7%,　　여학생 : 45.9%

③ 위험하므로 임신 중절 수술을 할 수 없다

남학생 : 2.2%,　　여학생 : 0.1%

④ 인생을 위해 임신중절수술을 해야한다

남학생 : 22.7%,　　여학생 : 45.9%

⑤ 기타의견　　남학생 : 8.6%,　　여학생 : 3.6%

33. 사회적으로 논란이 되고 있는 간통죄에 대하여 어떤 생각을 가지고 계십니까? 1), 2) 중 꼭 하나만 선택한 후 그 중에서 선택해 주십시오.

1) 폐지 되어야 한다고 생각될 경우 이유는?

남학생 : 1475,　　여학생 : 666
(43.9%)　　(34.9%)

① 서로 원한다면 성교가 죄는 아니다

남학생 : 37.8%,　　여학생 : 13.2%

② 가정불화를 일으키므로　　남학생 : 24.4%,　　여학생 : 31.6%

③ 감정을 법으로 판단 불가　　남학생 : 28.0%,　　여학생 : 34.2%

④ 여성이 일반적으로 불리하므로　　남학생 : 6.1%,　　여학생 : 15.8%

⑤ 기타의견　　남학생 : 3.7%,　　여학생 : 5.3%

2) 폐지는 안된다고 생각하신다면 그 이유는?

남학생 : 1884,　　여학생 : 1243

(56.1%)　　(65.1%)

① 이유는 불명확하지만 폐지되어서는 안된다

남학생 : 3.8%,　　여학생 : 7.0%

② 가정불화를 일으키므로 남학생 : 33.3%, 여학생 : 38.0%

③사회의 안정과 질서를 위해 남학생 : 54.8%, 여학생 : 43.7%

④ 여성이 일반적으로 불리하므로 남학생 : 4.8%, 여학생 : 7.0%

⑤ 기타의견 남학생 : 3.3%, 여학생 : 4.2%

34. 이성친구나 애인과 성적접촉(키스, 애무, 페팅, 성교)을 가져 본 경우 그 장소는 주로 어느 곳 입니까? 여러 곳에서 접촉을 가진 경우 여러 곳을 체크해 주세요.

① 비디오방, 노래방 남학생 : 16.9%, 여학생 : 25.2%

② 극장, 영화관 남학생 : 7.1%, 여학생 : 13.2%

③ 자기집 혹은 상대방의 집 남학생 : 17.2%, 여학생 : 25.2%

④ 자취집이나 하숙방 남학생 : 8.4%, 여학생 : 9.9%

⑤ 자동차안 남학생 : 7.0%, 여학생 : 11.9%

⑥ 공원이나 학교의 외진 곳 남학생 : 12.4%, 여학생 : 23.2%

⑦ 여관이나 호텔 남학생 : 17.3%, 여학생 : 11.9%

⑧ 소주방, 호프집 등 술집 남학생 : 5.4%, 여학생 : 4.6%

⑨ 기타의견 남학생 : 8.3%, 여학생 : 11.3%

35. 여학생에 한하여 대답해 주십시오. 자신의 신체 중에 가장 민감한 성감대는 어디입니까? 여학생 : 1909

① 가슴 여학생 : 28.4%

② 입술 여학생 : 15.6%

③ 귀 여학생 : 11.9%

④ 대퇴부 안쪽(허벅지) 여학생 : 21.1%

⑤ 기타의견 여학생 : 22.9%

36. 자신이 성차별을 받은 적이 있습니까? 있다면 구체적으로 어떤 상황이었습니까? 남학생 : 3359, 여학생 : 1909

① 있다 남학생 : 17.6%, 여학생 : 43.1%

② 없다 남학생 : 82.4%, 여학생 : 56.9%

37. 당신은 강간이나 성희롱을 하고 싶은 충동을 느낀 적이 있습니까?
있다면 구체적으로 어떤 상황 이었습니까?

남학생 : 3359, 여학생 : 1909

① 있다 남학생 : 18.7%, 여학생 : 1.8%

② 없다 남학생 : 81.3%, 여학생 : 98.2%

38. 구순성행위는 혀와 입술로 상대방의 성기를 자극하여 성적흥분을 유발하는 행위입니다. 당신의 생각은? 남학생 : 2797, 여학생 :1729

① 사용하고 싶으며, 상대방에게도 요구할 것이다

남학생 :48.1%, 여학생 : 19.1%

② 나는 안하지만 상대방에게는 요구하겠다

남학생 : 5.4%, 여학생 : 4.9%

③ 내가 상대방에게 해주고 상대방에게는 요구하지 않겠다

남학생 : 8.4%, 여학생 : 9.8%

④ 상대방이 원할 경우 요구에 따르겠다

남학생 : 30.7%, 여학생 : 31.1%

⑤ 기타의견 남학생 : 7.3%, 여학생 : 41.0%

39. 자위행위는 성기를 자신이 자극하여 성적인 쾌감을 얻는 것입니다. 하고 있습니까? 남학생 : 2797, 여학생 : 1729

① 예 남학생 : 90.5%, 여학생 : 21.3%

② 아니요 남학생 : 9.5%, 여학생 : 78.7%

40. 성교를 경험하였습니까?

남학생 : 2797, 여학생 : 1729

① 예 남학생 : 73.1%, 여학생 : 46.7%

② 아니요 남학생 : 26.9%, 여학생 : 53.3%

용어 및 색인

ㄱ

ㄴ

ㄷ

ㄹ

ㅁ

ㅂ

ㅇ

ㅈ

ㅌ

ㅍ

ㅎ